Fit mit Schüßler - Sport ohne Reue

Das Praxisbuch für Gesundheit im Sport

Mag. pharm. Dr. Thomas Riedl
Thomas Feichtinger

FST - VERLAG

Feichtinger Schüßler-Training GmbH
Caspar-Vogl-Straße 8, 5700 Zell am See

Printed in Austria

Programmplanung: Mag. Eva Obinger
Lektorat: Mag. pharm. Susana Niedan-Feichtinger
Umschlagfoto: © Galina Barskaya / Fotolia
Layout und Satz: FST-Verlag, Andreas Obinger
Druck und Verarbeitung: Samson Druck GmbH
ISBN: 978-3-9502148-6-4

Unseren Kindern gewidmet,
dass sie auf allen Pfaden des Lebens
immer beweglich bleiben.

Liebe Freunde des Sports!

Mein Name ist RAINER POPP, in sportlichen Kreisen bin ich so etwas wie ein „Verrückter“. Unter dieser Bezeichnung werden wir Extremsportler oft bezeichnet. Aber was ist schon verrückt und was nicht?

Ich freue mich sehr, für dieses tolle Buch ein paar Zeilen im Vorwort schreiben zu dürfen. Eines möchte ich aber von vornhinein gleich klarstellen. Meine Gedanken, die sie hier lesen können, wurden mir nicht diktiert und schon gar nicht bezahlt. Es ist meine freie Meinung zum Thema Schüßler-Salze.

Wie viele Hochleistungsportler litt auch ich unter der einen oder anderen Mangelerscheinung. Oft sind es die üblichen Magnesium-, Kalzium- oder Kaliumdefizite die uns Sportler begleiten. Jahre lang war ich anfällig für Krämpfe, Bronchitis und dem üblichen Husten im Winter, bedingt durch mein hartes Training auch unter widrigsten Wetterbedingungen. Eine große Schwäche von mir (die ich in diesem Leben wohl auch nicht mehr ändern werde) ist es, im Training und Wettkampf zu wenig zu trinken. Dafür musste ich trotz meiner vielen Siege auch schon einige lehrreiche (oder auch nicht) Niederlagen ein stecken.

Im Januar 2006 kam ich bei einem Sponsor durch Zufall in Kontakt mit Thomas Feichtinger von der Firma Adler Pharma. Er schaute mich ein paar Minuten an, zückte dabei Zettel und Stift, runzelte öfter die Stirn und übergab mir im Anschluss ein Blatt Papier mit vielen Zahlen und einer umfangreichen Einnahmeempfehlung von Schüßler-Salzen mit.

Natürlich bin ich ein sehr ungeduldiger Mensch. Wenn ich so etwas bekomme, möchte ich am liebsten am nächsten Tag schon was Positives spüren. Doch das vornweg. Schüßler-Salze wirken nicht in Minutenschnelle wie eine Kopfweh Tablette oder so was. Sie brauchen etwas Zeit. Zeit, die sich die meisten Menschen heute in unserer hektischen Gesellschaft ja nicht mehr nehmen wollen. Es war für mich auch nicht einfach, die tägliche Ration Schüßler-Salze zu konsumieren. Bei 220 Stück (!!!) bin ich ja den ganzen Tag am Lutschen. Ich löse sie also in einem Krug mit warmem Wasser auf und trinke sie verteilt über den Tag. Ab und zu vergesse ich auch mal was. Dann reicht der Krug halt auch für den nächsten Tag.

Nach etwa 3 Monaten fiel mir auf, dass ich ja keine Krämpfe mehr bekomme, vor allem bei großen Hitzerennen. Und im folgenden Winter war Bronchitis ein Fremdwort für mich. Aha, muss ja doch wirken. Bis zum heutigen Tag (08.07.2009) habe ich keinen Husten, keine Bronchitis und keine Krämpfe mehr bekommen. Auch bei Rennen, die stundenlang durch Regen, Kälte, und teilweise Schnee führen, bleibe ich gesund. Diesen „körperlichen“ Erfolg führe ich einzig und allein auf meine 1-2 tägige Schüßler Ration zurück. Da bin ich mir sicher. Im Sommer, im Auto, wenn unser Freund „Klimaanlage“ bläst, habe ich eine Portion Nr. 3 und Nr. 8 dabei. Die lutsche ich beim Auto fahren, während andere schon mit den Atemwegen kämpfen.

Zum Schluss ein Tipp von mir. Es macht wenig Sinn, die Salze mal schnell zwei Tage zu testen. Um sie wirklich wirken und den Erfolg spüren zu können, ist eine mehrwöchige Einnahme mehr als empfehlenswert. Übrigens kleine Dosen kosten viel Geld. Große Dosen werden im Verhältnis dazu sprunghaft günstiger. Ich werde sicherlich auch nach meinem Karriere-Ende die Einnahme von Schüßler-Salzen beibehalten.

Jetzt wünsche ich Ihnen viel Spaß beim Lesen.

Mit sportlichen Grüßen

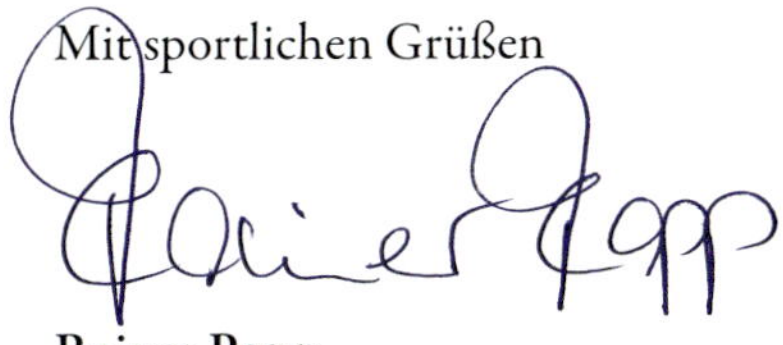

Rainer Popp

Einleitung

Das Ihnen vorliegende Buch wendet sich vor allem an interessierte **Breitensportler**, die, aus welchen Gründen auch immer, eine Sportart zu einem Hobby gemacht haben.

Es wendet sich aber auch an **Leistungssportler**, denn die ausreichende Versorgung des Körpers mit den so wichtigen Betriebsstoffen, seien es Schüßler-Salze oder Nährstoffe, ist auch für sie von großer Bedeutung. Wer vom Körper viel verlangt, muss auch etwas für ihn tun und da ist höchste Qualität gefragt!

Breitensportler betätigen sich sportlich aus Freude, wegen des Naturerlebnisses und weil sie mit Gleichgesinnten Zeit verbringen wollen. Zur letztgenannten Gruppe zählen auch die Spiel- und Mannschaftssportler, wobei in diesem Zusammenhang zu einem gewissen Grad auch die Geselligkeit eine Rolle spielt.

Auf der anderen Seite gehören Profispielsportler wie Fußballspieler oder Beachballer zu den besttrainierten Sportlern überhaupt, weil sie nicht nur Grundlagenausdauer sondern auch Schnellkraft und hohe koordinative Fähigkeiten beherrschen. Darüber hinaus müssen sie – in ein Team eingebettet – Überblick und Voraussicht über den Spielverlauf und das Herausarbeiten von Chancen haben.

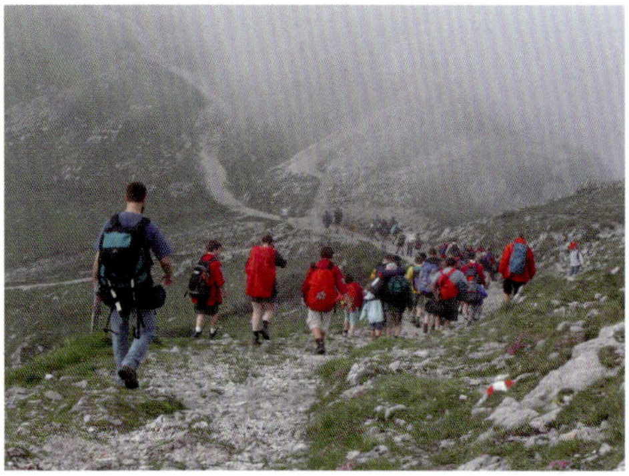

Abbildung 1: Spielerisches Zusammensein, gemeinsame Erlebnisse, Training. Sport bringt die Menschen zusammen.

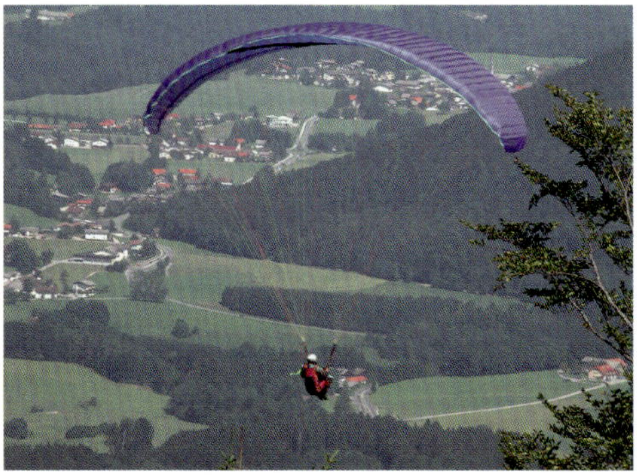

Abbildung 2: Breitensport kann sich rasch in den semiprofessionellen Bereich entwickeln. Die Frage, bis wohin die Solidargemeinschaft haftet und wo die Eigenverantwortung beginnt, beschäftigt immer wieder die Sozialversicherungsanstalten, wenn es um Bergung, ärztliche Versorgung und Rehabilitation nach schweren Sportunfällen geht.

Schließlich sind jene vielen Sportler und Sportlerinnen zu erwähnen, die Ausdauersportarten wie Walking, Laufen, Inlineskaten oder Radwandern zur Gesunderhaltung betreiben. Auch Tennis und Golf haben ihre spezifischen Anforderungen, die ihre Faszination ausmachen.

Es darf als unbestritten gelten, dass sportliche Betätigung, würde sie von noch mehr Menschen konsequent betrieben werden, zu einer Entlastung der Gesundheitsbudgets beitragen würde. Wenn auch immer wieder Sportunfälle mit unter Umständen erheblichen Folgekosten passieren, so überwiegen doch die volksgesundheitlichen Vorteile durch ein reduziertes Risiko für Herz-Kreislauferkrankungen und insgesamt die gesamte gesundheitliche Situation bei weitem:

- durch verbesserte Stoffwechselleistungen
  - Blutzucker,
  - Blutfette,
  - Cholesterin werden gesenkt,
- durch einen funktionelleren Halte- und Stützapparat

   - gestärktes Muskelkorsett,
   - höhere Knochendichte,
- durch eine Stärkung der Atemwege
   - weniger Verkühlungen,
   - verbesserte Verfügbarkeit von Sauerstoff,
- und durch ein gestärktes Immunfeld.

Nicht zu unterschätzen ist auch die psychosoziale Komponente, die etwa eine Steigerung des Selbstwertgefühls über die bewältigte Anstrengung, die allgemeine Spannungslösung und die Erhöhung der physischen und psychischen Stresstoleranz umfasst. Schließlich investiert man durch ein Bewegungstraining auch in Erfolge mit langfristiger Rentabilität, indem durch das fortgesetzte Training der Reflexe und die Schulung der koordinativen Fähigkeiten beispielsweise Stürze im Alter mit ihren unvorhersagbaren Folgen vermieden werden.[1]

Natürlich wird der eine oder andere Breitensportler auch an Wettbewerben teilnehmen. Man halte sich nur die boomenden Laufveranstaltungen vor Augen, wo die Sportler eine Standortbestimmung über die persönliche Fitness und im Vergleich mit Gleichaltrigen vornehmen können. Ausdauersportarten mit maßgeblicher Kraftkomponente, z. B. Skilanglauf, Tourengehen, Bergsteigen, Straßenradsport und Schwimmen, erfordern bereits eine eingehendere Beschäftigung mit Trainingsplänen oder Regeneration.

Ausgesprochen populär sind Schnellkraftsportarten wie alpiner Schisport, Turnier-Tanzen und Turnen. Auch hier lohnt sich die Beschäftigung mit beispielsweise falsch erlernten Bewegungsabläufen und möglichen Folgeschäden daraus. Man sollte die Kosten für einen guten Trainer nicht scheuen, es lohnt sich.

1 O. Weiß, wissenschaftlicher Leiter, C. Halbwachs, Koordinator, Sport und Gesundheit. Die Auswirkungen des Sports auf die Gesundheit – eine sozioökonomische Analyse, Wien 2000.

Schwerkraftsportler wie Gewichtheber und Ringer - mit Schnellkraftkomponente - sind praktisch nur im Rahmen von professionell agierenden Vereinen anzutreffen.

Natürlich gibt es in allen Sportarten Leistungs- und Hochleistungssportler. Bei ihnen stehen Wettkämpfe und möglichst gute Platzierungen im Vordergrund. Wenngleich sie durch eine vielgestaltige professionelle Trainingsbegleitung unterstützt werden und zudem eine permanente sportmedizinische Betreuung haben, sind sie genauso Adressaten dieses Buches. Denn es ist nicht ausgeschlossen, dass Ideen für die eine oder andere Verbesserung der sportlichen Leistung oder für die Regeneration auch einmal aus alternativen Quellen geschöpft werden können.

Sport stellt eine hohe Anforderung an unseren Körper, vor allem an den Mineralstoffhaushalt. Defizite setzen nicht nur die Leistung herab, sondern können so genannte Betriebsstörungen zur Folge haben, auch chronisch langfristige: Verkühlung, chronischer Husten, Muskelkater, Entzündungen – auch chronische, Zerrungen, Verstauchungen, Überdehnungen, Knorpelabsplitterungen, Faserrisse, Ermüdungsbrüche, Übersäuerung, Nervenirritationen usw.

Nicht unterschätzen sollte man im Falle einer länger andauernden Selbstüberforderung die Gefahr eines Burnouts, das den Menschen lange Zeit aus der Bahn werfen könnte.

Mit einer guten Versorgung des Körpers mit Schüßler-Salzen und ausgewählten Nährstoffen beugen Sie übermäßigem Verschleiß vor, stärken Ihren Körper, Ihr Immunsystem, Ihre Kondition - Ihre Leistung und Ihre psychische Robustheit!

Der Einsatz der Mineralstoffe nach Dr. Schüßler soll aber ganz bewusst und gezielt erfolgen.

Es soll dem weit verbreiteten Vorurteil entgegen getreten werden, dass zufrieden stellende sportliche Leistungen nur möglich sind, wenn ausschließlich mit Nahrungsergänzungsmitteln und Supplementen gearbeitet wird. Im Einzelfall können diese sehr wohl nützlich, leistungserhaltend oder mitunter sogar leistungssteigernd sein, ohne dass deshalb der erlaubte Bereich der Nahrungsergänzungsmittel verlassen werden muss. Es wird daher ein Kapitel im Buch zu finden sein, in dem einige Bilanzen diskutiert werden, die eine sportliche Grundleistung sichern, und deren Kenntnis und Befolgung daher für alle Sportlerinnen und Sportler relevant sind.

Wer sich mit leistungssteigernden Wirkstoffen für Sportler beschäftigt, stößt früher oder später in einen Graubereich der Supplementierungsmaßnahmen und findet sich allzu rasch jenseits der Grenzen des Erlaubten. Als Beispiel seien die zahlreichen Pflanzenextrakte angeführt, mittels derer man den Testosteron-Spiegel anheben möchte. Glücklicherweise wirken die angepriesenen Produkte wesentlich schwächer als in den Hochglanzbroschüren und im Internet versprochen. Aber allein der Gedanke daran ist streng genommen bereits als dopingähnliche Maßnahme abzulehnen, und erst recht der praktizierte Versuch.

Wer sich aber doch ein klein wenig mit dem Gedanken an eine verbesserte Ausschöpfung der Leistungsreserven trägt und bezüglich unproblematischer und erlaubter Alternativen nicht verlegen sein möchte, kann jedenfalls bei den Schüßler-Salzen Anleihe nehmen.

Das Bestechende an diesen speziellen Mineralsalzen ist, dass sie – wenn auch in geringsten stofflichen Mengen – im Sinne einer Substitution zugeführt werden, was später noch ausgeführt wird. Das Konzept Dr. Schüßlers nimmt darauf Bedacht, dass die physiologischen intrazellulären Konzentrationen an Mineralstoffen sehr gering sind. Wie bereits erwähnt, sind Substitution und Supplementierung aber Begriffe, mit denen Sportler etwas anzufangen wissen.

Im ersten Teil des Buches wird das Wesen der Mineralstoffe nach Dr. Schüßler vorgestellt. Besonderes Augenmerk wird dabei auf die Unterscheidung in Funktions- bzw. Betriebsstoffe und Baustoffe gelegt. Die Bedeutung dieser Unterscheidung wurde erst in der jüngeren Zeit der Beschäftigung mit dem Heilkonzept Dr. Schüßlers besser erkannt und präzisiert.

Hierin liegt der Schlüssel zum Verständnis, dass im Einzelfall eine Unterstützung der Wirkung bestimmter Mineralstoffe nach Dr. Schüßler mit Mineralstoffen in höherer Dosierung, wie wir sie aus der klassischen Medizin oder der orthomolekularen Therapie kennen, angezeigt ist.

Eine nochmalige Erweiterung des Konzepts nach Dr. Schüßler ergibt sich ebenfalls aus der jüngeren intensiven Forschung und praktischen Erfahrung, indem im Einzelfall Nahrungsergänzungsstoffe zum Einsatz kommen, die im Zusammenwirken mit den Mineralstoffen nach Dr. Schüßler Synergien entwickeln.

Im speziellen Teil des Buches geht es um verschiedene Aspekte des Sports und die Einbindung der Mineralstoffe nach Dr. Schüßler in Training, Wettkampf, Regeneration, Verletzungsvorbeugung und Verletzung. Folgende Themen bilden die Schwerpunkte des Buches:

- Konstitution, Kondition,
- Leistungsfähigkeit,
- Energiebereitstellung, ATP, Magnesium,
- Sauerstoffverfügbarkeit und – verwertung, aerobes Milieu, anaerobes Milieu,
- Ausdauersport,
- Geschmeidigkeit, Robustheit, Schnellkraft,
- Abwechselnde Anforderungen, Intervallsport, Triathlon,
- Muskelaufbau,
- Hebel – Biomechanik,
- Kraftsport,

- Vorbeugung von chronischen Schäden aus dem Sport,
- Akute und chronische Verletzungen,
- Regeneration,
- Schadstoffe, Bindegewebe, Freie Radikale, Säure.

Im Sinne des Buchtitels „Fit mit Schüßler - Sport ohne Reue“ kommt Kapiteln wie Regeneration, Schadstoffbewältigung und Verhütung von chronischen Schäden aus der sportlichen Betätigung eine zentrale Bedeutung zu.

Und so können Sie mit Schüßler-Salzen Erfolg haben:

Diese Ankündigung macht Sie auf Abschnitte aufmerksam, in denen Vorschläge zur Anwendung der Mineralstoffe nach Dr. Schüßler, gegebenenfalls in Kombination mit ergänzenden Präparaten, gemacht werden.

Die Überschrift:
➤ Einzelmittel
Bietet ihnen eine Zusammenstellung der Mineralstoffe nach Dr. Schüßler, die in diesem Zusammenhang angezeigt sind und eine themenspezifische Kurzcharakteristik dazu. Wählen Sie aus den Vorschlägen, lassen Sie sich in Ihrer Apotheke beraten oder stellen Sie Ihre Mischung selbst zusammen.

Die angeführten Mineralstoffe nach Dr. Schüßler werden immer mit den jeweiligen Funktionen angegeben, die in dem genannten Thema besondere Bedeutung haben. Insgesamt haben ja die einzelnen Mineralstoffe umfangreiche komplexe Aufgabenbereiche, die wohl zusätzlich im Blickfeld sein können, aber im konkreten Anwendungsfall nicht genannt werden.

Die Überschrift:
➤ Bewährte Mischung
Bietet Ihnen in den meisten Anwendungsbeispielen eine erprobte Mischung an, in dem die spezielle Wirkung der jeweiligen Mineralstoffe erklärt ist, samt den empfehlenswerten Stückzahlen.

➤ **Fertigpräparate** der Adler Pharma erhalten Sie in Ihrer Apotheke und werden im Anhang beschrieben. Meist geht um es kurmäßige Anwendungen, z. B. Ausleitungsmischungen.

Beachten Sie bitte, dass alle arzneilichen Empfehlungen und Dosierungsangaben nach bestem Wissen und Gewissen und am Stand der medizinischen Wissenschaften bei Redaktionsschluss gemacht wurden. Bei Fortbestand der Beschwerden oder wenn die gewünschte Wirkung nicht einsetzt, ist eine ärztliche Untersuchung und Behandlung nötig.

Mit einem wachsenden Verständnis vom menschlichen Körper und seinen biochemischen Zusammenhängen erschließt sich nicht nur das Erkennen von Mineralstoffdefiziten und ihren Auswirkungen. Mit diesem Wissen können Sie Ihren Körper auf der Ebene der Betriebs- und Baustoffe hochwertig versorgen und in Vitalität und Leistungsfähigkeit sich in körperliche Beanspruchungen begeben.

Das Buch ist für Laien ebenso geeignet wie für Spezialisten. Denn wenn auch manche fachliche Ausführungen über den menschlichen Körper und spezielle Trainingsanleitungen für den Anfänger noch nicht zugänglich sind, die Erklärung und Anwendung der Schüßler Salze ist für jeden verständlich und anschaulich dargestellt.

Wir wünschen Ihnen viel Erfolg und Befriedigung bei Ihrem Sport, vor allem aber Freude an der körperlichen Betätigung, wie immer sie erfolgt.

Dr. Thomas Riedl
Thomas Feichtinger

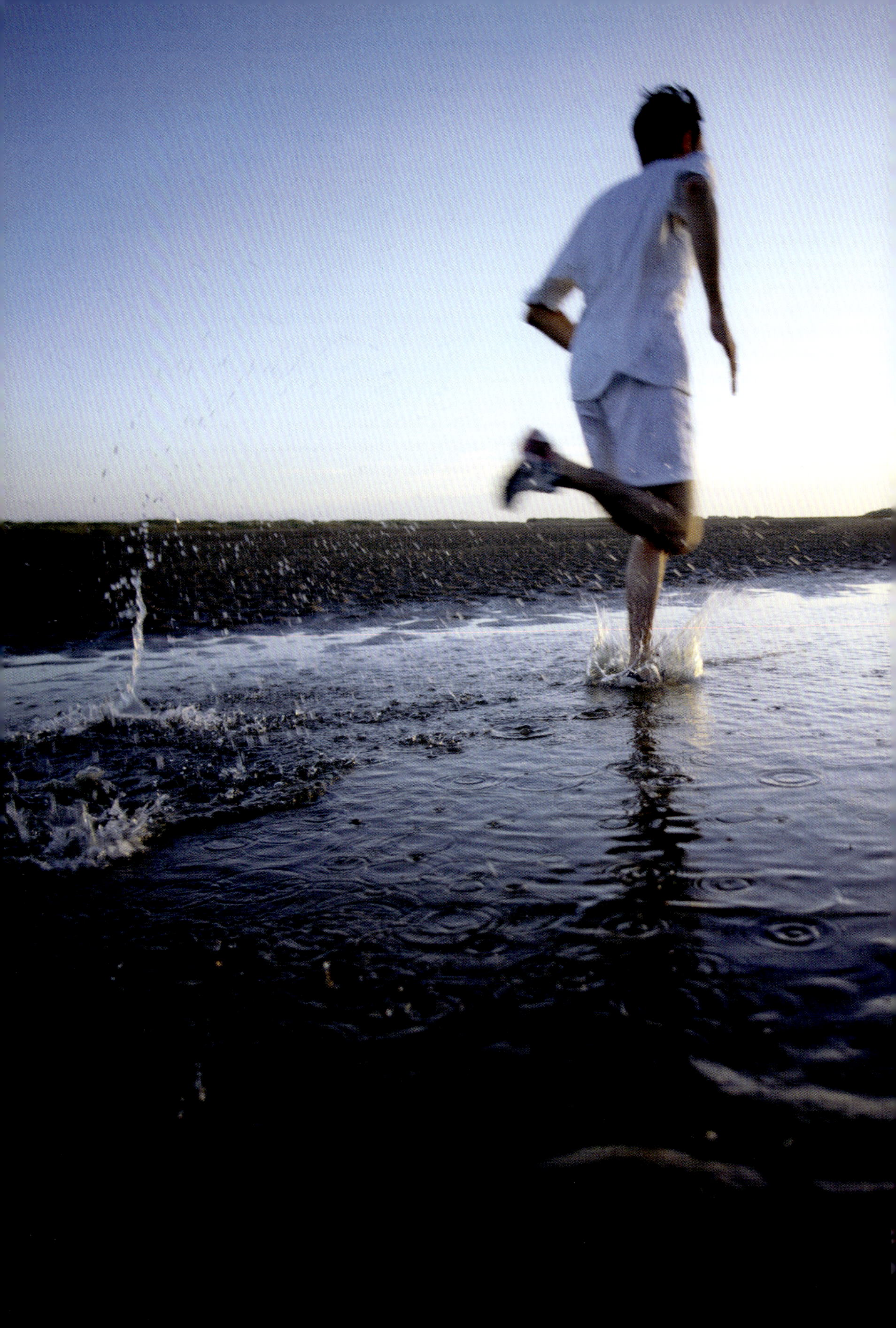

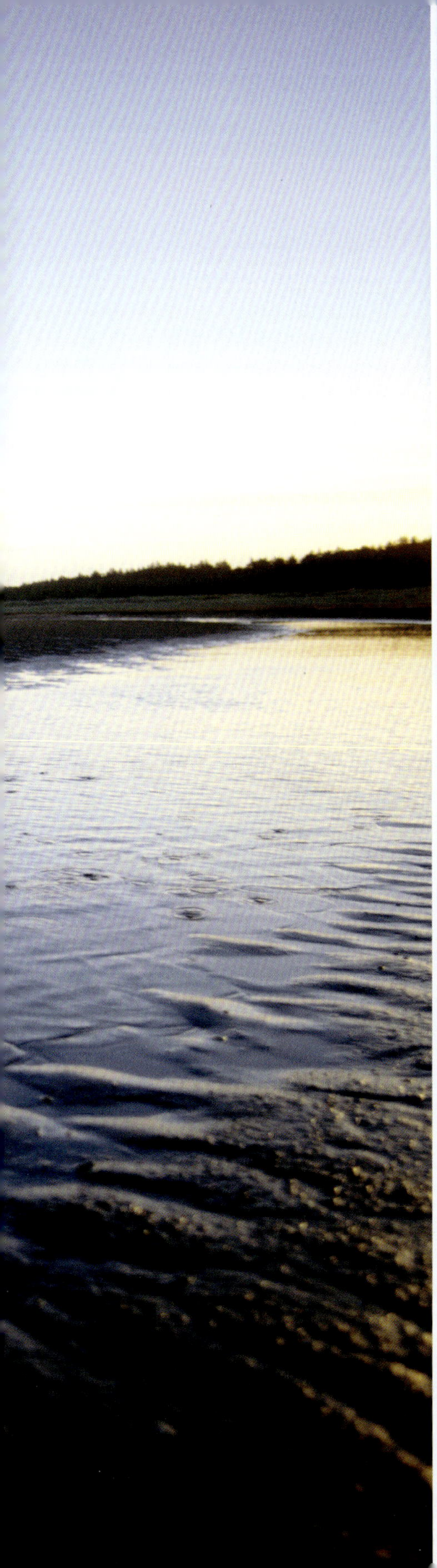

Teil I

Biochemie nach Dr. Schüssler

Teil I: Biochemie nach Dr. Schüßler

Zwei Bereiche von Mineralstoffen

Die Entwicklung dieser konkreten Mineralstofftherapie geht auf den deutschen homöopathischen Arzt Dr. Wilhelm Heinrich Schüßler zurück, der Mitte des 19. Jahrhunderts im Raum Oldenburg wirkte. Es war dies auch die Zeit, als die naturwissenschaftliche Forschung die Zelle als Grundeinheit der Lebewesen und Mineralstoffe als elementare Baustoffe und Betriebsstoffe entdeckte.

Schüßler übertrug die Erkenntnisse bedeutender Forscher seiner Zeit, z. B. des Zellularpathologen Prof. Dr. Rudolf Virchow, des Agrarchemikers Prof. Dr. Justus von Liebig und des physiologischen Chemikers Prof. Dr. Jakob Moleschott auf die ärztliche Therapie. Dabei entwickelte er ein Heilmittelkonzept, wonach 12 Mineralstoffe, die er experimentell ermittelte, bedeutende essenzielle Betriebsstoffe der Zellen sind.

Die Kernaussage seiner Therapie ist, dass ein Mangel an diesen ausgesuchten Mineralstoffverbindungen in ihrer besonderen Zubereitung zu Defiziten der Zellgesundheit führt. Der Verlust an Betriebsstoffen in den Zellen spiegelt sich in der Beeinträchtigung des Organismus wieder. Die Behebung des Mineralstoffmangels durch Zufuhr der entsprechenden Salze soll zur Regeneration der kranken Zelle führen und somit zur Gesundung des beeinträchtigten Organismus beitragen.

Besonders hervorzuheben ist dabei Schüßlers Verdienst, nämlich die feinfühlige Vernetzung seiner homöopathischen Ausbildung mit der damals hochmodernen, auf dem neuesten wissenschaftlichen Stand befindlichen Zellphysiologie. Es kam zu einer Vernetzung und Entwicklung eines neuen Heilsystems, das sich mit der Substitution von Mineralstoffen auf der Zellebene beschäftigte und im engeren Sinn als „Biochemie nach Dr. Schüßler" bezeichnet wird.

Er schlug nämlich vor, die Mineralstoffe dem Körper nur in hoher Verdünnung zuzuführen, um sie für die Zelle aufnahmefähig zu machen. Schüßler spricht von homogenen Mineralstoffen und meint damit, dass die therapeutisch zugeführten Mineralstoffe in der Zelle eine Endkonzentration aufbauen sollen, wie sie in der gesunden Zelle physiologisch ist. Homogen meint aber auch, dass sie in der Zusammensetzung zugeführt werden, wie sie schon im Körper vorzufinden ist.

Mit der Homöopathie stand eine Methode zur Verfügung, durch systematisches Verdünnen genau diese geringen Konzentrationen zu erreichen. Schüßler entwickelte auch klare Konzepte zur Potenz- bzw. Verdünnungsstufe:

- gut lösliche Mineralstoffe können in einer Potenzstufe D6 angeboten werden, Nr. 2 Calcium phosphoricum, Nr. 4 Kalium chloratum, Nr. 5 Kalium phosphoricum, Nr. 6 Kalium sulfuricum, Nr. 7 Magnesium phosphoricum, Nr. 8 Natrium chloratum, Nr. 10 Natrium sulfuricum, Nr. 12 Calcium sulfuricum,
- die weniger bis nicht löslichen Mineralstoffe müssen auf die 12. Dezimalverreibung gebracht werden: Nr. 1 Calcium fluoratum, Nr. 3 Ferrum phosphoricum und Nr. 11 Silicea,
- alle Erweiterungsmittel sollten in D12 verabreicht werden, damit sie in dieser feinen Verteilung im Trägerstoff aufgeschlossen werden können und dem Organismus und der Zelle so sofort zur Verfügung stehen.

Dies ist aber auch der einzige wesentliche Verknüpfungspunkt zwischen der Homöopathie und der Mineralstofftherapie nach Dr. Schüßler. Je überzeugter er von seinem neuartigen Konzept war, desto mehr wandte sich Schüßler von der Homöopathie ab. Schüßler wollte seine Mineralstofftherapie als Substitutionstherapie verstanden wissen: Defizite, die sich aus welchen Gründen auch immer eingeschlichen haben, werden wieder ausgeglichen.

Schüßler fand im Wesentlichen mit 12 bzw. 11 Mineralstoffen das Auslangen.

Die spätere Forschung fügte weitere Salze und chemische Verbindungen hinzu. Als Prämisse gilt, dass die Mineralstoffe im ständigen Bestand des Körpers sind, wobei natürlich die verfeinerten analytischen Methoden eine immer vollständigere Beschreibung der menschlichen Biochemie ermöglichten. Als Pionier der Ergänzungsmittel – heute spricht man von Erweiterungsmitteln – mag Dieter Schöpwinkel gelten.

Derzeit halten wir bei 12 Hauptmitteln und 15 Erweiterungsmitteln, welche die therapeutischen Möglichkeiten maßgeblich vergrößern. Ihrer umfassenden Charakterisierung haben sich insbesondere Thomas Feichtinger, Mag. Susana Niedan-Feichtinger und Mag. Reinhard Schaub verschrieben. Alle Erweiterungsmittel werden wie schon erwähnt in der Potenzstufe D12 empfohlen.

Das Leben baut sich in zweifacher Hinsicht auf Mineralstoffe auf. Schon Dr. Schüßler trifft diese Unterscheidung, indem er in seiner ersten Veröffentlichung über die von ihm gefundenen und speziell zubereiteten Mineralstoffe schreibt:[2] *„Die oben genannten Stoffe sind die Baumaterialien und die Functionsmittel der Gewebe, Baumaterial sind sie durch ihre Masse, Functionsmittel durch ihre Qualität. Wendet man sie zu Heilzwecken als Functionsmittel an, so müssen sie in kleinen Gaben gereicht werden.“*[3]

Für Schüßler war der Mangel an Funktionsmitteln vorrangig, weil der Mangel an Baustoffen noch nicht so stark gegeben war, denn eine unnatürliche Veränderung der Lebensmittel hatte noch nicht stattgefunden. Heutzutage müssen wir an beide Ebenen denken: an die Baustoffe genauso wie an die Funktionsstoffe bzw. Betriebsstoffe.

Längst hat man erkannt, dass die Speicherung beziehungsweise Verarbeitung der wichtigen Vitamine ohne entsprechende Mineralstoffe nicht möglich wäre. Ebenso kann der Hormonhaushalt nur durch die Anwesenheit von genügend Mineralstoffen für den Organismus zufrieden stellend organisiert werden.

Mikro- und Makromineralien

Ein Internist aus Hamburg hat ein Seminar, das meine Frau und ich (Th. Feichtinger) in Hamburg für Ärzte und Heilpraktiker gehalten haben, auf den Punkt gebracht. Er formulierte: *„Herr Feichtinger, wenn ich sie richtig verstanden habe, dann sind die Schüßler-Mineralien, die Mikromineralien und die anderen, die wir traditioneller Weise verwenden, die Makromineralien.“*

Ein in langer Praxis erprobtes und verifiziertes Modell vom Verständnis der Wirkungsweise der Mineralstoffe nach Dr. Schüßler geht von den beiden Bereichen innerhalb und außerhalb der Zellen, sozusagen dem Mikro- und dem Makrobereich aus. Es gibt ein physiologisches, dem Körper eigenes Verhältnis zwischen den jeweiligen Mineralstoffen innerhalb und außerhalb der Zelle, das vom Organismus immer wieder hergestellt wird. Dies soll an einigen Beispielen verdeutlicht werden.

2 Bei allen Textstellen, in denen Dr. Schüßler zitiert wird, wurde die Schreibweise nicht verändert.

3 Dr. Schüßler: „Eine abgekürzte Therapie“, 1. Auflage 1874, Seite 4

Nr. 8 Natrium chloratum

Wenn bei einer Frühjahrs- bzw. Reinigungskur der Organismus sehr viele Natrium chloratum-Moleküle als Funktionsstoffe verbraucht, nimmt der Bestand innerhalb der Zellen ab. In Folge kann der Körper die Natrium chloratum-Moleküle außerhalb der Zellen nicht mehr aussteuern, sie verlieren ihren Halt. Das kann verschiedene Auswirkungen haben: Der Körper scheidet Salz aus, z. B. spürbar als salziger Geschmack im Mund, oder die Tränenflüssigkeit wird salzig brennend, was die Augen zu spüren bekommen. Auch kann der Schweiß unter dem Arm mit Salzkristallen versetzt sein. In der Biochemie nach Dr. Schüßler wird das als „Salzfluss" bezeichnet.

Wie dieses physiologische gleichzubleibende Verhältnis immer wieder vom Körper ausgesteuert wird, lässt sich am besten über Beispiele erklären:

Wenn jemand eine stark gesalzene Suppe isst, verschiebt sich der Salzgehalt in Richtung außerhalb der Zelle. Diese hohe Konzentration von Salz erzeugt ein starkes Durstgefühl. Durch das Trinken von Wasser wird die Konzentration außerhalb der Zelle gesenkt und das physiologische Konzentrationsverhältnis ist wieder hergestellt. Nimmt man aber einige Tabletten von der Nr. 8 Natrium chloratum zu sich, dann verschwindet das Durstgefühl ebenfalls. Der Gehalt an Natrium chloratum innerhalb der Zellen wurde so stark angehoben, dass ebenfalls das physiologische Verhältnis der Mineralstoffkonzentration innerhalb und außerhalb der Zelle geschaffen wird.

Dieses Beispiel sollte jedoch nicht als Aufforderung verstanden werden, anstatt zu trinken Nr. 8 Natrium chloratum einzunehmen. Das wäre ein fatales Missverständnis. Wasser trinken, vor allem gutes Trinkwasser, ist eine unumgängliche Forderung für die Gesunderhaltung des Körpers.

Nr. 2 Calcium phosphoricum

Ein weiteres Beispiel betrifft die Ablagerung von Kalzium in Form von Steinen im Körper:

Eine starke oder langfristige Übersäuerung bedarf der Neutralisierung, was über den Kalziumhaushalt geschieht. Von diesem Mineralstoff steht im Körper der größte Vorrat zur Verfügung. Für die Neutralisierung wird vor allem Kalzium als Funktionsstoff der Zelle eingesetzt.

Wenn durch Übersäuerung der Bestand an Kalziumionen in der Zelle abnimmt, weil sie zur Neutralisierung von Säure eingesetzt werden, dann verliert der entsprechende Teil außerhalb der Zellen.

Das physiologische Verhältnis der Kalziummoleküle innerhalb und außerhalb der Zelle ist langfristig gestört. Die Kalziumkonzentration außerhalb der Zelle ist zu hoch und wird abgelagert in Form von Steinen als Kalkgicht, auch als Kalkbrücken, da der Organismus mit einem Zuviel an Kalziumionen außerhalb der Zelle überfordert ist.

Bekommt der durch Kalziumsteine belastete Mensch vom Mineralstoffberater Nr. 2 Calcium phosphoricum empfohlen, dann lässt sich das über diesen Zusammenhang gut verstehen. Der Kalziumhaushalt innerhalb der Zellen wird aufgefüllt, wodurch es dem Organismus wieder möglich ist, jene Kalziummoleküle, die durch den Verlust in Steinen abgelagert wurden, wieder „in den Griff" zu bekommen. Ohne das Erkennen dieses Zusammenhanges wird es unverständlich bleiben, dass in diesem Fall Nr. 2 Calcium phosphoricum verabreicht wird.

Nr. 3 Ferrum phosphoricum

Ein drittes Beispiel zeigt das Zusammenwirken von Schulmedizin und Biochemie nach Dr. Schüßler:

Eisenpräparate sind für den Körper relativ schwer aufzunehmen. Oft ist der Eisenspiegel während der Einnahme einigermaßen in Ordnung, um nach Beendigung der Kur wieder abzusinken. So war es auch bei der Mutter einer Frau, die sich intensiv mit der Biochemie nach Dr. Schüßler auseinandersetzt.

Die Mutter bekam nach einer Blutuntersuchung ein Eisenpräparat verschrieben, weil der Eisenwert im Blut außerordentlich gering war. Während der Einnahme, war er einigermaßen in Ordnung, nach Beendigung der Kur war es wie vorher. Sie hatte den Eisenhaushalt außerhalb der Zelle aufgefüllt, aber nicht das Eisen innerhalb der Zellen. Das eingenommene hochdosierte Eisen hatte kein physiologisches intrazelluläres Gegenüber wie es dem Verhältnis eines gesunden Organismus an Eisen entsprach. Der Organismus konnte das Eisen nicht aussteuern, „festhalten". Es wurde wieder ausgeschieden.

Als der praktische Arzt eine zweite Packung verschrieb, sagte ihre Tochter, dass sie gleichzeitig Nr. 3 Ferrum phosphoricum einnehmen solle, damit der Organismus das Eisen im Körper integrieren könne. Sie nahm jeden Tag 20 Stück Nr. 3 Ferrum phosphoricum parallel zum Eisenpräparat, wodurch der Eisenhaushalt auch innerhalb der Zellen aufgefüllt wurde. Nach der zweiten Kur war der Eisenspiegel innerhalb des Grenzwertes. Als der Arzt eine dritte Packung verschrieb, sagte er: „Aber die Mittel von Ihrer Tochter, nehmen Sie mir dazu!" Er wusste ja, dass sie schon lange mit Mineralstoffen nach Dr. Schüßler arbeitete und immer wieder überraschende Erfolge hatte. Nach der dritten Kur war der Eisenwert in Ordnung und blieb es auch. Ein physiologisch richtiges Verhältnis an Eisen innerhalb und außerhalb der Zelle war geschaffen.

Nr. 7 Magnesium phosphoricum

Ein sehr bedeutungsvolles Beispiel betrifft den Mineralstoff Magnesium:

Viele Frauen bekommen wegen ihrer Muskelkrämpfe während der Schwangerschaft, die vor allem als Wadenkrämpfe auftreten, Magnesium verordnet. Wie wir aus der Biochemie nach Dr. Schüßler wissen, entstehen diese Krämpfe durch einen Mangel an Nr. 2 Calcium phosphoricum, welches für den Aufbau des heranwachsenden Kindes benötigt wird. Das verabreichte Magnesium lässt die Muskeln erschlaffen, wodurch die Muskelkrämpfe meistens abklingen. Wenn Magnesium zu lange gegeben wird, dann wird der Geburtstermin häufig überschritten, was bekannt ist. Das heißt, die dämpfende, erschlaffende Wirkung auf die Muskeln hat auch Wirkung auf die Muskeln der Gebärmutter, wodurch die Wehen nicht eintreten können. Daher wird hochdosiertes Magnesium spätestens 6 Wochen vor dem Geburtstermin abgesetzt.

In der Biochemie nach Dr. Schüßler wird jedoch vor allem im neunten Monat das Hauptaugenmerk in einer ausreichenden Versorgung mit Nr. 7 Magnesium phosphoricum gelegt, damit ausreichend starke Wehen eine rasche Geburt ermöglichen. Schwangere Frauen sind bekannt für ihre roten Wangen, vor allem in den letzten Monaten und den kaum zu beherrschenden Schokoladenhunger, beides antlitzanalytische Zeichen für einen großen Magnesiummangel. Aber es ist das intrazelluläre Magnesium gefragt, damit das Verhältnis zwischen der Konzentration innerhalb und außerhalb der Zellen wieder ausgeglichen ist.

Mikro- und Makrobereich

Das Modell vom Mikro- und Makrobereich ist durch Erfahrung gewachsen. Als Erfahrungsheilweise hat die Biochemie nach Dr. Schüßler ihren Hintergrund in einem sehr gut anwendbaren Modell gefunden, das immer wieder durch Erfolge bestätigt wird. Wissenschaftliche Untersuchungen dazu gibt es bis jetzt keine. Hat sich – aus welchen Gründen auch immer – ein Mangel an einem bestimmten Mineralstoff eingestellt (Abb. 3), und äußert sich dies als Befindlichkeitsstörung oder Krankheit, so gibt es zwei Möglichkeiten, diesen Mangel zu beheben.

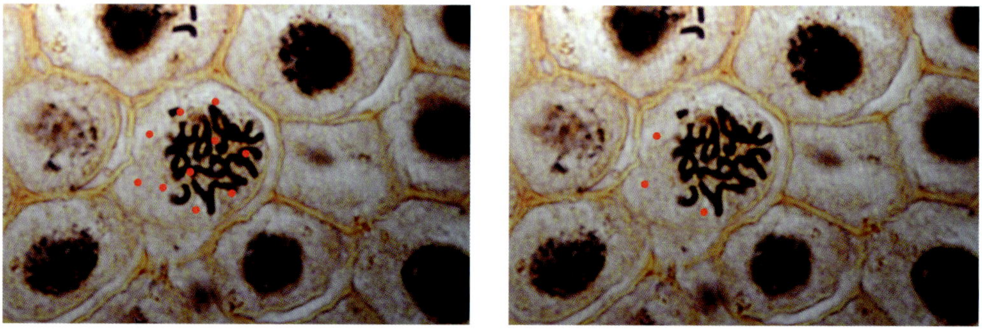

Abbildung 3: Ein Mineralstoffmangel der Zellen ist nach Dr. Schüßler die Erklärung für Befindlichkeitsstörungen und Krankheiten. Die Entwicklung seiner Konzepte stammt aus den 70-er Jahren des 19. Jahrhunderts, als man in der Agrochemie und Physiologie Mineralstoffe als elementare Funktionsträger zellulärer Vorgänge entdeckte.

Die etablierte Methode sieht vor, dem Organismus den fehlenden Mineralstoff in großer Menge anzubieten (Abb. 4). Die Überschwemmung mit Mineralstoffen muss aber nicht zur gewünschten Aufnahme und Anreicherung in der Zelle führen, wenn die membranständigen Schleusen- und Transportsysteme überfordert werden. Die alternative Methode Dr. Schüßlers führt den betreffenden Mineralstoff in einer Konzentration zu, die sich an der physiologischen Konzentration des Intrazellulärraums orientiert (Abb. 5). Gerade in der hoch verdünnten Form können die Zellen die angebotenen Mineralstoffe umso besser aufnehmen, wodurch Mineralstoffmängel mit der Zeit behoben werden können. Die homöopathische Aufbereitung der Mineralstoffe dient dabei allein dazu, diese geringen Endkonzentrationen technologisch zu erreichen.

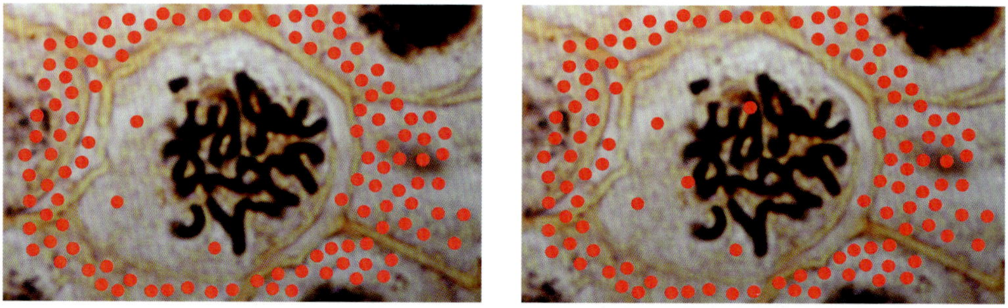

Abbildung 4: Nach Dr. Schüßler kann das Überangebot an Mineralstoffen von den Zellen nicht wirklich genutzt werden und zu Nebenwirkungen (Magnesium, Eisen, Lithium, Iodid) oder Störungen der Mineralstoffbalance (Zink, Kupfer) führen.

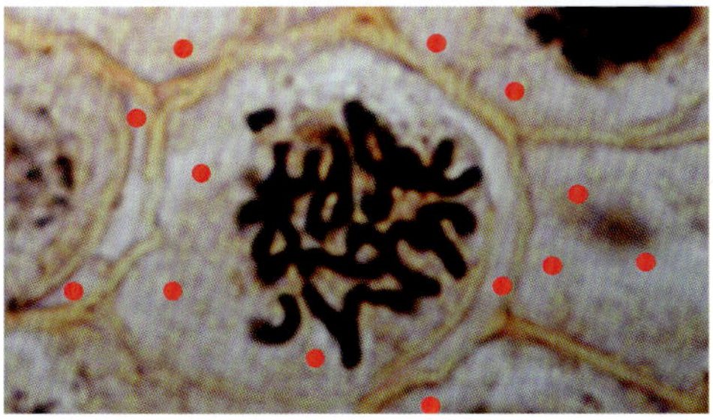

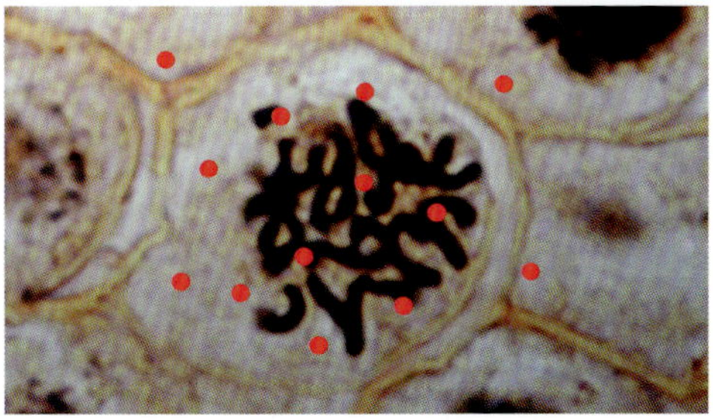

Abbildung 5: Erst die Verabreichung von Mineralstoffen in hoher Verdünnung nach Dr. Schüßler kann Mängel in den Zellen zielsicher beheben.

Zur Verdeutlichung stelle man sich einen vollbesetzten Zug vor, der seinen Zielbahnhof erreicht. Die Menschen strömen auf den Bahnsteig, werden von wartenden Angehörigen gesucht, es entstehen Staus, niemand kommt voran. Gepäckträger (Carrier), die das Gepäck der Reisenden versorgen wollen, werden in diesem Gedränge ihre Arbeit nicht flüssig verrichten können. Gibt es hingegen mehrere Züge, die jeweils nur wenige Reisende befördern, können sich diese aus dem Bahnhof ungehindert und zielgerichtet verteilen.

Auf der Zellebene heißt das: Vorhandene Enzymsysteme und Kanäle in der Zellmembran setzen die herangetragenen Substrate unverzüglich um.

Der naturwissenschaftlich orientierte Leser könnte sich also mit der Erklärung zufrieden geben, dass die intensive und fortgesetzte Therapie auch mit kleinsten Mengen an Mineralstoffen Mineralstoffmängel behebt, was zu einer Besserung der Beschwerden führt.[4]

Ein weiteres Gleichnis – Beispiel

Vergegenwärtigen wir uns in einem weiteren Beispiel eine Baustelle, auf der Bauarbeiter im Einsatz sind und zu der ununterbrochen auch Baumaterial geliefert werden muss, damit ein Fortschritt gewährleistet werden kann.

Es könnten die Mikromineralien, Funktionsmittel bzw. Betriebsstoffe, wie Dr. Schüßler sie bezeichnet, als Bauarbeiter verstanden werden und die Baustoffe als Baumaterialien.

So wie ohne Arbeiter auf einer Baustelle nichts geht, genauso wenig geht ohne Baumaterialien etwas voran!

Es könnten die Mineralstoffe auch als Werkzeuge verstanden werden. Wenn jemand ein hoch dosiertes Kalzium Präparat einnimmt, kommt es oft nicht zum gewünschten Erfolg, weil dem Organismus nicht die benötigten Werkzeuge zur Verfügung standen. Das wäre im konkreten Fall Nr. 2 Calcium phosphoricum. Dasselbe trifft auch bei den oft vergeblich eingenommenen Eisenpräparaten zu, denn hier fehlt als Werkzeug Nr. 3 Ferrum phosphoricum.

Das ist schon ein Hinweis, dass Mineralstoffe nach Dr. Schüßler allein manchmal zu wenig sein könnten. Aus diesem Grund hat die Adler Pharma ein einzigartiges Konzept von Nährstoffen entwickelt, die Adler Ortho Serie, die eine ganzheitliche Versorgung des Körpers im Blickfeld hat, so wie die Mineralstoffe nach Dr. Schüßler auch.

Wir müssen, so wie in der Einleitung schon festgestellt, heute eben beide Bereiche im Körper berücksichtigen, die Funktionsstoffe und die Baustoffe!

Auf diesen Zusammenhang wird in dem Kapitel „Schüßler-Salze und Nährstoffe“ noch genauer eingegangen, Seite 59 und im Anhang ist diesem Thema ein ausführliches Kapitel Seite 220 gewidmet.

4 T. Riedl, Österr. Apoth. Ztg. 2006, 60 (15), 719-721.

Anwendung der Biochemie nach Dr. Schüßler

Die richtige Potenzierung

Dr. Schüßler hat in seinen Schriften die Potenzierung bzw. Verdünnung, in denen die Mineralstoffe angewendet werden sollen, selbst festgelegt:

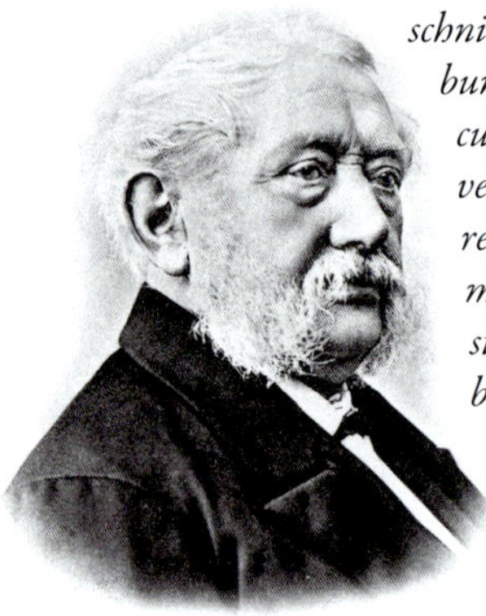

„In meiner Praxis wende ich durchschnittlich die 6. Dezimalverreibung an. Ferrum phosphoricum, Silicea und Fluorcalcium verabreiche ich in der 12. Verreibung. In akuten Fällen nehme man stündlich oder zweistündlich, in chronischen drei bis viermal täglich ein erbsengroßes Quantum von der Verreibung, entweder trocken oder in einem Theelöffel voll Wasser gelöst."[5]

Er hat festgestellt, in welcher Verdünnung die Mineralstoffe optimal in die Zelle aufgenommen werden. Um diese Verdünnung zu erreichen, benützte er das homöopathische Verfahren der Potenzierung. Die Anwendung erfolgt heute wegen der leichten Dosierungsmöglichkeit in Tablettenform.

Die Mineralstoffe sollen über den Weg der Diffusion bis zu den Zellen gelangen und dort ihre Wirkung entfalten.

Die eben genannten Mineralien müssen, wenn sie als Heilmittel in Anwendung gebracht werden sollen, in Molekularform verabreicht werden. ***Die freien Moleküle treten durch das Epithel der Mund- und Schlundhöhle und durch die Wandungen der dort befindlichen Capillaren in's Blut und diffundieren[6] alsdann überall hin im Organismus. Ein Theil der diffundierten Moleküle gelangt in den Krankheitsherd und bewirkt daselbst die Deckung eines Defizits, welches die Ursache der betr. Krankheit ist.***

Diejenigen Heilungen, welche mittels Moleküle der oben erwähnten Mineralien sich vollziehen, sind biochemische.

Die Biochemie bezweckt die directe Correction der von der Norm abgewichenen physiologischen Chemie.[7]

Mineralstoffpräparate

Nach schulmedizinischen Gesichtspunkten verabreichte, hochdosierte Mineralstoffe können unter Umständen belastend sein, vor allem, wenn sie längere Zeit unkontrolliert eingenommen werden, das wusste auch schon Dr. Schüßler. Bei der Einnahme von Kalzium-, Eisen- oder Magnesiumpräparaten können unerwünschte Nebenwirkungen auftreten. Sie dürfen in hoher Dosierung nicht zu lange genommen werden. Vor allem in sehr hohen Dosierungen treten die unerwünschten Nebenwirkungen auf.

Neben der hohen Dosierung ist auch die parallele Einnahme von bestimmten Mineralstoffen problematisch, weil sie sich kompetitiv[8] verdrängen können. Das trifft zum Beispiel auf Kupfer und Zink zu. Es besteht außerdem die Möglichkeit, dass Kalzium und Eisen den Zinkwert verschieben, Zink verdrängt Kupfer und das wiederum Mangan.

In der Biochemie nach Dr. Schüßler kommt es bei den empfohlenen Verdünnungen nicht zu diesen gegenseitigen Beeinflussungen. Das ist vor allem bei der Einnahme der Erweiterungsmittel von Bedeutung. Alle 27 Mineralstoff-

5 Schüßler, Abgekürzte Heilweise, 31. Aufl, 1904, S. 12

6 Wörtlich - alte Schreibweise!

7 Allopathie, Biochemie und Homöopathie. Besprochen von Dr. med. Schüßler.
Zweite, theilweise umgearbeitete Auflage. Oldenburg 1895. Schulzesche Hof-Buchhandlung und Hof-Buchdruckerei.

8 Im Wettbewerb befindlich

verbindungen können ohne Probleme untereinander gemischt und zugleich eingenommen werden.

Für ausgewogene, höher dosierte Mineralstoffe bzw. Nährstoffe steht Ihnen das gut ausgebildete Fachpersonal der Apotheken zur Seite. Bei sehr hohen Dosierungen sind Laboruntersuchungen und eine ärztliche Begleitung unumgänglich. Es muss außerdem gesichert beobachtet werden, ob die Zinkaufnahme tatsächlich verringert ist, ob der Zinkspiegel abgesenkt ist, oder eine Verdrängung in den Bereichen der Nährstoffsubstitution stattfindet.

Die Menge der Mineralstoffe

Im Gegensatz zu den hochdosierten Mineral- und Nährstoffen gibt es bei den Mineralstoffen nach Dr. Schüßler keine Überdosierung. Das liegt in erster Linie an der hohen Verdünnung. So wird in der sechsten Dezimalverreibung eine Verteilung von 1 zu 1 Million erreicht.

Wenn dann z. B. in einem Liter Mineralwasser 1000 mg (=1 Gramm) Mineralstoffe gelöst sind und diese Menge über die Einnahme von Mineralstoffen nach Dr. Schüßler erreicht werden soll, müsste man 1 Tonne Schüßler-Salze zu sich nehmen. In der zwölften Dezimalverreibung müsste man, um ein Gramm eines Wirkstoffes aufzunehmen, wie z. B. bei Nr. 3 Ferrum phosphoricum, 1 Million Tonnen Schüßler-Salze einnehmen.

Die Frage nach einer Überdosierung erübrigt sich bei diesen Angaben. Grundsätzlich geht es bei den Mineralstoffen nach Dr. Schüßler um die homogene Verteilung der Wirkstoffe in einer hohen Verdünnung.

Wie schon erörtert unterscheiden wir zwischen Mikro- und Makromineralien. Schon Dr. Schüßler trifft diese Unterscheidung, indem er in seiner ersten Veröffentlichung über die von ihm gefundenen und speziell zubereiteten Mineralstoffe schreibt, was hier wegen der enormen Bedeutung noch einmal zitiert wird:[9] *„Die oben genannten Stoffe sind die Baumaterialien und die Functionsmittel der Gewebe, Baumaterial sind sie durch ihre Masse, Functionsmittel durch ihre Qualität. Wendet man sie zu Heilzwecken als Functionsmittel an, so müssen sie in kleinen Gaben gereicht werden.“*[10]

Es kommt nämlich nicht auf die Menge der Mineralstoffe nach Gewichtsangabe an, sondern auf die Qualität. Das heißt, dass die Mineralstoffe möglichst als einzelne Moleküle in der Trägersubstanz (Milchzucker) vorhanden sind.

Die Mineralstoffmoleküle werden direkt über die Mundschleimhäute aufgenommen und vom Organismus unmittelbar in die Speicher eingebaut bzw. im Betrieb des Körpers direkt verwendet.

Sie müssen nicht, wie die Baustoffe bzw. hochdosierten Mineralstoffe, über die Verdauung aufgenommen und im Organismus weiter verarbeitet werden, damit sie an ihren Wirkungsort gelangen. Vor allem entfällt jede chemische Zerlegungs- und Verknüpfungsarbeit.

Eine Überdosierung ist nicht möglich. Zu viel Milchzucker kann Probleme bereiten, oder auch die verwendeten Hilfs- und Tablettierungsstoffe. Deshalb produziert die Adler Pharma ihre Schüßler-Salze in einer hochwertigen Rezeptur glutenfrei und ohne Magnesiumstearat.

Schüßler-Salze und andere Heilweisen

Mineralstoffe nach Dr. Schüßler führen dem Organismus fehlende Mineralstoffe in Form von Betriebsstoffen zu. Wenn durch die Einnahme die Speicher für die einzelnen Betriebsstoffe wieder aufgefüllt werden, kann sich

9 Bei allen Textstellen, in denen Dr. Schüßler zitiert wird, wurde die Schreibweise nicht verändert.

10 Dr. Schüßler: „Eine abgekürzte Therapie“, 1. Auflage 1874, Seite 4

der Organismus optimal organisieren. Die Schüßler-Salze unterstützen die Einnahme aller Medikamente, auch homöopathischer Arzneimittel. Schüßler-Salze unterstützen jede medizinische Intervention, weil sie die Lebenskraft stärken und damit die Selbstregulation fördern.

Wenn zum Beispiel jemand ein homöopathisches Mittel verabreicht bekommt, so möchte der Organismus auf dieses spezifisch reagieren. Um das zu können, müssen ihm genügend Mineralstoffe als Betriebsstoffe zur Verfügung stehen. Ist das der Fall, können die verschiedenen Interventionsmöglichkeiten in Kombination mit der Biochemie nach Dr. Schüßler einander nicht nur fördern, sondern in ihrer Wirkung sogar synergistisch unterstützen.

Schüßler-Salze in der Tradition

Durch eine lange Tradition werden die Mineralstoffe nach Dr. Schüßler oft als homöopathische Arzneimittel betrachtet, obwohl Dr. Schüßler das Verfahren der Potenzierung ausschließlich dazu verwendet hat, die Mineralstoffe zu verdünnen. Er schreibt in seinen Schriften immer wieder von Verdünnung.

Trotzdem haben viele Anwender die homöopathische Sichtweise über die Biochemie nach Dr. Schüßler gestülpt. Damit haben sie die Grundsätze dieser Heilweise in die Biochemie nach Dr. Schüßler gebracht, ebenso die Einnahmerichtlinien sowie Richtlinien für eine Dosierung. In manchen Büchern werden sie dann auch als solche eingesetzt, was zu Dosierungen und zu Empfehlungen führt, die mit der Biochemie nach Dr. Schüßler eigentlich nichts zu tun haben. Schon Dr. Schüßler hatte größte Mühe sein Verfahren gegen die Homöopathie abzugrenzen.

In der Homöopathie, einer Reizheilweise, besteht die Möglichkeit bzw. die Gefahr einander entgegengesetzte Reize einzusetzen. Das ist bei den Schüßler-Salzen nicht möglich, da diese Defizite auffüllen und keine Reize ausüben.

Schüßler-Salze mischen

Aus diesem Grund ist es möglich, alle Mineralstoffe nach Dr. Schüßler untereinander zu mischen und einzunehmen, je nach Bedarf. Bezeichnenderweise nimmt der Organismus in der Antlitzanalyse auch keine Rücksicht auf solche Spekulationen, sondern zeigt, was er braucht. Das soll ihm auch zur Verfügung gestellt werden, ohne Vorbehalt und ohne falsche Spekulation.

Qualität der Herstellung

Die Mineralstoffe nach Dr. Schüßler sollen vor allem cremig zergehen und einen guten Geschmack haben, weil von ihnen unter Umständen eine größere Menge oder über längere Zeit eingenommen werden muss.

Die Qualität der Herstellung ist deshalb von großer Bedeutung. Bitte beachten Sie, dass Mineralstoffe nach Dr. Schüßler homöopathisch zubereitete Arzneimittel von hoher Qualität sind und nach den Vorschriften des Homöopathischen Arzneibuches hergestellt werden. Es sind der Herstellung nach potenzierte Mineralstoffe, die dem Körper wegen eines Mangels an Betriebsstoffen zugeführt werden.

Die Qualität der Mineralstoffe nach Dr. Schüßler ist je nach Hersteller verschieden. Achten Sie auch auf die Zusatzstoffe, die sich belastend auswirken können. Die Autoren bevorzugen die Mineralstoffe der Adler Pharma, denn diese sind, wie schon erwähnt, frei von Weizenstärke, also glutenfrei, und ohne Magnesiumstearat. Die Adler Topics zur äußeren Anwendung (Beschreibung Seite 220 und Adresse siehe im Anhang Seite 238) werden ohne Paraffin, Vaseline und Parabene hergestellt. Sie bekommen diese Produkte in Ihrer Apotheke.

Einnahme

Aufgrund unserer Erfahrungen haben wir Ihnen einige Grundsätze für die Einnahme der Mineralstoffe nach Dr. Schüßler zusammengestellt:

1. Die Tabletten werden nach dem jeweiligen Bedarf aus den einzelnen Dosen heraus gezählt, in einer Schale gemischt und dann über den Tag verteilt eingenommen.
2. Am besten werden die Mineralstoffe einzeln eingenommen. Lässt man sie langsam im Mund zergehen, können die Wirkstoffe am besten aufgenommen werden. Jedoch besteht kein Einwand auch mehrere Tabletten auf einmal zu nehmen und sie im Mund zergehen zu lassen.
3. Die Mineralstoffe zergehen umso schneller oder schmecken umso süßer, je dringender der Körper die Mineralstoffe benötigt. Möglicherweise tritt beides zugleich auf, wenn sie besonders dringend benötigt werden.
4. Werden die Tabletten im Wasser aufgelöst, werden sie schluckweise eingenommen. Jeder Schluck wird möglichst lange im Mund behalten. Die Wirkstoffe werden über die Mund- und Rachenschleimhäute aufgenommen. Im Magen würden sie, wenn sie zu schnell geschluckt werden, durch die Säure andere chemische Verbindungen eingehen.
5. Durch Metallgegenstände werden die Mineralstoffe in ihrer Wirkung nicht beeinträchtigt!
6. Diabetiker lösen die Mineralstoffe nach Dr. Schüßler am besten in einem Glas mit kaltem Wasser ohne umzurühren. 48 Tabletten entsprechen einer Broteinheit. Achtung: Je wärmer das Wasser ist, umso mehr Milchzucker löst sich.
7. Wegen der Trägersubstanz beachten Sie auch das Kapitel über den Milchzucker Seite 27.
8. Säuglingen werden die Schüßler-Salze aufgelöst im Fläschchen oder als Brei verabreicht. Dafür werden die Mineralstoffe mit Wasser zu einem Brei gerührt und der Brei mit dem Löffel in den Mund des Säuglings gegeben, oder mit dem Schnuller verabreicht. Im Milchfläschchen wird die Wirkung leicht abgeschwächt.
9. Die Mineralstoffe können nach der Organuhr, dem Biorhythmus, den Mondphasen oder anderen Richtlinien eingenommen werden. **Die Einnahme wird dabei jedoch nur unnötig verkompliziert!**
10. **„Heiße Sieben“:** Sieben bis 10 Tabletten von Nr. 7 Magnesium phosphoricum werden in 1/8 Liter Wasser aufgelöst, das kurze Zeit gekocht wurde. Schlückchenweise so heiß wie möglich einnehmen. Das wirkt vor allem mehrmals eingenommen bei Menstruationbeschwerden hervorragend.
11. **„Heiße Lösung“:** Es hat sich bei manchen Anwendern in Anlehnung an die „heiße Sieben“ eingebürgert, auch alle anderen Mineralstoffe nach Dr. Schüßler als „heiße Lösung“ einzunehmen. Diese Anwendung ist meist nur manchmal ratsam, da sie zusätzliche Energie zuführt und dadurch die Reaktionen verstärkt. Auf diese Weise werden Stoffwechselprozesse u. U. unangemessen angekurbelt, was nicht angenehm und auch meist nicht wünschenswert ist. Bei Veränderungsprozessen muss beachtet werden, dass der Organismus seine eigene Regenerationsgeschwindigkeit hat. Diese lässt sich durch „puschen“ nicht beschleunigen!

Die Zubereitung der Mineralstoffe in einer wässrigen Lösung hat sich sehr bewährt und ist unter Sportlern sehr beliebt, wie der Ausschnitt aus einem Mail an Thomas Riedl bestätigt: *„Übrigens, ..., im Bild rechts, die ebenfalls die Schüßler-Ausbildung hat, steckte mir* *unlängst, dass sie am besten läuft, wenn sie in ihrer Trinkflasche die Energiemischung, jeweils 10 Tabl. 3, 5, und 8 in einem 1/2 Liter vollständig aufgelöst, hat. Sie nimmt dann bei den eingerichteten Labestationen, was dort geboten wird und hat für zwischendurch ihren persönlichen Turbolader. Diese Idee und Erfahrung sollten wir unbedingt noch aufnehmen!"*

Dosierung

1. Nach jahrelangen Erprobungen und vielen Erfahrungen kann hier ein wesentlicher Grundsatz aufgestellt werden:

   Nicht das Alter entscheidet die Dosis, sondern der Mangel, das Defizit, unter dem der Organismus leidet.

2. Jeder Anwender sollte im Laufe der Zeit die ihm entsprechende Dosierung und die Art der Einnahme, selbst herausfinden. Gerade auf diesem Gebiet sind Dogmen einem durchgreifenden Erfolg mit diesen Mineralstoffen im Weg. Sie blockieren die eigene, im eigenen Körper erlebte Rückmeldung auf die Einnahme und eine entsprechende Einstellung auf diese.

3. Als allgemeine Empfehlung kann hier folgende Dosierung angemerkt werden: Bei akuten Krankheiten alle 3 bis 5 Minuten eine Tablette im Mund zergehen lassen, bei chronischen Erkrankungen 7 bis 10 Stück am Tag, das ist eine Tablette pro Stunde, und in allen übrigen Fällen alle zwei Stunden eine Tablette.

4. Es gibt immer wieder das Anliegen, einen oder mehrere Mineralstoffe zur Vorsorge einzunehmen. Dann werden bis zum Alter von 7 Jahren 5 bis 7 Tabletten verabreicht, bis zur Pubertät 7 bis 10 Tabletten und beim Erwachsenen 10 bis 15 Tabletten.

5. Ein starkes Bedürfnis am Anfang der Einnahme kann bis zu einem fast gierigem Verlangen nach den Mineralstoffen führen. In diesem Fall kann die Dosis durchaus erhöht werden, denn abhängig machen die Mineralstoffe nicht. Das erste starke Bedürfnis zeigt nur, wie stark der Mangel war.

6. Wenn die Speicher weitestgehend aufgefüllt sind, verliert sich nach einer gewissen Zeit das starke Bedürfnis. Neben dem Rückgang der Betriebsstörungen werden auch die Speicher allmählich aufgefüllt, damit sich auch der Körper besser organisieren kann.

7. Wenn am Anfang ein gewisser Widerstand vorhanden ist, sollte mit einer geringeren Menge als der empfohlenen begonnen werden. Vertrauen Sie Ihrem Gespür und halten Sie die Einnahme nicht entsprechend der empfohlenen Menge „eisern" durch. Das Gefühl der Ablehnung zeigt, dass etwas nicht stimmt:

   - Die Dosis ist zu hoch, die Menge ist zu groß und muss reduziert werden (um ein Drittel, auf die Hälfte oder noch mehr).
   - Die Kombination der Mineralstoffe stimmt wahrscheinlich nicht mehr. Durch die Einnahme wurde der Bedarf verändert, weil der Organismus bei der Aufarbeitung strategisch vorgeht und sich der Bedarf je nach dem Bereich richtet, der in Angriff genommen wird. Die Adaptierung der alten oder die Erstellung einer neuen Einnahmeempfehlung ist notwendig.
   - Wenn die Ablehnung sehr groß ist, kann eine Pause angebracht sein. Der Bedarf an Mineralstoffen nach Dr. Schüßler hängt unter Umständen auch mit den Jahreszeiten zusammen.

Dauer der Einnahme

1. Grundsätzlich werden die Mineralstoffe vorerst so lange eingenommen, bis die Symptome bzw. Betriebsstörungen abklingen.
2. Das ist allerdings erst der Beginn. Alle Beschwerden, Krankheiten, die mit Mineralstoffen nach Dr. Schüßler beeinflusst werden können, entstehen durch ein Defizit in dem Speicher an diesem Mineralstoff.
3. Wenn durch die Einnahme das Verschwinden der Betriebsstörungen erreicht wurde, sind die Speicher im Körper noch lange nicht ausreichend aufgefüllt. Bei der geringsten Belastung treten dann wieder gesundheitliche Störungen auf, oft dieselben. Die Ungeduld wächst.
4. Nach dem Rückgang der Betriebsstörungen geht es um das Auffüllen der körpereigenen Speicher. Diese sind der notwendige Puffer, um bei Belastungen nicht sofort zu erkranken. Treten solche auf, kann der Körper auf die aufgefüllten Speicher zurückgreifen.
5. Krankheitsvorsorge und Gesundheitspflege muss sich grundsätzlich um den Aufbau der Substanz, der Widerstandskraft, also um das Auffüllen der Mineralstoffspeicher im Körper kümmern. Dies kann unter Umständen lange, Wochen, Monate, aber auch Jahre dauern.
6. Damit der Körper nicht auf Reserven in den Mineralstoffspeichern zurückgreifen muss, sollte man die Mineralstoffe immer wieder einnehmen. Vor allem jene Menschen, die ständig viel leisten müssen, die also einen großen dauernden Verschleiß an Betriebsstoffen erleiden, sollten vorsorgen.
7. Wer mehr Mineralstoffe verbraucht, als er „nachfüllt“, schafft verständlicherweise Defizite in den Speichern. Diese sind dann die Ursache für Betriebsstörungen, wenn der Organismus den ordentlichen optimalen Betrieb nicht mehr aufrecht halten kann. Irgendwann muss dann das Defizit wieder aufgefüllt werden, auch müssen die geschwächten oder gar geschädigten Gewebe wieder aufgebaut werden. Für diesen Regenerationsprozess ist manchmal Bettruhe notwendig.
8. Werden die Defizite und die Reduktion der Lebenskräfte und der körperlichen Leistungsfähigkeit allzu lange nicht beachtet, kann das sogar zu einem chronischen Leiden führen, was nicht mehr so leicht zu beheben ist.

Der Organismus reagiert

Zu Beginn der Einnahme der Mineralstoffe, die der Organismus als Betriebsstoffe dringend benötigt, werden die Flüssigkeiten, Blut, Lymphe und die Bindegewebsflüssigkeit gereinigt. Die Folge ist ein Gefühl der Leichtigkeit und Befreiung. Dann allerdings will der Organismus alle vorhandenen Belastungen bereinigen. Er beginnt mit den zur Verfügung gestellten Mineralstoffen zu arbeiten, es kommt zu Reaktionen.

1. Oft fehlt ein Mineralstoff, oder es wird in der Anfangsdosierung der eine oder andere Mineralstoff zu gering dosiert, oder es werden von einem bestimmten Mineralstoff vorübergehend besonders viel Betriebsstoffe gebraucht. Geringfügige Störungen durch Engpässe bei bestimmten Mineralstoffen sind möglich. In dieser Regenerationsphase zeigen sich häufig folgende Mängel:

   Leicht erhöhte Temperatur: Nr. 3 Ferrum phosphoricum, Schnupfen: Nr. 8 Natrium chloratum, schleimiger Husten: Nr. 4 Kalium chloratum. Auch bei anderen Mineralstoffen kann es zu Engpässen kommen, die sich jeweils auf ihre spezielle Art zeigen.

2. Wenn alte Baustellen, die nicht versorgt werden konnten, bearbeitet werden, stellen sich Regenerationsschmerzen ein: Regenerationsbedürftige Gelenke, Sehnen, Bänder, Muskeln, Knochen, Kiefer, Zähne und Organe werden jetzt versorgt und sind dadurch im Stande, vorhandene Schäden zu beheben. Das kann mit Schmerzen verbunden sein, die man nicht scheuen sollte. Regenerationsarbeit kann sehr schmerzhaft sein, aber die Bemühungen werden belohnt, nachher ist es meist besser.

3. Die überschüssigen Säuren haben nicht nur Sodbrennen, Gicht und Rheuma zur Folge gehabt. Aber auch das kolloidale Bindegewebe, das Bindegewebe zwischen den Zellen, hat sich verfestigt, es ist kompaktiert. Die Verfestigung muss abgebaut werden, damit die Wege zwischen den Zellen wieder frei werden.

4. Die nach und nach in den Zellen abgelagerten Schadstoffe stellen für den Organismus ebenfalls eine große Belastung dar. Allergien, Hautkrankheiten oder Asthma können die Folge sein. Die Schadstoffe werden aus den Zellen geholt und müssen dann aus dem Körper ausgeführt werden.

5. Wenn Deponien abgebaut werden, entsteht das Gefühl, als ob diese Belastung wieder käme. Die mit bestimmten Krankheiten, gesundheitlichen Krisen, Verletzungen oder anderen körperlichen Nöten, wie Hexenschuss, verbundenen „Reststoffe" aus den Ablagerungsstätten kommen in den Stoffwechsel. Das löst ähnliche Gefühle aus, wie zu Zeiten als die Belastung akut war. Das dauert ein paar Tage, dann löst sich dieses Phänomen, diese Reaktion auf, weil der Organismus in der Lage war, die Stoffe auszuscheiden. Diese Reaktionen kommen ohne äußeren Anlass und gehen auch wieder ohne erkennbare Ursache.

6. Reaktionen, die auf Säureabbau zurückgeführt werden können:
   Säurefluten - Sodbrennen, Heißhungerattacken, rheumatische Beschwerden, Hautunreinheiten, Pickel, Ekzeme.

7. Es gibt Zeichen, die auf Schadstoffabbau zurückgeführt werden können:
   geschwollene Hände, Füße, geschwollene Tränensäcke, Juckreiz, Kopfschmerzen, Verstopfung, Durchfall, Ekzeme.

8. Immer wieder erfolgen Ausscheidungen über die Haut:
   Nr. 8 Natrium chloratum: salzig - brennende, Nr. 9 Natrium phosphoricum: sauer – scharfe, Nr. 10 Natrium sulfuricum: juckend – beißende Absonderungen.

9. Bei allen Absonderungen über die Haut, die ja eine Notregulation des Organismus darstellen, kann zur Unterstützung der Einnahme von Mineralstoffen das BaseCare Bad als Hilfe zur Ausscheidung über die Haut angewendet werden. (Siehe Seite 223)

Lactose und Diabetes

Wenn Diabetiker Lactose zu sich nehmen, sollten sie auf folgende Grunddaten achten:

Lactose kann auch von Diabetikern eingenommen werden. Sie wirkt etwas stärker Blutzucker steigernd als Fructose. Milchzucker muss als Kohlenhydrat in der Broteinheitrechnung berücksichtigt werden.

Eine Broteinheit sind 12 Gramm Kohlenhydrate, denen 48 Tabletten von Mineralstoffen nach Dr. Schüßler zu je 0,25 Gramm entsprechen.

48 Tabletten haben einen Brennwert von 45 Kilokalorien (kcal), 1 Tablette entspricht daher 0,9375 kcal.

Die Zufuhr von 1 bis maximal 3 Broteinheiten über den Tag verteilt eingenommen gilt allgemein als tolerabel.

Die Mineralstoffe nach Dr. Schüßler können erfolgreich bei Diabetes parrallel zur Begleitung der medizinischen Betreuung eingesetzt werden. Für alle Leser, die trotz ihrer diabetischen Belastung ihre sportlichen Ambitionen mit Schüßler-Salzen unterstützen wollen, haben wir hier für Sie eine bewährte Mischung zusammengestellt.

Bitte beachten Sie, dass diese Mineralstoffe einen großen Einfluss auf Ihr Stoffwechselgeschehen haben und Sie dadurch öfter ihren Zuckerspiegel messen müssen!

➢ **Bewährte Mischung zur Begleitung bei Diabetes** (Diabetes Typ I+II)

Mineralstoff	Spezieller Bedarf	Stück/Tag
Nr. 6 Kalium sulfuricum	Bauchspeicheldrüse	10
Nr. 9 Natrium phosphoricum	Zuckerabbau	10
Nr. 10 Natrium sulfuricum	Glykogen – Regulierung des Speicherzuckers	10-20
Nr. 17 Manganum sulfuricum	Insulinregulierung	7-10
Nr. 19 Cuprum arsenicosum	Unterstützung des Magen- und Darmtraktes	7-10
Nr. 21 Zincum chloratum	Zinkinsulinkomplex	7-10
Nr. 26 Selenium	Insulinaufbau	10
Nr. 27 Kalium bichromicum	Glucoseverwertung	10

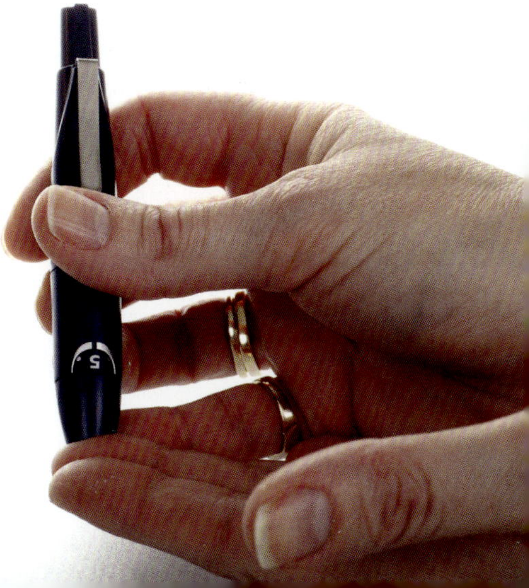

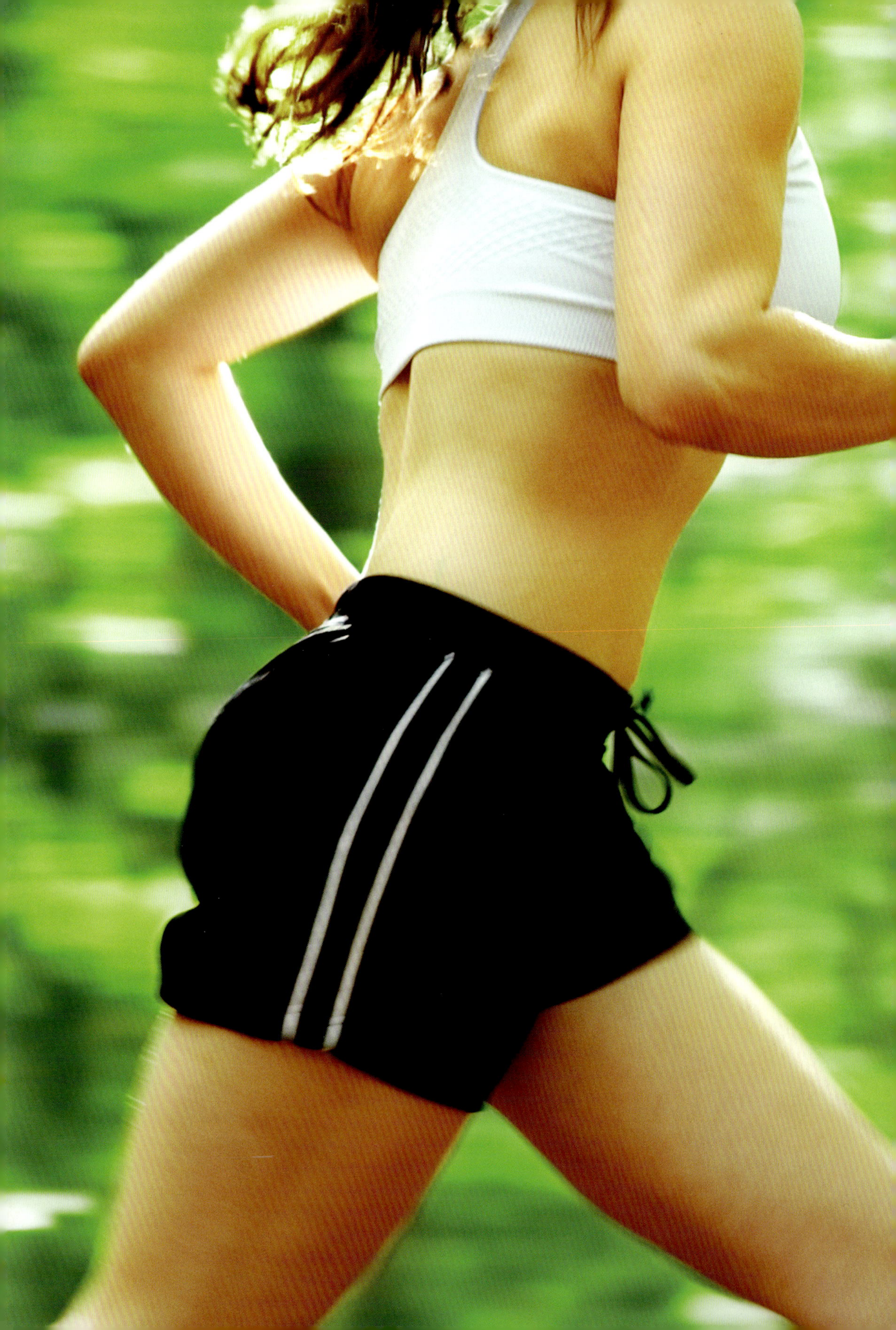

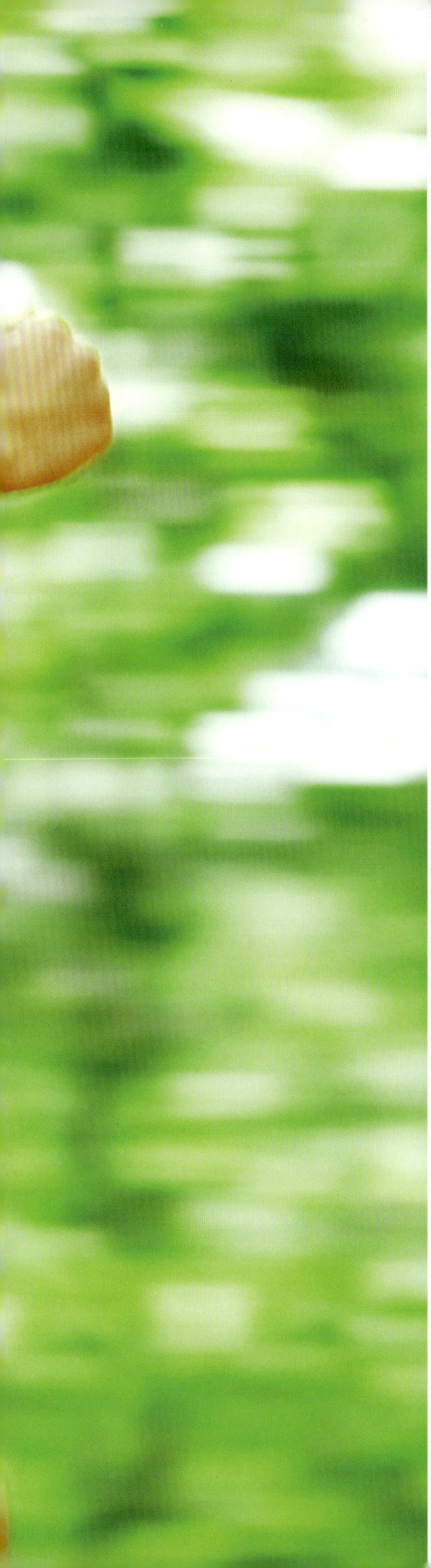

Teil II

Mineralstoffe nach Dr. Schüssler

12 Basismittel nach Dr. Schüßler in Bezug zum Körper

Tabelle 1: 12 Basismittel nach Dr. Schüßler

Nr.	Name	Hauptanwendungsgebiet
Nr. 1	Calcium fluoratum	Elastizität, Karies, Haut, Sehnen, Bänder, Krampfadern, rissige und welke Haut/Lippen
Nr. 2	Calcium phosphoricum	Eiweiß-, Knochenaufbau, Blutbildung, Osteoporose, Muskelkrämpfe, Verspannungen
Nr. 3	Ferrum phosphoricum	Entzündungen, Fieber (bis 38,8°), Schmerzen, Infektionen, Erste Hilfe, Abwehrschwäche
Nr. 4	Kalium chloratum	Drüsen, Faserstoff: weißlich-schleimiger Husten, Couperose, Fließfähigkeit des Blutes
Nr. 5	Kalium phosphoricum	Energie, Erschöpfung, übler Mundgeruch, hohes Fieber, Parodontose
Nr. 6	Kalium sulfuricum	Reinigung (Zelle), Asthma, Muskelkater, Völlegefühl, Hautkrankheiten **Achtung! Immer mit Nr. 10 kombinieren!**
Nr. 7	Magnesium phosphoricum	Spannung, Herz, Nerven, Drüsen, Verdauung, Koliken - Regelschmerzen - Migräne - „heiße 7"!
Nr. 8	Natrium chloratum	Entgiftung, Wärme-, Flüssigkeitshaushalt, Schnupfen, Allergien, Schleimhäute, Knorpel
Nr. 9	Natrium phosphoricum	Entsäuerung, Fettstoffhaushalt, Gastritis, Sodbrennen, Rheuma, Mitesser, Pickel, Akne
Nr. 10	Natrium sulfuricum	Entschlackung (Körper), Leber, zerschlagenes Gefühl, geschwollene Beine, Sonnenallergie
Nr. 11	Silicea	Bindegewebe (Brüchigkeit); Nerven: empfindlich (Licht, Schall), Ischias **Achtung! Immer mit Nr. 9 kombinieren!**
Nr. 12	Calcium sulfuricum	Eiweißabbau, Eiterungen (offen), Gicht, Rheuma, Stockschnupfen **Achtung! Immer mit Nr. 9 und Nr. 10 kombinieren!**

Nr. 1 Calcium fluoratum

Für Sportler sind im Zusammenhang mit dieser Mineralstoffverbindung folgende Themen von Bedeutung: Im weitesten Sinne für alle Bereiche zuständig, die mit Elastizität zu tun haben, Knochen, Sehnen, Bänder.

Spezielle sportliche Belastungen: Gefühl von Steifheit im Körper, Hypermobilität, „ausgeleierte" Gelenke, Haltungsprobleme.

Schutz, Hülle

Bildet die Hüllen im Körper und damit den Schutz des Körpers:

Hautoberschicht, Knochenhüllen, Aderwände, Zellwand, Zahnschmelz.

Durchsichtige Zahnspitzen, Karies

Elastizität

Zuständig für die Elastizität in allen Geweben, vor allem in den Sehnen und Bändern:

Verhärtete Sehnen (z. B. Dupuytrensche Kontraktur = eingezogene Finger), Überbeine, Plattfüße, Senkfüße, Krampfadern, Hämorrhoiden, schlechte Fingernägel (leicht biegsam oder splitternd wie Glas), Bänderdehnung – Hypermobilität (Schlottergelenke), leicht umknickende Knöchel, lockere Zähne, Organsenkungen, Dammelastizität (Pflege vor allem vor der Geburt).

Keratin (Hornstoff)

Bindet im Körper den Hornstoff (Keratin):

Schwielen, Schrunden, Hornstoffaustritt (bes. an den Fersen), Hornhaut, Risse auf Händen und Lippen, Fischschuppen.

Nr. 2 Calcium phosphoricum

Für Sportler sind im Zusammenhang mit dieser Mineralstoffverbindung folgende Themen von Bedeutung: Aufbau von Eiweißstrukturen, das Filamentgleiten der Muskulatur, Knochenaufbau, Blutaufbau, Basenspender.

Eiweiß

Dieser Mineralstoff hilft dem Organismus das Eiweiß für den organischen Aufbau zu binden und ist damit für den Zellaufbau zuständig:

Bei einem Mangel wird Eiweiß nicht verarbeitet, sondern es wird Eiweiß im Körper angeschwemmt, wodurch es zu einer starken Gewichtszunahme kommen kann - Eiweißdickleibigkeit, aber auch Eiweißallergien sind die Folge. Dieser Mineralstoff ist Basismittel für den Hormonaufbau.

Knochen

Dieser Mineralstoff kommt im Hydroxylapatit vor und ist das wichtigste Knochenaufbaumittel.

Knochenbrüche, Osteoporose, Wachstumsschmerzen. Die Schilddrüse schüttet Calcitonin aus, und beeinflusst damit den Knochenauf- und -abbau.

Muskeln

Calcium phosphoricum ist der Betriebsstoff für die willkürlichen Muskeln: Muskelkrämpfe, Taubheitskribbeln.

Weitere Themen: Schlafstörungen, Wetterempfindlichkeit, sehr schneller Schweißausbruch, bellender Husten (vor allem bei Kindern), zu schneller Pulsschlag, Nervosität, Überanstrengungskopfschmerz, verspannte Muskeln im Nacken, Spannungskopfschmerz.

Wenn im Körper die Muskulatur einen hohen Tonus hat, also insgesamt sehr angespannt ist, was auch durch einen Mangel an diesem Mineralstoff auftreten kann, kommt es schon bei der geringsten Anstrengung zu vermehrter Schweißabsonderung.

Blutaufbau

Das Blut wird als flüssiges Bindegewebe betrachtet, das sehr eiweißreich ist. Für seinen Aufbau ist sehr viel von Nr. 2 Calcium phosphoricum nötig:

Blutarmut, Blutmangel im Unterschied zu Eisenmangel, blasse Kinder, deshalb ein Regenerationsmittel nach großem Blutverlust (Geburt, Operationen) und bei Wachstumsproblemen, die mit Blutmangel verbunden sind, da der Organismus diesen Mineralstoff für den Aufbau der Knochen, Organe und Gewebe benötigt.

Nr. 3 Ferrum phosphoricum

Für Sportler sind im Zusammenhang mit dieser Mineralstoffverbindung folgende Themen von Bedeutung: Sauerstoffversorgung, Atmungskette, Immunfeldaufbau, antioxidativer Schutz, Muskelkatervorbeugung, Eisenhaushalt, alle akuten Entzündungen.

Sauerstoff, Durchblutung

Bindet in den roten Blutkörperchen den Sauerstoff, wodurch dieser bis zu den Zellen gelangen kann:

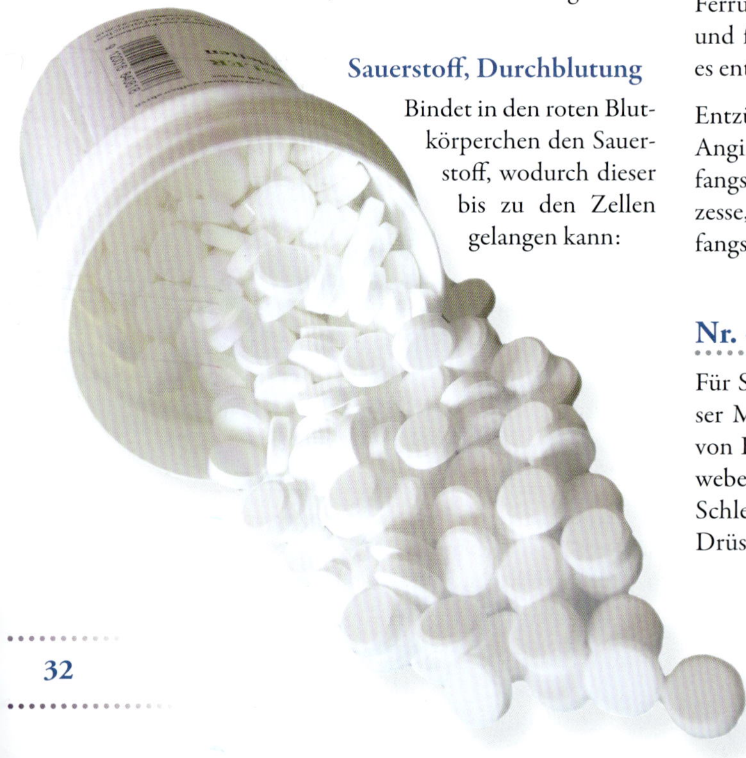

Rauschen im Ohr - Brummen, pulsierendes Pochen (Kopfschmerzen), mangelnde Konzentrationsfähigkeit, Durchfall oder Verstopfung.

Transport, Immunfeld, Energiehaushalt

Nr. 3 ist ein wichtiges Transportmittel im Körper, für den Energiehaushalt von großer Bedeutung.

Vorbeugend genommen stärkten es ganz besonders die Widerstandskraft des Körpers (z. B. Verkühlung). Wenn man keine Sonne verträgt.

Erste Hilfe, Verletzungen, Schmerzen

Es ist das Mittel für die erste Hilfe! Auch bei Verletzungen und vor allem für Schmerzen: pulsierende, klopfende, pochende Schmerzen, mit Hitze einhergehend und bei Bewegung stärker werdend:

Frische Wunden, Ohrenschmerzen, Mittelohrentzündung.

Entzündung, erstes Stadium im Verlauf einer Krankheit

Ferrum phosphoricum wirkt stark antioxidativ und fördert Stoffwechselreaktionen, wodurch es entzündungsabbauend wirkt:

Entzündungen, niederes Fieber (bis 38,8°), Angina, alle infektiösen Krankheiten im Anfangsstadium, beginnende entzündliche Prozesse, infektiöse Kinderkrankheiten im Anfangsstadium werden günstig beeinflusst.

Nr. 4 Kalium chloratum

Für Sportler sind im Zusammenhang mit dieser Mineralstoffverbindung folgende Themen von Bedeutung: Aufbau von Fasern, Bindegewebeaufbau, Regeneration der Muskelfasern, Schleimbildner, Schleimhaut der Bronchien, Drüsenarbeit.

Faserstoff

Bildet den Faserstoff, indem es die Eiweißbausteine, die durch die Nr. 2 Calcium phosphoricum gebildet wurden, zu Fasern zusammenbaut:

Weißlich schleimiger Husten, Bronchitis, weißer Schleim, Speichel zieht Fäden, weißlicher Ausfluss, Aufbau der Bindegewebsfasern, Elastin, Kollagen.

Drüsen

Ist ein bedeutender Betriebsstoff für die Drüsen im Körper:

Neigung zu Übergewicht, Drüsenschwellungen, weiche Schwellungen, für alle Drüsen wichtig.

Anmerkung: auch bei Drüsenproblemen zeigt jede Absonderung von weißlichem Schleim oder fadenziehendem Speichel an, dass durch einen Mangel an der Nr. 4 der Faserstoff seinen Halt verliert.

Viskosität des Blutes (= „Zähigkeit", Fließfähigkeit)

Hält den Blutfaserstoff in Lösung, kommt es zu einem Mangel, flocken die Faserstoffe aus, die Viskosität sinkt:

Blutverdickung (reguliert die Fließfähigkeit des Blutes, indem es den Faserstoff bindet), Schwerhörigkeit, Couperose (Äderchen im Gesicht), Besenreiser (Äderchen auf den Beinen).

Chemische Gifte

Nr. 4 Kalium chloratum ist in der Biochemie nach Dr. Schüßler für die Bindung von so genannten chemischen Giften zuständig:

Narkosen, Impfungen.

2. Stadium im Verlauf einer Krankheit

Verliert der Organismus die erste Auseinandersetzung mit einer Krankheit, zieht diese in den Körper hinein. Die Krankheitsstoffe müssen in Lösung gehalten werden, die Drüsen (vor allem Lymphdrüsen müssen intensiv arbeiten:

weiche Schwellungen der Lymphknoten, Husten.

Nr. 5 Kalium phosphoricum

Für Sportler sind im Zusammenhang mit dieser Mineralstoffverbindung folgende Themen von Bedeutung: Energie, Regeneration, Nerven, Mundgeruch.

Energie, Lecithin, Nervensubstanz

Betriebsstoff für das Lecithin, Kalium phosphoricum bindet im Körper das Lezithin und ist damit für die Energie zuständig. Der Mineralstoff kommt in allen Gehirn- und Nervenzellen, im Blut und in den Muskeln vor:

Es ist das „Generalmittel" bei allen Erschöpfungszuständen seelischer und körperlicher Natur: Platzangst (es fehlt der Mut über einen großen Platz zu gehen), Lähmungserscheinungen, schlechten Nerven, Weinerlichkeit, Mutlosigkeit, Verzagtheit, Zahnfleischbluten, Zahnfleischschwund, ständiges Hungergefühl nach dem Essen.

Gewebeaufbau

Kalium phosphoricum wird in Verbindung mit Nr. 8 Natrium chloratum dazu verwendet, Gewebe aufzubauen:

Wachstum, Schwangerschaft, Regeneration bei Erschöpfung, Heilung von Wunden, Muskelschwund, alle Atrophien.

Antiseptikum, hohes Fieber

Dieser Mineralstoff ist für den Körper „das" Antiseptikum. Wenn also eindringende Krankheitskeime „desinfiziert" werden müssen, braucht der Organismus dringend Moleküle dieses Funktionsstoffes.

Wurden viele Moleküle des Mineralstoffes zum Beispiel durch sehr große Beanspruchung verbraucht, es ist ja auch das Energiesalz, muss Gewebe zerlegt werden, damit der Organismus an die notwendigen Moleküle der Nr. 5 herankommt.

Das geschieht bei sehr hoher Temperatur, damit der Transport schnell vor sich geht. Das Ganze stellt für den Organismus einen dramatischen Ablauf dar, deshalb die große Eile und die hohe Temperatur. Wird bei solchen Vorgängen die Nummer 5 genommen, wird nicht das hohe Fieber bekämpft, sondern die Notwendigkeit des hohen Fiebers aufgehoben.

Mundgeruch (der nicht vom Zähneputzen weggeht), hohes Fieber (über 38,5°),

Nekrotisches Gewebe: Dekubitus, Ulcus cruris.

Nr. 6 Kalium sulfuricum

Für Sportler sind im Zusammenhang mit dieser Mineralstoffverbindung folgende Themen von Bedeutung: Atmungskette – Energiebereitstellung, Aufbau von Faserstoffen, Muskelkater, Entlastung von Abbaustoffen aus der Zelle, antioxidativer Schutz.

Sauerstoff

Sauerstoffübermittlung in die Zelle hinein. Dieser Schüßler Mineralstoff ist - neben der Nummer 3 - ein unentbehrlicher Sauerstoffüberträger und sorgt dadurch für regelmäßige Zellerneuerung:

Lufthunger, Klaustrophobie = Angst vor engen Räumen wegen angeblichen „Luft"mangels (Lift- und Seilbahnkabinen, Tunnelfahrten), wenn man keine Feuchtigkeit verträgt (die Menschen mit einem solchen Mangel lieben kühle trockene Luft), Asthma, Muskelkater, Darmpilz.

Bauchspeicheldrüse

Betriebsstoff der Bauchspeicheldrüse – wichtig für die Langerhansschen Inseln wegen der Produktion des Insulins: Diabetes Typ I (+ Nr. 21 Zincum chloratum).

Weiters: Völlegefühl nach dem Essen, Übelkeit durch Aufregung.

Pigmentierung

Pigmentierung der Haut durch Regulierung des Melanins, dem Hautfarbstoff: Pigmentflecken, Muttermale.

Weiters: Schuppen auf klebrigem Untergrund, chronische Hautkrankheiten.

Zellreinigung

Nr. 6 Kalium sulfuricum ist der Betriebsstoff, der die Schadstoffe aus der Zelle ausführt:

Neigung zu Pigmentflecken, Schwangerschaftsflecken, Muttermalen, Ablagerungen in der Haut und Allergien (notwendige Kombination von Nr. 6 Kalium sulfuricum mit Nr. 10 Natrium sulfuricum).

3. Stadium im Verlauf einer Krankheit

Es wird überall dort eingesetzt, wo der Stoffwechsel behindert oder träge geworden ist, besonders bei „hartnäckigen" Fällen:

Chronische Krankheiten, die im Bereich der Schadstoffbelastung liegen, vor allem Hautkrankheiten, Schuppenflechte, Neurodermitis, Juckreiz.

Nr. 7 Magnesium phosphoricum

Für Sportler sind im Zusammenhang mit dieser Mineralstoffverbindung folgende Themen von Bedeutung: ATP Bindung in der Zelle, Ökonomisierung des Sauerstoffverbrauchs, glatte Muskulatur, Herzrhythmus, Dauerleistung, Stressschutzstoff, Knochen.

Muskeln

Nr. 7 Magnesium phosphoricum ist das Betriebsmittel für die unwillkürliche Muskeltätigkeit (glatte Muskulatur):

Deshalb zuständig für die Tätigkeit der Drüsen, der Nerven, der peristaltischen Tätigkeit des Darmes (wurmartige Bewegung zur Vorwärtsbewegung des Nahrungsbreies) und für das rhythmische Zusammenziehen der Herzmuskulatur, obwohl die Herzmuskulatur nicht zur unwillkürlichen Muskulatur zählt:

Bei allen plötzlich auftretenden, einschießenden, bohrenden und krampfartigen Schmerzen ist Nr. 7 angezeigt. Magnesium steuert das vegetative Nervensystem und hat daher Einfluss auf die Tätigkeit von Herz, Kreislauf, Drüsensystem, Verdauungsorgane und Stoffwechsel. Krampfmittel bei unwillkürlichen Verkrampfungen (Bauchschneiden, Blähungen, Koliken, Regelkrämpfen, Angina pectoris, Migräne im Anfangsstadium), blitzartige Schmerzen, „heiße 7“ (siehe Einnahme Seite 23).

Nerven

Unwillkürliche, nervöse Spannung im Menschen:

Lampenfieber, Schokoladenhunger, Juckreiz (entspannt die Oberflächenspannung der Haut), bei Schlafstörungen - ist ein gutes Schlaf- und Weckmittel (löscht das Licht am Abend aus und zündet es am Morgen an), Prüfungen (am Abend ja, am Morgen nein!), Knödelgefühl im Hals (Globusgefühl), Kribbeln in den Füßen.

Energie

Ein bedeutendes Mittel für die Energiegewinnung in der Zelle (an ATP gebunden):

Schwache Kondition und Dauerleistung.

Nr. 8 Natrium chloratum

Für Sportler sind im Zusammenhang mit dieser Mineralstoffverbindung folgende Themen von Bedeutung: Flüssigkeitshaushalt, Schwitzen, Knorpelgewebe, Sehnen, Bänder.

Flüssigkeit, Wärme

Reguliert den Flüssigkeits- und Wärmehaushalt:

dumpfer Kopfschmerz, Konzentrationsstörungen auf Grund eines Flüssigkeitsmangels im Gehirn.

Kälteempfindlichkeit, empfindlich gegen Luftzug, bei Brandverletzungen (bei frischen Verbrennungen wird ein Brei aufgelegt), Schuppen auf dem Kopf, kalte Hände und Füße, viel oder wenig Durst, Schweißregulierung, „trockene“ Haut (feuchtigkeitsarm), Bluthochdruck (nicht auf die ärztliche Begleitung verzichten!), Ödeme (Wasseransammlungen), „Schlabberbauch“ – wenn Flüssigkeit im Bauch gurgelt, weil zu viel getrunken wurde, helfen einige Tabletten von der Nr. 8 Natrium chloratum hervorragend.

Mucin (Schleimstoff)

Bindet den Schleim (Mucin) und bildet damit alle Schleimhäute:

Fließschnupfen (wässrig), Nebenhöhlenprobleme, Blasen- und Nierenentzündung, Schlundbrennen (wenn es die Speiseröhre heraufbrennt), Geruchs- und Geschmacksverlust.

Knorpel, Bandscheiben, Augen

Besorgt den Stoffwechsel aller Körperteile, die nicht durchblutet werden (Sehnen, Bänder, Knorpel, Bandscheiben, Augen). Nr. 8 Natrium chloratum vermehrt die Zahl der roten Blutkörperchen und reguliert den Wärme- und Flüssigkeitshaushalt im Körper; bildet außerdem das Knorpelgewebe und die Gelenksschmiere:

Bandscheibenschäden, Knorpelschäden, Gelenksgeräusche (Knacken in den Gelenken), trockene oder rinnende Augen, Katarakt (Grauer Star).

Biologische Gifte

Es ist der Mineralstoff, der im Körper biologische Gifte unschädlich macht! Deshalb wird dieser Mineralstoff eher mit Gicht in Zusammenhang gebracht, weil es sich hauptsächlich um unverarbeitete Purine handelt:

Insektenstiche, Hauptmittel bei Heuschnupfen.

Salzregulierung

Eines der sensibelsten Konzentrationsverhältnisse zwischen Mikro- und Makrobereich besteht beim Salz. Obwohl es vom wissenschaftlichen Verständnis her nicht erklärt werden kann, wirkt die Nr. 8 Natrium chloratum ganz anders als das alltäglich verwendete Speisesalz:

Bei Heißhunger auf salzige und stark gewürzte Speisen, salzig brennende Absonderungen, „Salzfluss" (salziger Geschmack im Mund, Salzkristalle unter der Achsel, salzig brennende Tränenflüssigkeit - entzündeter Lidrand, stark salzig schmeckender Schweiß).

Nr. 9 Natrium phosphoricum

Für Sportler sind im Zusammenhang mit dieser Mineralstoffverbindung folgende Themen von Bedeutung: Säure- Basenhaushalt, Fettstoffwechsel.

Säureregulierung

Säurestarre/Bindegewebsstarre! Dieses Salz ist für die Regulierung der Harnsäure zuständig, wodurch es zu keinen Ablagerungen kommt. Die Nr. 9 Natrium phosphoricum ist das Generalmittel für fast alle Erkrankungen, die dem rheumatischen Formenkreis zugeordnet oder zu den Übersäuerungskrankheiten gezählt werden. Auch wird dieser Mineralstoff eher mit Neurodermitis in Zusammenhang gebracht, weil es sich hauptsächlich um nicht verarbeitete Säuren (aus dem Eiweißstoffwechsel) handelt:

Sodbrennen (brennt im Magen „unten"), saures Aufstoßen, Gastritis, Rheuma, geschwollene Lymphknoten, chronische Mattigkeit/ Müdigkeit, Heißhunger (wenn plötzlich etwas gegessen werden muss), Absonderungen des Körpers riechen sauer (Schweiß, Harn, wunder Hintern der Babies), Orangenhaut, Gelenksschmerzen, Steinbildung.

Zur Problematik des Basenpulvers: Belegzellen, Magen und Bauchspeicheldrüse werden langfristig stark irritiert, sodass der größte Basenpuffer, nämlich der Bikarbonatpuffer in weiterer Folge aus dem Gleichgewicht kommt.

Fetthaushalt

Es reguliert den Fettstoffwechsel:

Fettsucht, Talgprobleme, Mitesser, Akne, fette/"trockene" Haare/Haut.

Immunhaushalt

Säure belastet die Lymphozyten, wodurch das Immunfeld empfindlich geschwächt wird:

Wunden heilen schlecht, Hautunreinheiten, häufige Entzündungen, Muskel- und Gelenksschmerzen.

Zuckerabbau

Hunger nach Süßigkeiten und Mehlspeisen.

Nr. 10 Natrium sulfuricum

Für Sportler sind im Zusammenhang mit dieser Mineralstoffverbindung folgende Themen von Bedeutung: Ausscheidung von vermehrt anfallenden Schadstoffen, antioxidativer Schutz.

Leber, Schadstoffausscheidung

Die Leber baut mit Hilfe der Nr. 10 Natrium sulfuricum die anfallenden Schlacken- und Belastungsstoffe in ausscheidbare Stoffe um:

Reißen und Ziehen in den Gelenken, Gicht - Rheuma – Schuppenflechte – Neurodermitis als Zusatzmittel, offene Beine - Unterschenkelgeschwüre, Juckreiz auf der Haut – juckende, beißende Ekzeme (Schlacke wird dabei über die Haut ausgeschieden. Diese juckt sehr stark auf der Haut), Herpes (Salbe! Lippenbalsam), Warzen, Muttermale, Schadstoffdickleibigkeit.

Zucker

Außerdem steuert die Leber mit Hilfe dieses Mineralstoffes den Depotzucker:

Hohe Zuckerwerte, Diabetes Typ II.

„Verschlackung"

Im Gegensatz zu Nr. 8 Natrium chloratum, das die Körperzellen im richtigen Maß mit Wasser versorgt und Schadstoffe ausscheidbar macht, wird über Nr. 10 der abbauende Flüssigkeitshaushalt gesteuert. Nr. 10 macht Schadstoffe über die Leber ausscheidbar, es ist das Mittel für Körperentschlackung; so ist es auch ein wichtiges Unterstützungsmittel für Leber und Galle:

Verschlackung (stinkende Winde - „Was du an Anstand verlierst, gewinnst du an Gesundheit!"), Durchfall, zerschlagenes Gefühl in den Gliedern (beginnende Grippe), verschwollene Augen (vor allem in der Früh), geschwollene Tränensäcke, Vergiftungskopfschmerz (Kater), Druck im Ohr, geschwollene Hände, Füße.

Dickdarm

Morbus Crohn, Colitis, Colitis ulcerosa

Nr. 11 Silicea

Für Sportler sind im Zusammenhang mit dieser Mineralstoffverbindung folgende Themen von Bedeutung: Bindegewebsstruktur, Säure-Basenhaushalt, Nerven, Knochenbrüche.

Bindegewebe

Aufbau des Bindegewebes, stärkt das Bindegewebe bezüglich der Brüchigkeit:

Bindegewebsschwäche, Schwangerschaftsrisse, Dehnungsstreifen, Neigung zu blauen Flecken (Brüchigkeit der Aderwände), Leistenbruch (Versorgung auch nach Operationen!).

Haut, Haare, Nägel

Sie ist das Funktionsmittel bezüglich der Brüchigkeit und Struktur des Gewebes, vor allem zu erkennen an Haut, Haaren und Nägeln.

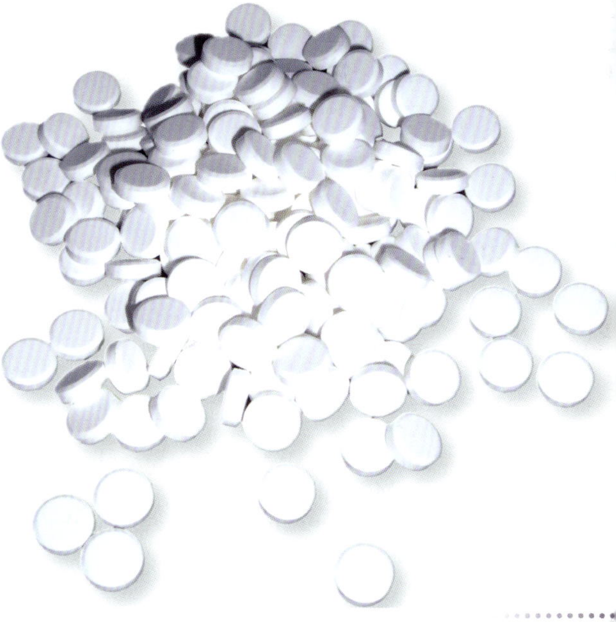

Die Haut ist eines der wichtigsten Ausscheidungsorgane des Körpers und daher ein zuverlässiger Spiegel unseres Gesundheitszustandes:

Übermäßige Faltenbildung, schlechte Haare – Haarspliss, Nägel – brüchig – lösen sich in Schichten auf.

Nerven

Baut die Leitfähigkeit der Nerven auf:

Licht und Geräuschempfindlichkeit, Zucken der Lider - Mundwickel, Ischiasschmerzen.

Säure

Der Organismus neutralisiert mit Nr. 11 Silicea Säure. Mit der dann ungesteuerten, frei werdenden Makro Kieselerde ist er in der Lage Säure zu binden:

Rheuma, stinkender Schweiß (Fußschweiß), Ohrgeräusche: pfeifend durch sklerotisch verengte Adern (Nr. 9 Natrium phosphoricum + Nr. 11 Silicea).

Baut Harnsäurekristalle im Bindegewebe über die Lymphe ab.

Nr. 12 Calcium sulfuricum

Für Sportler sind im Zusammenhang mit dieser Mineralstoffverbindung folgende Themen von Bedeutung: Abbau von kompaktiertem Gewebe, Durchlässigkeit des Gewebes, Eiweißabbau.

Bindegewebe

Durchlässigkeit des Gewebes:

Kompaktiertes Gewebe, Stockschnupfen, eitrige Mandel- und Halsentzündung, chronische Bronchitis, eitrige Mittelohrentzündung, Zahnfleischentzündung, Abszess, Eiterfistel.

Säure

Durch Nr. 12 Calcium sulfuricum wird die im Bindegewebe gestaute Säure abtransportiert, da das Bindegewebe wieder durchlässig wird:

Rheuma, Gicht, kompaktierte Falten.

Schadstoffe

Dieser Mineralstoff, der hauptsächlich in Leber, Galle und den Muskeln vorkommt, wirkt schleimlösend und ausscheidungsfördernd:

Geschwollene Hände und Füße, Katarrhe.

Sekrete

Alles was der Organismus nach außen geben muss, weil er es nicht nach innen nehmen kann:

Sekrete bei nicht heilenden Operationsnarben, offene Beine, chronische, offene Eiterungen, aufgetriebene Entzündungen Knochen oder Knorpel (Gicht), offene Unterschenkelgeschwüre.

Schock, psychisch und physisch

Hält das Leben im Fluss:

Schock (+ Nr. 5 Kalium phosphoricum), traumatisiertes Gewebe (Schleudertrauma).

Die Erweiterungsmittel in der Biochemie nach Dr. Schüßler

Tabelle 2: 15 Erweiterungsmittel nach D. Schöpwinkel und T. Feichtinger.

Nr.	Name	Hauptanwendungsgebiet
Nr. 13	Kalium arsenicosum	Haut, Schwächezustände, Abmagerung, Dysmenorrhoe, Hypophyse, Hormone
Nr. 14	Kalium bromatum	Haut und Nervensystem, Schilddrüse, Beruhigungsmittel, Hypophyse
Nr. 15	Kalium Iodatum	Schilddrüsenmittel
Nr. 16	Lithium chloratum	Gichtisch rheumatische Erkrankungen, schwere nervliche Belastungen, Niere
Nr. 17	Manganum sulfuricum	Fördert die Aufnahme von Eisen im Körper, Energiestoffwechsel, Diabetes, Ammoniakabbau in der Leber
Nr. 18	Calcium sulfuratum	Erschöpfungszustände mit Gewichtsverlust, Ausleitung von Schwermetallen und Xenobiotika[11]
Nr. 19	Cuprum arsenicosum	Krämpfe - ZNS, Eisenstoffwechsel, Pigmentierung, Antioxidans
Nr. 20	Kalium-Aluminium sulfuricum	Blähungskoliken, belastetes Nervensystem, Aluminiumausscheidung, Vergesslichkeit
Nr. 21	Zincum chloratum	Immunsystem, Infertilität, Haarausfall, Diabetes, Nervenmittel, Antioxidans
Nr. 22	Calcium carbonicum	Erschöpfungszustände, frühzeitiges Altern, Kindermittel
Nr. 23	Natrium bicarbonicum	Säureüberladung, Schlackenausscheidung, träger Stoffwechsel
Nr. 24	Arsenum iodatum	Haut: nässende Ekzeme, jugendliche Akne, Lungenerkrankungen, Allergie
Nr. 25	Aurum chloratum natronatum	Menopause, Myome, Jetlag, Lebensrhythmen
Nr. 26	Selenium	Entgiftung, Antioxidans, Immunstoffwechsel, Infertilität
Nr. 27	Kalium bichromicum	Cholesterin, diabetische Stoffwechsellage: Glukosetoleranzfaktor

Bei Anwendung der 15 Erweiterungsmittel ist die Kombination mit den entsprechenden 12 Basismitteln empfehlenswert. In speziellen Fällen haben sie durchaus als Einzelanwendung ihre Bedeutung. Alle Erweiterungsmittel werden in D 12 eingenommen!

11 Allgemeine Bezeichnung für körperfremde Stoffe, Begriff meist in Zusammenhang mit toxikologischen Betrachtungen verwendet, siehe Seite 160.

Nr. 13 Kalium arsenicosum

Für Sportler sind im Zusammenhang mit dieser Mineralstoffverbindung folgende Themen von Bedeutung: Stärkung, Kräftigung, Stoffwechsel, bremst eine überschießende oxidative Schädigung.

Hypophyse

Viele rückgemeldete Erfahrungen mit diesem Mittel gibt es in Beziehung zur Hypophyse. Sie ist das zentrale Steuerungsorgan des gesamten Hormonsystems. Daraus ergibt sich ein breites Wirkungsspektrum für hormonelle Dysregulation (Fehlregulation), wie Wechseljahrbeschwerden, Störungen der Schilddrüse, der Nebenniere und bei Hypophysenadenom.

Dadurch bei: unerfüllter Kinderwunsch (Männer und Frauen), Geburt, Stillen, Minderwuchs und Gigantismus, Akromegalie[12], Schilddrüsenprobleme, Stress.

Stoffwechsel, Erschöpfung

Dieser Mineralstoff ist ein wichtiger Stoffwechsel - Regulator mit antioxidativer[13] Wirkung. Es schützt Zelle und Mitochondrien vor dem Angriff von freien Radikalen und damit vor vorzeitigem Verfall, weil es die oxidativen Prozesse verlangsamt.

Es dämpft gesteigerte Stoffwechselprozesse mit Gewichtsverlust. Nr. 13 Kalium arsenicosum hat Einfluss auf Schwächezustände, Herzschwäche und fördert die Herzmuskeldurchblutung.

12 Akromegalie: Größenzunahme der Akren (bes. Hände, Füße, Nase, Unterkiefer und Zunge) nach Abschluss des normalen Wachstums durch vermehrte Produktion von Wachstumshormon (STH) aus meist gutartigem Tumor (Adenom) des Vorderlappens der Hirnanhangdrüse (Brockhaus, 1996)

13 Antioxidativ: wirkt gegen die freien Radikale im Körper und deren schädliche Auswirkungen

Haut

Über die Regulationsmechanismen der Nebennierenrinde werden Haut, Schleimhaut und Nerven beeinflusst. Deshalb wird es bei Haut – Verhornungsstörungen, juckenden Ekzemen, Hautleiden (chronische Hauterkrankungen mit heftigem Juckreiz, trockene Ekzeme) angewendet.

Verdauung

Bei Magen-Darmschmerzen, die mit Brechdurchfällen einhergehen und zu einem raschen Kräfteverfall führen, Magen- und Darmentzündungen und wässrigen Durchfällen wird dieser Mineralstoff ebenfalls empfohlen.

Nr. 14 Kalium bromatum

Für Sportler sind im Zusammenhang mit dieser Mineralstoffverbindung folgende Themen von Bedeutung: „Herunterkommen vom inneren Turbo", Ruhe- Rastlosigkeit, innere Unruhe, Stress.

Unruhe, Rastlosigkeit

Dieser Mineralstoff wird in der Biochemie nach Dr. Schüßler bei nervösen Störungen verwendet, denn es wirkt beruhigend. Die Menschen mit einem Mangel an Nr. 14 Kalium bromatum sind ruhelos, nervös, hippelig, umtriebig oder im Gegenteil teilnahmslos. Eine innere Unruhe, ein inneres Vibrieren, wird berichtet, wobei die Menschen nach außen jedoch gelegentlich auch müde und antriebslos wirken können (kraftlos und trotzdem aufgewühlt).

Kalium bromatum wird bei Kopfschmerzen, als Folge geistiger Überanstrengung, bei Migräne und unter anderem als Beruhigungsmittel, bei Schlaflosigkeit und nervösen Sehstörungen empfohlen.

Die nervösen Zustände stehen immer mit Aufregung und/oder innerem Druck in Zusammenhang.

Schleimhaut

Schleimhautreizungen oder Regelstörungen können ebenfalls den Einsatz dieses Mittels empfehlenswert machen.

Schilddrüse

Eine kombinierte Gabe von Nr. 14 Kalium bromatum gemeinsam mit Nr. 15 Kalium iodatum ist bei großer innerer Unruhe empfehlenswert. Die Nr. 15 allein wird vor allem bei Herzrasen und einer gefühlsmäßigen Überforderung angewendet.

Nr. 15 Kalium iodatum

Für Sportler sind im Zusammenhang mit dieser Mineralstoffverbindung folgende Themen von Bedeutung: Grundumsatz, Förderung des Stoffwechsels aller Zellen, Schilddrüse.

Dr. Bruker[14] schreibt:

„Wieviel Jod benötigt der Mensch?
Um die Antwort vorwegzunehmen: Da der Mensch ein Individuum ist mit seiner besonderen Konstitution, seinen individuellen Anforderungen, seinem Tagesablauf, seinen Lebensgewohnheiten, seinem spezifischen Stoffwechsel und dessen besonderer Fähigkeit, die angebotene Nahrung zu verwerten, kann man diese Werte nicht pauschal für alle berechnen. Man kann schon gar nicht so einen differenten (spezifisch voneinander abweichenden) Stoff wie das Jod im Gießkannenprinzip streuen und jedem Bundesbürger über die Nahrung einheitlich als Medikament v e r o r d n e n".

Die angeführten Bedarfsangaben der verschiedenen Organisationen bewegen sich alle im Millionstelbereich eines Grammes, was einer Verdünnung von D6 entsprechen würde. Die Mineralstoffgaben dieses Erweiterungsmittels in D12 (ein Billionstel der Moleküle sind Wirkstoffe) bewegen sich aber im Millionstelbereich der Mengen, welche als notwendig für den Menschen angegeben werden. Diese Verdünnung und die Gabe in ausreichender Dosierung sind die Voraussetzung dafür, dass die Schilddrüse ihre Hormone herstellen und in den Körper ausschütten kann.

Schilddrüse

Kalium iodatum Nr. 15 ist „das" Schilddrüsenmittel in der Biochemie nach Dr. Schüßler. Iodid ist Bestandteil der Schilddrüsenhormone. Wegen seines Iodgehaltes ist Kalium iodatum Nr. 15 ein geeignetes Regulativ zur Behandlung von Schilddrüsenstörungen. Es wird in der Biochemie nach Dr. Schüßler bei Struma, Über- oder Unterfunktion der Schilddrüse (Hyperthyreose oder Hypothyreose), die grundsätzlich als Fehlfunktion gesehen werden, angewendet.

Zu Beginn der Einnahme ist die Kombination mit Nr. 14 Kalium bromatum empfehlenswert, weil die Anfangsreaktionen auf diese Weise aufgefangen werden.

Die Begleitung einer Schilddrüsen-Funktionsstörung erfordert eine verantwortungsvolle Eigenbeobachtung und die Beratung einer erfahrenen Mineralstoffberaterin oder -Beraters. Außerdem ist meist die gleichzeitige Kombination mit anderen Schüßler-Salzen notwendig.

Blutdruck, Herz

Nr. 15 Kalium iodatum dämpft erhöhten Blutdruck, dient der Anregung der Herz- und Hirntätigkeit und fördert die Verdauung. Es wird weiters bei Arteriosklerose und rheumatischen Gelenkschwellungen angewendet.

14 Bruker, Dr. Med. M. O., Gutjahr, Ilse: Störungen der Schilddrüse - Der Jod-Krimi, Lahnstein: emu-Verlags-GmbH, 1996, Seite 77

Immunfeld

Nr. 15 hat auch Radikalfänger-Eigenschaften und stärkt das Immunsystem.

Zeichen für einen Mangel

Ein Mangel äußert sich vor allem am ständigen krampfhaften Räuspern, einem Druck am Hals, der sich bis zu einem Würgegefühl steigern kann. Kropf, Herzrasen und Schweißausbrüche sind weitere Zeichen für einen Mangel an Nr. 15 Kalium iodatum. Auch Schwindelgefühle gehören hierher. Bei Niedergedrücktheit und Weinerlichkeit aus dem Gefühl der Überforderung heraus ist ebenfalls Nr. 15 Kalium iodatum angebracht.

Nr. 16 Lithium chloratum

Für Sportler sind im Zusammenhang mit dieser Mineralstoffverbindung folgende Themen von Bedeutung: Säure- Basenhaushalt, Säurebelastung in den kleinen Gelenken, psychische Robustheit.

Anmerkung: Lithium kommt im menschlichen Körper nur in außerordentlich kleinen Mengen vor, so dass es lange gedauert hat, bis es überhaupt als ständiger Bestandteil des Körpers festgestellt werden konnte. Doch gerade bei diesem Mineralstoff zeigt es sich, dass es bei der Bedeutung eines Stoffes für den Körper vor allem auf seine angemessene Dosierung ankommt.

Nr. 16 Lithium chloratum hat auch Bedeutung für die Immunabwehr, so z. B. auch zur Abwehr von Herpes Viren.

Harnsäure, Gicht

In der Biochemie nach Dr. Schüßler wird dieser Mineralstoff wegen seiner besonderen Wirkung auf gichtisch-rheumatische Erkrankungen mit schmerzhafter Anschwellung und Versteifung der Gelenke eingesetzt. Dies vor allem, wenn dabei die kleinen Gelenke der Extremitäten betroffen sind.

Die von diesem Mineralstoff erwirkte Lösung und Eliminierung von Harnstoff und Harnsäure braucht zur Kombination vor allem Nr. 8 Natrium chloratum, wegen der Förderung der Ausscheidungsfunktion der Nieren. Soll die Harnsäureausscheidung aus Gewebe und Nieren gefördert werden, dann sollte immer auch an die Nr. 16 in Kombination mit Nr. 9 Natrium phosphoricum gedacht werden.

Harnwege

Nr. 16 Lithium chloratum wird auch bei Entzündungen der ableitenden Harnwege angewendet, was das enge Zusammenwirken mit Nr. 8 Natrium chloratum als Nierenfunktionsmittel nochmals betont. Aus diesem Grund kommt es zum Einsatz bei Nierenentzündungen, Nierenstauungen, Blasenentzündungen, Blasenkatarrhen und Harnröhrenkatarrhen, auch der so genannten Gichtniere.

Herz

Lithium chloratum wird in der Biochemie nach Dr. Schüßler erfolgreich bei Beschwerden mit Beteiligung des Herzens, die sich in Herzstechen, Herzklopfen, Herzzittern und Herzflattern zeigen und auch bei Aderverkalkungen eingesetzt.

Schilddrüse

Nr. 16 Lithium chloratum beeinflusst den Schilddrüsenstoffwechsel. Dabei reguliert es die Iodaufnahme der Schilddrüse, was besonders bei Hyperthyreose (Überfunktion der Schilddrüse) Beachtung verdient.

Niedergedrückte Stimmungslage

Dieser Mineralstoff wird auch bei depressiven

Zuständen immer wieder angewendet. Vor allem bei Schilddrüsenstörungen, die mit depressiver Verstimmung gekoppelt sind, sollte an eine Einnahme dieses Mineralstoffes gedacht werden.

Nr. 17 Manganum sulfuricum

Für Sportler sind im Zusammenhang mit dieser Mineralstoffverbindung folgende Themen von Bedeutung: Knorpelgewebe, Eisenhaushalt, Ökonomisierung des Sauerstoffverbrauchs, Leistungssteigerung, antioxidativer Schutz, Kohlenhydratstoffwechsel, Ammoniakabbau, psychische Robustheit.

Eisenhaushalt, Blut, Gefäße

In der Biochemie nach Dr. Schüßler wird dieser Mineralstoff gemeinsam mit Nr. 3 Ferrum phosphoricum gegeben, um die Aufnahme des Eisens im Blut zu unterstützen. Es wird auch bei Blutstauungen in den Gefäßen angewendet.

Dieses Erweiterungsmittel unterstützt die Blutgerinnung und ist bei Arteriosklerose angezeigt, weil dadurch der Bildung von Plaques an den Innenwandungen der Blutgefäße vorgebeugt wird.

Knorpelbildung

Es wird bei Knorpelschäden eingesetzt, es fördert die Knorpelbildung und schützt den Knorpel vor oxidativer Schädigung, also dem Angriff von freien Radikalen. Daher ist die Einnahme dieses Salzes eine wichtige Zusatzmaßnahme bei rheumatoider Arthritis und bei wandernden rheumatisch-gichtischen Beschwerden.

Bei Osteoporose wird in Kombination mit Nr. 8 Natrium chloratum die Knochenmineralisation gefördert.

Psychische Leistungsfähigkeit

Nervenschwäche, Gedankenschwäche infolge Überarbeitung sind ebenfalls Anwendungsmöglichkeiten. Nr. 17 Manganum sulfuricum bildet auch ATP-Komplexe[15] und unterstützt auf diese Weise den Energiestoffwechsel.

Beim Aufbau einer guten physischen Leistungsfähigkeit spielt Nr. 17 Manganum sulfuricum eine bedeutende Rolle. Daher kann es zusätzlich zur „Power Mischung“[16] eingenommen werden, um den Energiehaushalt zu stärken. Besonders Sportlern ist dies zu empfehlen.

Kohlenhydrat-Stoffwechsel

Nr. 17 Manganum sulfuricum ist angezeigt bei Diabetes, weil es den Kohlenhydratstoffwechsel günstig beeinflusst.

Dieses Salz wird bei Hepatitis und Alkoholabusus (Alkoholmissbrauch) eingenommen.

Es wird aus der Erfahrung heraus auch bei Zahnschmerzen, Sehschwäche und Augenlidentzündungen angewendet. Außerdem wird der Ammoniakabbau gefördert. Es wird auch bei verringerter Spermatogenese eingesetzt.

Nr. 18 Calcium sulfuratum

Für Sportler sind im Zusammenhang mit dieser Mineralstoffverbindung folgende Themen von Bedeutung: Ausscheidung besonders schwer ausscheidbarer Schadstoffe (Xenobiotika), Lösung einer Leistungsblockade.

Die Anwendungen dieses Erweiterungsmittels gehen vor allem auf Schöpwinkel[17] zurück, der einige Erweiterungsmittel, unter anderem dieses wie auch z. B. die Nr. 27 Kalium bichro-

15 ATP-Komplexe (Adenosintriphosphat) sind Energiemoleküle, die innerhalb der Zelle in den Mitochondrien gebildet werden.
16 Power Mischung: Nr. 3 Ferrum phosphoricum + Nr. 5 Kalium phosphoricum + Nr. 8 Natrium chloratum
17 D. Schöpwinkel, 1929

micum in die Biochemie nach Dr. Schüßler eingeführt hat.

Erschöpfung

Als Anwendungsgebiete werden Erschöpfungszustände mit Gewichtsverlust (trotz Heißhunger) angegeben, denn es fördert die Glukosespeicherung in Leber und Muskulatur.

Ausleitung von Schadstoffen

Schöpwinkel beschreibt es als „*Bremse gegen eine hemmungslose Oxydation*"[18]. Angereichert ist es in Leber und Bauchspeicheldrüse.

Wird die verdünnte Form von Nr. 18 Calcium sulfuratum als Regulans der Oxidationsprozesse bei der Disulfidbrückenbindung / bzw.-spaltung gesehen, dann gewinnt dieses Mittel eine neue Dimension. Für die Ausleitung von Schwermetallen, besonders auch von Quecksilber und Blei, hat dieser Mineralstoff sicher eine besondere Bedeutung.

Hinweis: Er ist ein Hauptbestandteil des Hepaxen, einer registrierten Schüßler-Salz-Mischung der Adler Pharma: zur Ausleitung von Schadstoffbelastungen, vor allem von Amalgam, besonders nach dessen Entfernung, siehe genaue Beschreibung im Anhang: Entschlackungspaket der Adler Pharma, Seite 222.

Nr. 19 Cuprum arsenicosum

Für Sportler sind im Zusammenhang mit dieser Mineralstoffverbindung folgende Themen von Bedeutung: Eisenhaushalt, Kollagen, Elastinaufbau, Bindegewebe, Stoffwechsel (Schilddrüse), Immunfeld, antioxidativer Schutz.

Relative Kupfermängel im Körper müssen nicht mit hohen Dosierungen supplementiert (aufgefüllt) werden. Eine Einnahme nach den Gesichtspunkten der Biochemie nach Dr. Schüßler, im Sinne eines feinstofflichen, intrazellulären Auffüllens von Speichern im Körper durch Cuprum arsenicosum Nr. 19 erscheint sinnvoll.

Nr. 19 Cuprum arsenicosum wurde von Schöpwinkel in die Reihe der Erweiterungsmittel eingeführt.

In der Biochemie nach Dr. Schüßler werden Nr. 19 Cuprum arsenicosum und Nr. 21 Zincum chloratum oft kombiniert. Im Makrobereich ist die Kombination von Kupfer und Zink zugleich eher nicht empfehlenswert.

Blut, Eisenhaushalt

Kupfer ist ein essentielles Spurenelement und ein wichtiger Enzym-Bestandteil vor allem von Transportproteinen. Es hat Bedeutung für den Hämoglobinaufbau und die Erythropioese[19]. Es ist besonders in der Leber angereichert.

Die Nr. 19 wird in der Biochemie nach Dr. Schüßler angewendet, wenn der Eisenhaushalt aufgebaut werden muss und zwar in Kombination mit Nr. 3 Ferrum phosphoricum und Nr. 17 Manganum phosphoricum.

Nerven, Gehirn, Krämpfe

Weitere Anwendungsmöglichkeiten ergeben sich für Nr. 19 Cuprum arsenicosum aus seinen krampflösenden Eigenschaften vor allem im Bereich der Nerven. Auch bei Krämpfen des Zentralnervensystems, weshalb es auch bei Epilepsie begleitend zur ärztlichen Behandlung eingesetzt werden kann. Es wird auch bei Keuchhusten eingesetzt.

Es hat Bedeutung für die geistige Entwicklung von Kindern, es ist für den Gehirnstoffwechsel wichtig.

18 Joachim Broy, 2008

19 Erythropioese: Neubildung von Erythrozyten (rote Blutkörperchen)

Es wird mit Erfolg bei Fieberkrämpfen, Koliken des Magen-Darm-Traktes, chronischen Kopfschmerzen und bei Stressbelastungen eingesetzt.

Schilddrüse, Stoffwechsel, Immunfeld

Nr. 19 hat Einfluss auf die Bildung der Schilddrüsenhormone, wirkt antioxidativ, ist wichtig für den Bindegewebsstoffwechsel, den Cholesterinstoffwechsel, ist angezeigt bei PMS und Menstruationsbeschwerden und kann auch bei Restless Legs angewendet werden.

Bindegewebe, Knochenaufbau

Der Bindegewebs- und Knochenaufbau wird unterstützt, vor allem in Kombination mit Nr. 17 Manganum sulfuricum und Nr. 21 Zincum chloratum, da es für den Kollagen- und Elastinaufbau bedeutend ist.

Bräunung der Haut

Die Bildung des Melanins, des Pigmentierungsstoffes der Haut, braucht die Anwesenheit von Kupfer.

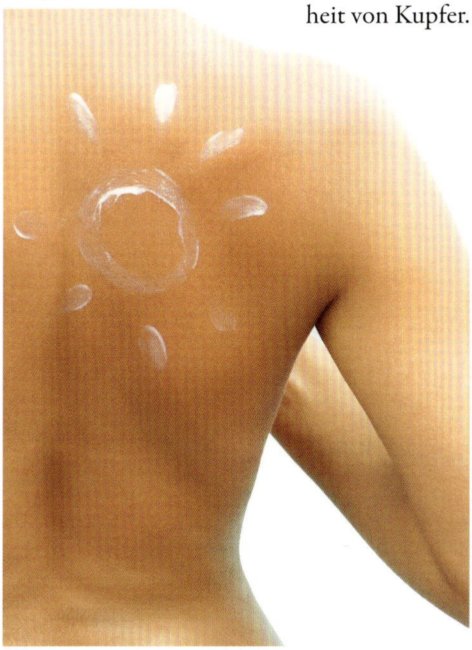

Die Regulierung und Verteilung der Hautpigmente geschieht in der Biochemie nach Dr. Schüßler mit Hilfe von Nr. 6 Kalium sulfuricum, die Bildung der Pigmente jedoch ist Aufgabe der Nr. 19 Cuprum arsenicosum.

Nr. 20 Kalium-Aluminium sulfuricum

Für Sportler sind im Zusammenhang mit dieser Mineralstoffverbindung folgende Themen von Bedeutung: Ausscheidung metallischer Belastungen, Befeuchtung ausgetrockneter Gewebe, Vergesslichkeit.

Auch dieses Mittel geht auf Schöpwinkel zurück.

Aluminiumausscheidung, Demenz, Ausscheidung von Metallbelastungen allgemein

Aluminium kommt im alltäglichen Leben des Menschen vielfältig vor, es wird in der Industrie wegen seiner leichten Verarbeitung gerne verwendet. Die Menschen kommen unentwegt damit in Kontakt. Dabei kann es langfristig, vor allem bei älteren Menschen, zur Anreicherung von Aluminium im Gehirn kommen. Das kann sich fatal auswirken, denn es fördert die Entstehung von Vergesslichkeit und fortschreitender Demenz. Aus diesem Grund rückt die wahllose Verwendung dieses Leichtmetalls immer mehr ins Zentrum einer kritischen Betrachtungsweise.

Aluminium wird eingesetzt in: Deodorants, Cremen, in Getränkedosen, in Impfstoffen zur Verbesserung der Immunantwort, als Alufolie zum Kochen und in Tetrapacks, was vor allem ungünstig bei Fruchtsaftverpackungen ist.

Eine Ausscheidung der Aluminiumbelastung ist daher eine wichtige Anwendungsmöglichkeit dieses Mineralstoffs.

Die Ausscheidung von allen metallischen Belastungen kann als Haupteinsatzbereich angesehen werden. Es kann bei der Einnahme vorerst ein metallischer Geschmack auftreten, was wiederum indirekt ein Hinweis auf die Entlastung von metallischen Belastungen ist.

Impfung

Es ist Bestandteil der Impfmischung und sollte vor und nach Impfungen angewendet werden.

(Nr. 2 Calcium phosphoricum, Nr. 3 Ferrum phosphoricum, Nr. 4 Kalium chloratum, Nr. 8 Natrium chloratum, Nr. 20 Kalium-Aluminium sulfuricum)

Nerven, Schleimhäute, Verdauung

Irritationen des Nervensystems bei vorliegender Aluminiumbelastung sind ebenso ein Anwendungsgebiet für Nr. 20 Kalium Aluminium sulfuricum wie Schleimhauttrockenheit, trockener Husten, Mund- und Halstrockenheit, trockene spröde Haut und Verstopfung.

Der Mineralstoff wird traditionell auch bei Verstopfung und Blähkoliken eingesetzt.

Nr. 21 Zincum chloratum

Für Sportler sind im Zusammenhang mit dieser Mineralstoffverbindung folgende Themen von Bedeutung: Aufbau von Kollagen und Elastin, Immunfeld, antioxidativer Schutz, Schwermetallausscheidung, Glucoseverwertung, Stress.

Die Anwendungsmöglichkeiten von Nr. 21 Zincum chloratum sind weit gestreut. Die Milz und die Lymphozyten sind besonders reich an Zink.

Dieses essentielle Spurenelement hat weit reichende Bedeutung für unseren Stoffwechsel. In der Biochemie nach Dr. Schüßler kann, im Gegensatz zur medizinisch wissenschaftlichen Empfehlung, wo Zink mit Kupfer eher nicht kombiniert wird, Nr. 21 Zincum chloratum und Nr. 19 Cuprum arsenicosum jedenfalls in Kombination eingenommen werden.

Stoffwechsel, Immunfeld

Nr. 21 Zincum chloratum ist sehr bedeutend im Stoffwechsel der Bauchspeicheldrüse und beeinflusst die Bildung des Zink - Insulin Speichers. Daher sollte bei Diabetes nicht auf die Einnahme von Nr. 21 vergessen werden. Bitte achten Sie unbedingt darauf, dass der Blutzuckerspiegel während der Einnahme der Diabetesmischung öfter kontrolliert wird, damit eventuell auf eine niedrigere Insulindosierung umgestellt werden kann.

Für die Bildung der Sexualhormone wird Zink benötigt. Daraus ergibt sich ein weiteres Einsatzgebiet von Nr. 21 Zincum chloratum bei verzögerter sexueller Entwicklung bei Kindern und Infertilität[20] ohne organische Störungen.

Es sollte in Kombination mit anderen Mineralstoffen eingesetzt werden zur Unterstützung der Alkoholentgiftung der Leber, bei Immunschwäche und zur Unterstützung von Sportlern.

Es wirkt außerdem antioxidativ. Daher ist Nr. 21 Zincum chloratum Bestandteil der Antioxidanzienmischung in der Biochemie nach Dr. Schüßler. (Siehe Seite 158)

Augen, Haut, Haare, Nägel

Zink ist bedeutender Betriebsstoff für den Stoffwechsel der Augen: Nr. 21 Zincum chloratum wird deshalb angewendet bei Störungen der Hell/Dunkeladaption und Lichtempfindlichkeit.

Dieses Erweiterungsmittel ist am Aufbau von Haut, Haaren und Nägeln beteiligt. Nr. 21 Zincum chloratum wird bei brüchigen Nägeln, gerillten Nägeln und/oder weißen

20 Infertilität: Unfruchtbarkeit, in diesem Fall sowohl von Männern und Frauen

Flecken auf den Nägeln, aber auch Haarausfall angewendet. Auch schlechte Wundheilung und Abszesse brauchen diesen Mineralstoff, meist in Kombination mit den entsprechenden Basismitteln der Biochemie nach Dr. Schüßler.

Zincum chloratum ist ein wichtiges Steuerungsmittel für den Aufbau von Kollagen und Elastin[21] und daher ein bedeutender Zusatzstoff in der Kombination mit anderen Schüßler-Salzen bei Wachstumsstörungen, Osteoporose und bei Schwangerschaftsstreifen.

Nerven, Geruch, Geschmack, Schwermetallausscheidung

Nr. 21 Zincum chloratum ist ein wichtiges Erweiterungsmittel vor allem im Bezug zum Basismittel Nr. 8 Natrium chloratum und kann in folgenden Fällen direkt parallel eingesetzt werden: wenn das Geruchs- und Geschmacksempfinden reduziert ist, bei Ekzemen, Allergien und Schleimhautproblemen.

Für die Nerven ist das Nr. 21 Zincum chloratum ebenfalls bedeutungsvoll, dabei wird es angewendet bei Nervosität, schlechtem Einschlafen (Einschlafmischung), Unruhe und bei Stressbelastung.

Bei vorliegender Schwermetallbelastung wird körpereigenes Zink verbraucht, wodurch es zu einem Mangel an diesem Erweiterungsmittel kommt.

Nr. 22 Calcium carbonicum

Für Sportler sind im Zusammenhang mit dieser Mineralstoffverbindung folgende Themen von Bedeutung: schwere innere Erschöpfung (die auch verdrängt werden kann), Knochenaufbau (10% der Knochen bestehen aus Kalziumkarbonat).

Konstitution, willentliche Überanstrengung, Erschöpfung

Nr. 22 Calcium carbonicum beeinflusst die Konstitution eines Menschen. Diese Umstimmung leitet einen langsamen, aber anhaltenden Prozess ein. Es wirkt sich auf das vegetative System aus und steuert Nahrungsaufnahme und Ausscheidungen.

Frühzeitiges Altern: Es ist zu beobachten, dass Menschen mit einem Mangel an Nr. 22 älter aussehen als sie wirklich sind.

Menschen, die sich unter Aufbringung ihres Willens ständig überfordern, überarbeiten, überschreiten oft die Grenzen ihrer körperlichen Leistungsfähigkeit, was einen Mangel an diesem Erweiterungsmittel fördert. Das antlitzanalytische Zeichen von Schlupflidern bildet sich verstärkt aus.

Wachstum, Kinder, Knochen

Die Nr. 22 ist ein Kindermittel, besonders für alle Kinder mit Entwicklungsrückständen, wenn sich die Fontanelle spät geschlossen hat, Kinder mit dickem Bauch und dünnen Gliedern gehören dazu.

Es wird bei allen Knochenleiden eingesetzt, vor allem verstärkt es die Aushärtung der Knochen.

Bei Anlage zum Dick- und Fettwerden in jungen Jahren ist an dieses Mittel zu denken.

Anzuwenden bei Neigung zu chronischen Schleimflüssen, Schleimhautkatarrhen der Augen, Ohren und Luftwege, bei Durchfällen, schwächlichem Körperbau und schlechter Ernährung.

Nr. 23 Natrium bicarbonicum

Für Sportler sind im Zusammenhang mit dieser Mineralstoffverbindung folgende Themen von Bedeutung: Entlastung von diffusen Säurebelastungen im Körper, Abbau von Kohlendioxid.

21 Kollagen und Elastin sind bedeutende Faserstoffe im Körper

Diffuse Säurebelastung im Körper

Natrium bicarbonicum hat Bedeutung für die Bildung und den Abtransport des sich in den Geweben ständig bildenden Kohlendioxids. Es gehört zum ständigen Bestand des menschlichen Blutes und wirkt einer Übersäuerung entgegen. Es wird auch bei allen starken Übersäuerungen im Gewebe zusätzlich eingesetzt.

Bei Neigung zur starken Übersäuerung im Magen gegeben, hat es auch direkten Einfluss auf die Tätigkeit der Bauchspeicheldrüse in Bezug auf das basische Bikarbonat.

Es ist ein wichtiges Mittel bei Gicht und Rheuma. Sein Einsatz kann auch bei Fettsucht sinnvoll sein, außerdem regt es einen trägen Stoffwechsel an.

Ammoniakabbau, Harnstoff

Die Ammoniakentgiftung in der Leber wird mit Natrium bicarbonicum angeregt, bzw. reguliert. Im Zuge der Harnstoffsynthese in der Leber werden Hydrogencarbonat und Ammonium-Ionen, die durch eine Überlastung des Organismus mit Säure entsteht, abgebaut. Damit Ammoniak ausgeschieden werden kann, wird es in der Leber zu Harnstoff umgebaut, weil dieser nicht giftig ist und über die Nieren ausgeschieden werden kann.

Hinweis: Dieser Mineralstoff unterstützt die Ausscheidung aller Substanzen, die als Bestandteils des Harns ausgeschieden werden müssen.

Nr. 24 Arsenum iodatum

Für Sportler sind im Zusammenhang mit dieser Mineralstoffverbindung folgende Themen von Bedeutung: Energiesparer.

„Turboreiniger“

Arsen hat eine große Affinität zu allen Stoffen, die direkt oder indirekt mit der Verbrennung und Energiefreisetzung zu tun haben. In Spuren kommt es in allen Zellen vor. Vor allem bremst es die Stoffwechselvorgänge und spart Energie, es senkt den Grundumsatz.

Minimale Gaben von Arsen mobilisieren bereits in den Geweben fixiertes Gift und bringen es zur Ausscheidung, deshalb kann es Arsenablagerungen ausscheiden helfen.

Allergie

Arsenum iodatum wird angewendet bei allergischen Erkrankungen der Haut und Schleimhaut, chronisch juckenden Hautausschlägen. Im Akutfall lindert es besonders rasch die Beschwerden. Deshalb ist es Bestandteil der „Allergie- oder Heuschnupfenmischung“: Nr. 2 Calcium phosphoricum, Nr. 3 Ferrum phosphoricum, Nr. 4 Kalium chloratum, Nr. 6 Kalium sulfuricum, Nr. 8 Natrium chloratum, Nr. 10 Natrium sulfuricum, Nr. 24 Arsenum iodatum.

Sein Einsatz wird außerdem empfohlen bei allergischem Asthma, verminderter Lungenfunktion, Schwächung bei oder nach Lungenkrankheiten und chronischer Bronchitis mit zähem Bronchialsekret.

Haut, nässende Ekzeme

Es wird verwendet bei nässenden Ekzemen, Psoriasis und Acne rosacea, natürlich in der entsprechenden Kombination mit anderen Schüßler-Salzen.

Stoffwechsel

Anzuwenden ist es auch bei Hyperthyreose, Abmagerung und permanentem Kältegefühl mit Blaufärbung der Extremitäten.

Nr. 25 Aurum chloratum natronatum

Für Sportler sind im Zusammenhang mit dieser Mineralstoffverbindung folgende Themen von Bedeutung: Rhythmus im Körper, Trainingsrhythmus, Leistungskurve, Schlafstörungen.

Gold

Das „biochemische Gold" ist regelmäßiger Bestandteil des Körpers. Gold ist vor allem angereichert im Gehirn und der Aorta. Es hat insgesamt große Bedeutung für die Arterien. Es ist an der Regelung der Körperkerntemperatur beteiligt und beeinflusst die Durchblutung der Peripherie, es ist außerdem blutdrucksenkend in der Kombination mit anderen Nummern.

Herz, Nerven

Nr. 25 Aurum chloratum natronatum wird aus diesen Zusammenhängen heraus angewendet bei Herzkrankheiten, Arteriosklerose und Beschwerden bei Angina pectoris (Brustenge, Herzenge).

Es ist wichtig für das Zentralnervensystem und kann bei depressiven Verstimmungen eingesetzt werden.

Zirbeldrüse, Rhythmus im Leben

Dieser Mineralstoff beeinflusst die Zirbeldrüse und dadurch indirekt die ausreichende Ausschüttung von Melatonin, dem „Rhythmushormon". Ältere Menschen zeigen nachts nicht mehr so hohe Melatoninwerte,

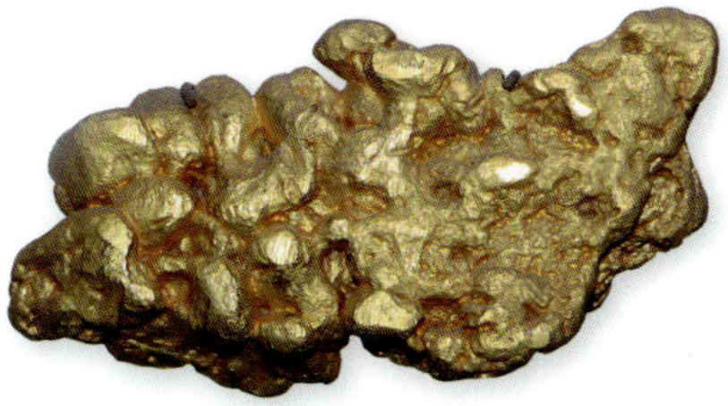

weshalb der Einsatz von Aurum chloratum natronatum bei Schlafstörungen älterer Menschen angezeigt ist.

Auf die rhythmischen Zyklen des Menschen eingehend, ergeben sich folgende Anwendungsmöglichkeiten: bei Menstruationsbeschwerden, depressiven Verstimmungszuständen und PMS, Hormonschwankungen, vor allem im Wechsel der Frau, Einfluss auf Schlaf-Wachrhythmen, Jetlag, Schlafstörungen.

Der weibliche/männliche Körper

Dieser Mineralstoff ist ein bedeutendes Mittel für Frauen, wobei zu den schon erwähnten Anwendungen folgende weitere kommen: Myome, Zysten, Polypen, Entzündungen und Verhärtungen der weiblichen Geschlechtsorgane, wenn die PAP-Werte nicht in Ordnung sind.

Aber auch für Männer kann diese Nummer von Bedeutung sein: Entzündungen und Verhärtungen von Hoden und Prostatahyperthrophie.

Knochen

Aurum chloratum natronatum und Knochen haben eine intensive Beziehung, weshalb es bei speziellen Belastungen zur Anwendung kommt: nächtliche Knochenschmerzen, Gelenksrheuma, degenerative Knochenerkrankungen, generell wie Arthrose.

Nr. 26 Selenium

Für Sportler sind im Zusammenhang mit dieser Mineralstoffverbindung folgende Themen von Bedeutung: antioxidativer Schutz, setzt den Sauerstoffverbrauch der Gewebe herab, Schilddrüsen-Stoffwechsel, Stärkung der Gefäße.

Leber, Bauchspeicheldrüse

Nr. 26 Selenium wird sehr oft in Kombination mit Nr. 10 Natrium sulfuricum eingesetzt, besonders um die oxidative Belastung der Leber zu verringern und die Entgiftungsleistung dieses bedeutenden Organs zu verbessern.

Aus diesem Hintergrund kann die Kombination von Nr. 10 Natrium sulfuricum und Nr. 26 Selenium bei Herpesanfälligkeit verstanden werden.

Es schützt auch die Bauchspeicheldrüse, ist am Aufbau des Insulinmoleküls beteiligt und wird adjuvant[22] bei Diabetes genommen.

Immunfeld, Augen

Es ist in der Antioxidanzienmischung[23] der Biochemie nach Dr. Schüßler enthalten.

Selenium ist wichtig für den immunologischen Aufbau eines gesunden Abwehrsystems, ist Virus – und entzündungshemmend.

Selen, gebunden an die Glutathionperoxidase, ist ein wichtiger oxidativer Zellschutz und hat außerdem große Bedeutung für Augenlinse, Erythrozyten, Phagozyten und Thrombozyten.

Antioxidanzienmischung in der Biochemie nach Dr. Schüßler: siehe Seite 158.

Dieser Mineralstoff wird daraus folgernd bei Augenerkrankungen und Sehstörungen eingesetzt, auch Netzhaut und Iris sind besonders reich an Selen.

Dieser Mineralstoff wird auch in der Krebsprävention eingesetzt.

Schilddrüse

Selenium hat Einfluss auf die Schilddrüse, es reguliert die Überführung von T4 in das biologisch aktivere T3[24].

22 Adjuvant: zusätzlich, begleitend

23 Siehe Seite 158

24 T4 - das Tetraiodthyronin, T3 - Triiodthyronin, Schilddrüsenhormone

Blutgefäße

Selenium kann auch bei Thromboseneigung in Kombination mit weiteren Mineralstoffen empfohlen werden. Es wird auch vorbeugend in Kombination mit anderen Mineralstoffen zur Vorbeugung der Flugthrombose eingesetzt.

Außerdem ist die Anwendung empfehlenswert bei Arteriosklerose.

Stoffwechsel

Anzuwenden ist es auch bei neurasthenischen[25] Beschwerden, leichter Erschöpfbarkeit, Nachlassen der körperlichen und geistigen Leistungsfähigkeit.

Auch bei Alkoholentzug und Raucherentwöhnung ist es wichtiger Begleitmineralstoff.

Selenium bindet unter anderem Schwermetalle.

Nr. 27 Kalium bichromicum

Für Sportler sind im Zusammenhang mit dieser Mineralstoffverbindung folgende Themen von Bedeutung: Glucoseverwertung (Glukosetoleranzfaktor), Eisenhaushalt, Stress, Cholesterinhaushalt, Chromverluste durch Sport.

Auch Schöpwinkel hat schon mit diesem Mittel gearbeitet. Er setzt es ein zum Zweck der Reinigung und Erneuerung des Blutes, besonders bei Anämie, aber auch bei Diabetes. Er behandelt Basedow- Erkrankungen und Erkrankungen der Nebennieren durch Einsatz dieses Mineralstoffes.

Diabetes, Cholesterin

Chrom ist Bestandteil des Glukosetoleranzfaktors, daher ist die Anwendung von Nr. 27 Kalium bichromicum bei Diabetes ein bedeut-

25 Neurasthenisch: Beschwerden, die mit Erschöpfung einher gehen

samer Mineralstoff in der „biochemischen" Diabetesmischung[26].

Kalium bichromicum ist an der Regulierung des Cholesterins beteiligt und wird deswegen auch zur Arteriosklerosevorbeugung angewendet.

Haut, Katarrhe, Geschwüre

Es wird angewendet bei Akne, ist ein Mittel bei allen Schleimhautkatarrhen, besonders bei sehr zäh-strähnigen Schleimabsonderungen (in Kombination mit Nr. 4 Kalium chloratum).

Bei geschwürartigen Veränderungen der Haut (langwierige Hornhautgeschwüre) und chronischen Eiterungen oder Katarrhen sollte an eine Kombination mit Nr. 12 Calcium sulfuricum gedacht werden.

Stress, Sportler

Psychischer und physischer Dauerstress führt zur vermehrten Chromausscheidung. Auch Sportler scheiden vermehrt Chrom aus, daher ist die Gabe von fein verteiltem Chrom, als Nr. 27 Kalium bichromicum für Sportler von großer Bedeutung.

Stoffwechsel

Kalium bichromicum beeinflusst den Hunger-Sättigungs-Mechanismus und fördert so die Gewichtsabnahme (Essbremse), da Chrom ein Bestandteil des Glukosetoleranzfaktors ist, der den Einstrom von Glukose in die Zellen steuert.

26 Siehe auch die Ausführungen zu Nr. 21 Zincum chloratum Seite 46

Wirkungen – Kombinationen - Gelüste

Keine Wirkungen ohne mögliche unerwünschte bzw. unangenehme Wirkungen

Wenngleich die Mineralstoffe nach Dr. Schüßler im Allgemeinen problemlos vertragen werden, sollte man sich vor Augen halten, dass jede Therapie auch ihre unerwünschten Wirkungen bringen kann, die in diesem Fall jedoch letztlich einen Erfolg anzeigen. Es ist ein Zeichen, dass die Mittel greifen und schließlich eine nachhaltige Verbesserung der Gesundheit bringen. Die folgende tabellarische Aufstellung soll auf mögliche Reaktionen bei der Verwendung von Schüßler-Salzen hinweisen.

Tabelle 3: Mögliche Reaktionen bei der Verwendung von Schüßler-Salzen.

Mineralstoff	Mögliche Reaktionen zu Beginn der Einnahme
Nr. 1 Calcium fluoratum	Schmerzen in den Gelenken, die auf „Baustellen“ im Körper schließen lassen Schmerzen im Kiefer und in einzelnen Zähnen
Nr. 2 Calcium phosphoricum	„Lockerungsschmerz“ chronisch verkrampfter, verhärteter Muskeln
Nr. 3 Ferrum phosphoricum	Zu Beginn leichte Verstärkung der Betriebsstörung oder Mangelzeichen, besonders bei Unterdosierung der Nr. 3 Fieberreaktion zu Beginn des Heilungsprozesses, hier besonders hoher Bedarf an der Nr. 3
Nr. 4 Kalium chloratum	Kurzfristige Reaktion, vor allem zu Beginn der Einnahme schleimiger Husten → Nr. 4 erhöhen
Nr. 5 Kalium phosphoricum	Vermehrter Hunger
Nr. 6 Kalium sulfuricum	Die Schadstoffe, die aus den Zellen freigesetzt werden, müssen mit Hilfe der Leber abgebaut und über den Dickdarm ausgeschieden werden, was mit Hilfe der Nr. 10 Natriumsulfat, geschieht. Die Nr. 6 und 10 müssen daher von vorn herein in gleicher Dosierung kombiniert werden, um sich geschwollene Beine, stark juckende Ekzeme und Durchfälle zu ersparen
Nr. 7 Magnesium phosphoricum	Darmgasbildung, Aufstoßen

Nr. 8 Natrium chloratum	Zu Beginn der Einnahme → verstärkte Reinigungsprozesse, als Folge davon kann Schnupfen auftreten, da hoher Betriebsstoffverbrauch an der Nr. 8 → Nr. 8 erhöhen Schmerzen in verhärteten, ausgetrockneten Knorpeln, die mit Hilfe Nr. 8 regeneriert werden Selten: Metallischer Geschmack im Mund
Nr. 9 Natrium phosphoricum	Durch die Auslösung von Säurefluten durch mehrere Tage hindurch vermehrtes Sodbrennen → Nr. 9 erhöhen
Nr. 10 Natrium sulfuricum	Mehrere Tage Durchfall (Schlackenstoffe im Darm!), Blähungen oder das Gefühl, aufgebläht zu sein → Nr. 10 stark erhöhen Geschwollene Hände und Beine Katerkopfschmerz Beißend-juckende Ausschläge
Nr. 11 Silicea	Nr. 11 sollte unbedingt mit Nr. 9 kombiniert werden! Kann eine durch Antitranspirantien unterdrückte Schweißsekretion in Gang bringen, unangenehmer Geruch, Schweißhände, Schweißfüße → Nr. 11 stark erhöhen (an Nr. 9 denken!) Verstärktes Nagelwachstum Nägelbrüchigkeit und Haarspliss eventuell vorübergehend verstärkt – Schrei des Körpers nach Adler Ortho Nr. 11, oder Kieselerde-Calcium-Präparat
Nr. 12 Calcium sulfuricum	Zu Beginn vermehrte Ausscheidung von Säuren und Schadstoffen, Abfangen der Reaktion mit Basenbädern, zusätzliche Einnahme von Nr. 9 Natrium phosphoricum und Nr. 10 Natrium sulfuricum
Nr. 13 Kalium arsenicosum	Siehe Nr. 5 Kalium phosphoricum. Zu Beginn vermehrte Müdigkeit
Nr. 15 Kalium iodatum	Unruhe kann sehr gut abgefangen werden, wenn die Nr. 14 Kalium bromatum für einige Tage dazu genommen wird
Nr. 20 Kalium-Aluminium sulfuricum	Metallischer Geschmack im Mund (wahrscheinlich infolge des Abbaus von Metalldeponien)
Nr. 22 Calcium carbonicum	plötzliche Müdigkeit
Nr. 24 Arsenum jodatum	Manche Anwender können die Arsen-Tabletten aus der Mineralstoffmischung identifizieren, ihren Geschmack erkennen

Notwendige Kombinationen

Die Praxis hat gezeigt, dass folgende Kombinationen von Schüßler-Salzen Reaktionen vermeiden helfen:

- Nr. 6 Kalium sulfuricum sollte unbedingt mit Nr. 10 Natrium sulfuricum kombiniert werden, um übermäßiges Überfüllen des Organismus mit frei werdenden Schadstoffen zu vermeiden. Nr. 6 Kalium sulfuricum ist sozusagen die „Reinigungsfrau" der Zellen und benötigt dann die „Müllabfuhr bzw. Schubkarre", wie Kurt Hickethier Nr. 10 Natrium sulfuricum bezeichnet hat.
- Nr. 11 Silicea sollte mit Nr. 9 Natrium phosphoricum kombiniert werden, um Säurefluten und den damit verbundenen unangenehmen Folgen vorzubeugen.
- Nr. 12 Calcium sulfuricum sollte mit Nr. 9 Natrium phosphoricum und Nr. 10 Natrium sulfuricum kombiniert werden, um belastenden Reaktionen vorzubeugen.
- Sowohl Nr. 9 Natrium phosphoricum als auch Nr. 10 Natrium sulfuricum können jedoch jeweils alleine eingenommen werden.

Das Verlangen nach bzw. die Ablehnung von bestimmten Nahrungsmitteln

Tabelle 4: Haben Sie bei sich selbst ein wiederkehrendes Verlangen nach bestimmten Speisen oder auch andere Vorlieben, bei denen Sie sich bisher aus nicht näher überlegten Gründen wohl fühlten, bemerkt? Neugierig geworden, ob da was dran sein könnte? Vielleicht wäre das ein geeigneter Grund für einen Einstieg in eine Therapie mit Schüßler-Salzen.[27]

Verlangen nach Speisen	Andere Bedürfnisse	Mineralstoff
Milch, Ketchup, geräucherter Speck, Fleisch, Senf	Bewegung	Nr. 2 Calcium sulfuricum
Leber, Leberpastete, Wurst, rotes Fleisch, Kaffee		Nr. 3 Ferrum phosphoricum
Käse, Milch		Nr. 4 Kalium chloratum
Nüsse, Nuss-Schokolade, Milchschokolade	Einsamkeit (aus Erschöpfung), diffuser Hunger	Nr. 5 Kalium phosphoricum
	Frische Luft	Nr. 6 Kalium sulfuricum
Dunkle Schokolade, Kakao	Entspannung	Nr. 7 Magnesium phosphoricum
Kochsalz, salzige Knabbereien		Nr. 8 Natrium chloratum
Mehlspeisen, Süßigkeiten, Fettes, Saures, Nudeln, Brot	Essen mit Heißhunger	Nr. 9 Natrium phosphoricum
Bitteres		Nr. 10 Natrium sulfuricum
Hirse		Nr. 11 Silicea

27 S. Niedan-Feichtinger, promed komplementär 2008, 4, 28-33.

Äußere Anwendungen

Die äußere Anwendung der Mineralstoffe nach Dr. Schüßler ist ein unverzichtbarer Bestandteil dieser Methode und bringt oft erst durch ihren Einsatz den gewünschten Erfolg. Allerdings muss bedacht werden, dass die äußeren Zeichen nur die Spitze vom Eisberg darstellen. Die meisten Betriebsstörungen, die zum jeweilig angezeigten Mineralstoff passen, sind nicht sichtbar und betreffen Mängel im Organismus. Deshalb wäre es problematisch, würde man bei äußerer Anwendung der Schüßler-Salze die Einnahme vernachlässigen.

Andererseits wird der Anwender vielleicht seine Geduld verlieren, wenn er z. B. bei Hornhaut auf den Fersen lange Zeit richtigerweise Nr. 1 Calcium fluoratum einnimmt und die Hornhaut nicht zurück geht. Dann hat der Organismus Bänder, Sehnen und vielleicht die Elastizität des Herzmuskels regeneriert. Damit aber der Anwender nicht warten muss, bis alle inneren Belastungen abgebaut werden und der Organismus sich der Hornhaut auf den Fersen widmet, führt die äußere Anwendung rascher zum Ziel.

Es sollten immer beide Wege gegangen werden, die Einnahme und die äußere Anwendung, damit die Anwendung der Schüßler-Salze erfolgreich sein kann.

Bäder

Über die Haut können die Mineralstoffe hervorragend aufgenommen werden. Es muss dabei allerdings knapp unter Körpertemperatur gebadet werden, damit die benötigten Mineralstoffe auch aufgenommen werden können.

Über Körpertemperatur würde der Körper schwitzen und ausscheiden, was beim Basenbad genützt wird.

Je nach den Belastungen werden die für ein Bad notwendigen Mineralstoffe, die entweder dem Anwendungsteil entnommen werden oder auf Grund eigener Erfahrung bekannt sind, im Badewasser aufgelöst. Von jeder Nummer werden 10 bis 20 Tabletten genommen.

Die Anwendung kann auch als Fußbad, Unterarmbad, Handbad erfolgen, wobei nur 5 bis 7 Tabletten von jedem Mineralstoff genommen werden.

Werden die Mineralstoffe nach Dr. Schüßler als Waschung eingesetzt, vor allem bei bettlägerigen Menschen, wird je nach Umfang der Waschung die entsprechende Anzahl von Mineralstofftabletten gelöst. Ganz-, Teil- oder Kopfwaschungen sind möglich.

Auflegen von Mineralstoffen - Brei

Eine hervorragende Möglichkeit, die Mineralstoffe nach Dr. Schüßler über die Haut in den Körper einzuschleusen, besteht in der Anwendung als Brei. Dabei die Tabletten mit etwas Wasser zu einem elastischen, streichfähigen Brei anrühren, dick auf die Haut streichen und mit einer Frischhaltefolie abdecken. Nach dem Antrocknen wieder abwaschen. Wenn nötig mehrmals anwenden. In der jeweiligen Empfehlung wird zur bewährten Mischung jeweils auf die vorteilhafteste äußere Anwendung verwiesen.

Werden die Mineralstoffe als Kompressen oder Umschläge eingesetzt, werden sie aufgelöst und Tupfer, Mullbinden oder Tücher (Wickel) mit der Lösung getränkt, wie z. B. bei Blähkoliken oder als Lidkompressen.

Salben, Gele, Cremegele

Salben mit hochverdünnten Mineralstoffen haben den Vorteil einer leichten Depotwirkung. Vorteilhaft sind Wasser in Öl Emulsionen, denn dann können die enthaltenen Mineralstoffe gut aufgenommen werden. Salben werden entweder mehrmals am Tag hauchdünn aufgetragen, einmassiert, oder als messerrückendicker Belag auf die betroffene Hautpartie aufgebracht. Die Salbe wird durch einen Verband abgedeckt und täglich nach Bedarf erneuert. Diese Form der Anwendung eignet sich besonders gut für die Nacht.

Eine Salbe kann ohne weiteres auf eine gereinigte offene Wunde aufgetragen werden. Der Fettanteil ermöglicht durch den elastischen Wundrand ein krustenfreies Heilen, einer Narbenbildung wird vorgebeugt.

Fettfreie Gele werden nur für bestimmte spezielle Anwendungen empfohlen. Cremegele ermöglichen eine sehr wirksame, feuchtigkeitsspendende Anwendung der Mineralstoffe auf der Haut. Sie erreichen eine große Tiefenwirkung und rasche Wirksamkeit der Mineralstoffe.

Die Wirkung der einzelnen Cremegele/Salben

Tabelle 5: Mineralstoffe als Cremegele und Salben.

Nr.	Mineralstoff	Anwendung
Nr. 1	Calcium fluoratum	Gewebeverhärtungen, Narbengewebe, verhärtete Lymphknoten, Drüsen, Krampfadern, Hämorrhoiden, Bänderschwäche (Schlottergelenke), Hornhaut, Schrunden, Risse, Nagelverwachsungen.
Nr. 2	Calcium phosphoricum	Muskelkrämpfe, Muskelspannungen, Verspannungen im Nacken, Spannungskopfschmerz, bellender Husten vor allem bei Kindern, bei unruhigem Herzschlag (Brustkorb), übermäßige Schweißbildung, Knochenbrüche, Schmerzen in alten Knochenbrüchen.
Nr. 3	Ferrum phosphoricum	„Erste Hilfe", Verletzungen, Prellung, Zerrung, Entzündungen, pulsierendes Pochen, Rötung, Hitze, Schwellung, Abschürfungen, Gelenksentzündungen, akute Schmerzen, Sonnenbrand und Verbrennungen (in Verbindung mit Nummer 8 Natrium chloratum).
Nr. 4	Kalium chloratum	Husten, Hautgrieß, Couperose, Besenreiser, Krampfadern, Verklebungen, Verwachsungen, Abklingen von Entzündungen der Sehnenscheiden und der Schleimbeutel, weiche Schwellungen.
Nr. 5	Kalium phosphoricum	Schlecht heilende Wunden, übel riechende Geschwüre, nekrotische Wundränder, Gewebsquetschungen (in Verbindung mit Nr. 4 Kalium chloratum), Folgen von Überanstrengung (Tennisarm, Golfschulter), schwere Erschöpfung in Muskeln, Überanstrengung des Herzens, Lähmungen (empfehlenswert ist das Gel, da es sehr schnell eindringt).
Nr. 6	Kalium sulfuricum	Hautschuppen, Hautpflege, eitrig-schleimige Absonderungen (Ekzeme, Neurodermitis, Schuppenflechte), Muskelkater, Druckgefühl im Oberbauch, bräunlich-gelblicher Schleim aus der Nase, bei Auftreten von bräunlich-gelbem Schleim im Bereich der Nase, Ohren, Neben-, Stirn- und Kieferhöhlen äußerlich auftragen.

Nr. 7	Magnesium phosphoricum	Blitzartige, schießende, rasch die Stelle wechselnde Schmerzen (vor allem bei Koliken: Nieren-, Galle- oder Blasenstein, Blähungskrämpfe, Menstruationsbeschwerden), Magenkrämpfe, nervöses Hautjucken, „hektische Flecken", bei beginnender Migräne (auf Nacken, Stirne und Schläfen auftragen, bei Angina pectoris (Brustkorb) durch unwillkürliche Anspannungen verursachte Durchblutungsstörungen in den Extremitäten.
Nr. 8	Natrium chloratum	Nässende Hautausschläge, Knorpelprobleme, Sehnen, Bänder, Gicht, Bandscheibenbeschwerden, Insektenstiche (bei heftigen Reaktionen zuerst einen Mineralstoffbrei auflegen), Verbrennungen, Sonnenbrand.
Nr. 9	Natrium phosphoricum	Fette Haut, Akne, Pickel, Abszesse (Schweißdrüsenabszesse), Mitesser, geschwollene Lymphknoten, rheumatische Schwellungen (besonders der kleinen Gelenke), schlecht heilende Wunden.
Nr. 10	Natrium sulfuricum	Geschwollene Hände und Füße infolge Verschlackung, Bläschen mit grünlichgelblichem, wässrigem Inhalt, Sonnenallergie, Warzen (in Kombination mit der Nr. 4 Kalium chloratum), Erfrierungen, Leber- und Gallenproblemen.
Nr. 11	Silicea	Eiterungen (in Kombination mit Nr. 9 Natrium phosphoricum + Nr. 12 Calcium sulfuricum), Falten (besonders zur Vorbeugung), Bindegewebsschwäche, Bindegewebsrisse (Vorbeugung in der Schwangerschaft), nervöse Zuckungen, Leistenbruch, Nabelbruch.
Nr. 12	Calcium sulfuricum	Gicht, Rheuma, Eiterungen, Stockschnupfen(auf Stirn und Nase auftragen).

Die Adler Pharma produziert die einzelnen Nummern als Cremegele und Salben, sodass jeder Anwender sie für sich nach seinen Bedürfnissen mischen kann. Anleitungen dazu sind im Anwendungsteil angegeben. Es gibt aber auch vorteilhafte fertige Mischungen, die sofort angewendet werden können.

Zur Praxis der äußeren Anwendung ein sehr eindrucksvolles Beispiel: Ein Mann lässt sich wegen eines sehr unangenehmen, chronischen Hustens sehr genau untersuchen. Er befürchtet, dass eine organische Störung vorliege. Doch in den medizinischen Untersuchungen konnte keine Ursache gefunden werden. Das hat ihn auf der einen Seite beruhigt, aber auf der andern auch wieder nicht, denn nun stand er einer unbekannten Ursache gegenüber. Da er ein sehr rationaler, von der Vernunft her bestimmter Mensch ist, macht ihm das doppelt zu schaffen. Durch den Hinweis eines Mineralstoffberaters erfährt er von einer sehr bewährten Salbenkombination für den Husten und will sie bei sich ausprobieren. Obwohl er große Vorbehalte gegenüber alternativen Heilweisen hatte. Nachdem er über einige Wochen sehr konsequent eine Tube Salbe H auf seiner Brust eingerieben hatte, war auch der hartnäckige Husten verschwunden. An ihm hatte er schon über zwei Jahre gelitten.

Der Erfolg ermutigte ihn so sehr, dass er denselben Mineralstoffberater wegen einer fast Tischtennisball großen Erweiterung seines Schleimbeutels am rechten Ellbogen um Rat fragte. Vom Arzt war ihm eine Punktion vorgeschlagen worden. Diese konnte er ohne weiteres aufschieben, da sie zu einem späteren Zeitpunkt immer noch durchführbar war. Es wurde ihm eine Creme-

gelmischung von Nr. 1 Calcium fluoratum, Nr. 3 Ferrum phosphoricum , Nr. 4 Kalium chloratum, Nr. 8 Natrium chloratum, Nr. 10 Natrium sulfuricum und Nr. 11 Silicea empfohlen, die er sich in der Apotheke zubereiten ließ. Auch in diesem Fall hatte er Erfolg, nachdem er einige Wochen das Cremegel mehrmals am Tag aufgetragen hatte. Die tischtennisballgroße Erweiterung an seinem Ellbogen wurde zusehends kleiner, bis das Gelenk in seiner normalen Größe wieder hergestellt war.

Seinen größten Erfolg hatte dieser Mann aber an einer sehr heiklen Stelle, weshalb er anfangs über das Problem nicht sprechen wollte und von sich aus, ohne den Mineralstoffberater zu befragen, die Initiative ergriff. Er hatte seit knapp mehr als zwei Jahren eine wunde Stelle an seinem Penis. Sie war nicht nur unangenehm, sondern bereitete auch Schmerzen. Obwohl er sich von hervorragenden Spezialisten beraten ließ und die besten medizinischen Mittel verwendete, die offene Stelle heilte nicht zu. Als letzte Möglichkeit wurde ihm eine Operation angeraten. Allerdings mit der Aussicht, dass eine Narbe entstehen könnte, die eine Dauerreizung verursachen würde, oder aber, dass eine Spannung zurückbleiben könnte, die auf Dauer unangenehm wäre. Von diesen problematischen Aussichten getrieben, kaufte er sich in der Apotheke das „Wundgel" (ein Gel zur Heilung von Wunden) und verwendete es regelmäßig.

Aufgrund seiner bisherigen ermutigenden Erfolge hoffte er auf Befreiung von seinem Leiden. Sie stellte sich auch tatsächlich nach einigen Wochen ein. Erst jetzt konnte er sich überwinden, auch mit seinem Mineralstoffberater über dieses nun allerdings schon gelöste Problem zu sprechen. Immer wieder kam seine Freude über die Befreiung von diesem Leiden zum Durchbruch. Außerdem betonte er immer wieder, wie dankbar er für die Hinweise sei, die er in seiner Beratung über die Mineralstoffe nach Dr. Schüßler erfahren hatte. Er wurde ein begeisterter Anhänger der Mineralstoffe nach Dr. Schüßler vor allem auch in ihrer äußeren Anwendung.

Körperpflege

Zusätzlich zu den für jede Nummer der Mineralstoffe nach Dr. Schüßler zur Verfügung stehenden Cremegelen und Salben produziert die Adler Pharma eine umfangreiche Palette von Produkten zur Körperpflege mit hochverdünnten Mineralstoffen, wobei die jeweiligen

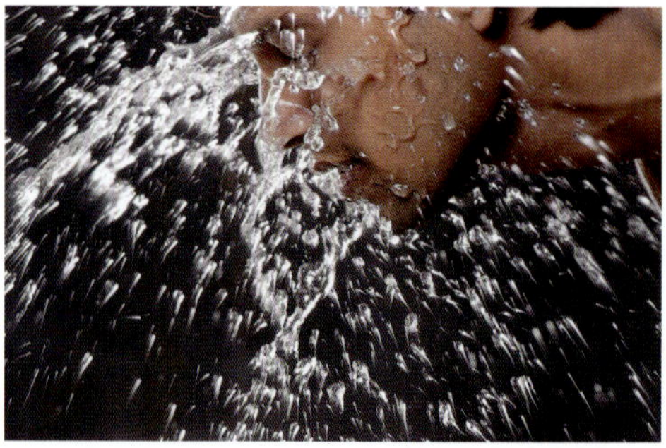

Mineralstoffe je nach ihrer Bedeutung in der notwendigen Gewichtung enthalten sind. Diese eröffnet viele Anwendungsmöglichkeiten vor allem auch für Sportler in einer eigenen Sportserie, die im Anhang ab Seite 218 angeführt ist.

Die Adler Topics sind in jeder Apotheke zu bekommen, die sich der Biochemie nach Dr. Schüßler widmet. Der Name Topics bezeichnet die äußere Anwendung.

Mineralstoffe nach Dr. Schüßler und Nährstoffe

Es hat sich aus der Erfahrung der letzten Jahre vermehrt gezeigt, dass die Schüßler-Salze in bestimmten Fällen, nämlich bei schwereren, oder chronischen Mängeln in ihrer Wirkung sehr gut unterstützt werden, wenn bestimmte Nährstoffe gleichzeitig zugeführt bzw. eingenommen werden.

Wie schon oben ausgeführt, unterscheiden wir in der Biochemie Dr. Schüßlers zwischen Funktionsmitteln und Baustoffen, die mit Mikro- und Makromineralien gleichzusetzen sind. Dieses Modell liefert, wenngleich die wissenschaftlich erbrachten Beweise noch ausstehen, ein plausibles Denkmodell und ist durch Erfahrung gewachsen. Durch die heutzutage oft stark veränderten und in Bezug auf ihre biologische Wertigkeit vielfach wertgemindert angebotenen Lebensmittel kann sich im Lauf der Zeit eine gewisse Verarmung an Makro-Mineralien einstellen. Daher muss auf die Substanz aufbauenden Mineralstoffe, wie z. B. Kalzium, Kalium, Magnesium, Natrium und Kieselerde, die wir als Makro Ebene bezeichnen, heute mehr Augenmerk gelegt werden.

Werden die Schüßler-Salze nicht nur mit hoch dosierten Mineralstoffen, sondern mit verschiedenen Nährstoffen kombiniert, dann entsteht eine das Mikro-/Makro-Mineralien- Modell übersteigende Synergie beider Therapieansätze.

Auch aus den orthomolekularen Beratungen kommen die Hinweise vermehrt, dass eine Kombination mit den Schüßler-Salzen die Wirkung der Nährstoffe unterstützt.

Jeder Schüßler Mineralstoff erfüllt vielerlei Aufgaben in unserem Körper, das heißt er hat wichtige ganzkörperliche Funktionen, was in der entsprechenden Charakteristik jeweils beschrieben wird. Für die verschiedenen spezifischen Wirkungsbereiche der Mineralstoffe nach Dr. Schüßler brauchen wir jeweils bestimmte Nährstoffe, um die erwünschte synergistische Wirkung zu erzielen.

Auf diese Weise entsteht zu jedem Mineralstoff passend eine jeweils abgerundete, aufeinander abgestimmte Kombination von Nährstoffen. Ein Schüßler Mineralstoff, mit den entsprechenden Nährstoffen kombiniert, führt zu einer wechselseitigen, einander unterstützenden, synergistischen Wirkung.

Diese Nährstoffkombinationen wurden in den 12 verschiedenen Zusammenstellungen der Adler Ortho Kapseln verwirklicht und sind auf jeweils ein Schüßler Salz der gleichen Nummer abgestimmt worden.

Es sind bis jetzt die einzigen Nährstoffkombinationen, die analog zum Anwendungsbereich zu den Schüßler-Salzen hergestellt wurden, weshalb sie hier gesondert angeführt werden.

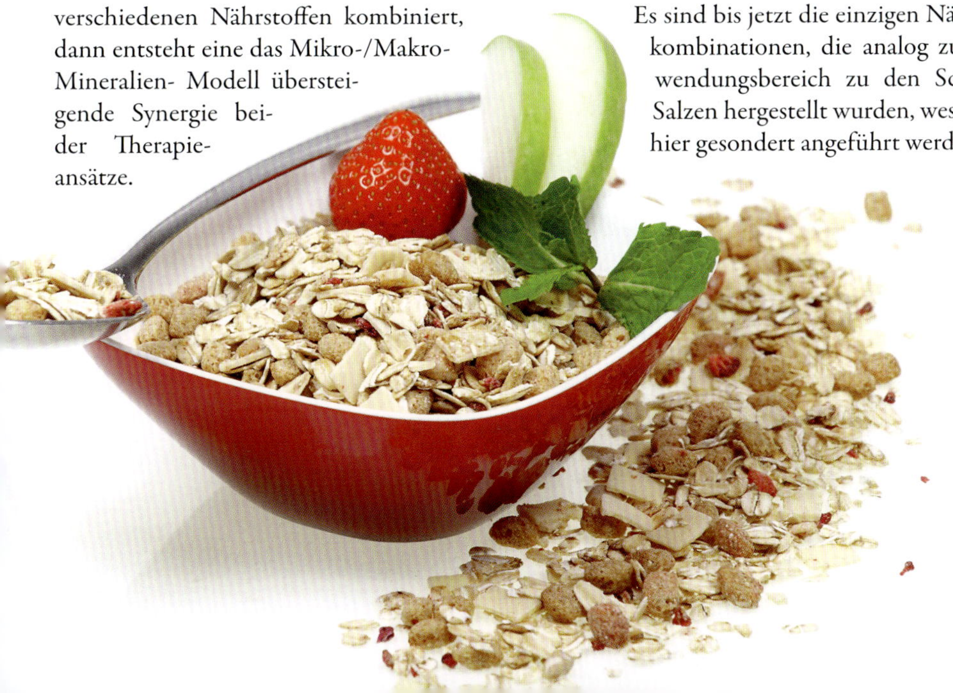

Tabelle 6: Synergistische orthomolekulare Medizin in Bezug auf die Mineralstoffe nach Dr. Schüßler.

Nr.	Komposition (mit Hinweisen auf Synergien zu den jeweiligen Hauptmitteln)
Nr. 1 Calcium fluoratum	Mineralstoffe, Spurenelemente: Kupfer, Molybdän, Kalzium, Zink, Mangan Vitamine: Ascorbinsäure (Kollagen-Synthese) Aminosäuren: Cystein Andere: Hochungesättigte Fettsäuren aus Phospholipiden (Omega-3,-6,-9-Fettsäuren, Förderung der Elastizität der Epidermis), Austernschalen-Konzentrat (natürlich vorkommendes Fluorid), natürliches Rutin, Bioflavonoide (Citrus-Extrakt, stärken das Bindegewebe der Kapillaren und Venen)
Nr. 2 Calcium phosphoricum	Mineralstoffe, Spurenelemente: Zink, Mangan, Kalzium, Silicium (Bambus-Extrakt, siehe unten, andere) Vitamine: Cholecalciferol (Vitamin D_3), Phytomenadion (Vitamin K_1) Aminosäuren: Lysin, Arginin Andere: Kelpalge (natürlicher Iod-Gehalt), Chlorella-Alge (Ähnlichkeit von Chlorophyll und Hämoglobin, fördert die Blutbildung), Austernschalen-Konzentrat, Sojabohnen-Extrakt (Isoflavone, Osteoporose-Vorsorge), Bambus-Extrakt (natürlich vorkommendes Silicium)
Nr. 3 Ferrum phosphoricum	Mineralstoffe, Spurenelemente: Selen, Eisen, Kupfer Vitamine: Retinol (Vitamin A), Ascorbinsäure (Vitamin C), Tocopherol (Vitamin E), Vitamin B-Komplex, besteht im engeren Sinn aus 8 Komponenten: Thiamin (B_1), Riboflavin (B_2), Niacin (B_3), Pyridoxol (B_6), Cyanocobalamin (B_{12}), Biotin, Folsäure, Pantothensäure (B_5) Aminosäuren: Glutamin, Arginin Andere: Chlorella-Konzentrat, Coenzym Q10 (Antioxidans, regeneriert Vitamin E)
Nr. 4 Kalium chloratum	Mineralstoffe, Spurenelemente: Kupfer, Zink, Selen Vitamine: Vitamin B-Komplex (siehe Nr. 3), Ascorbinsäure Aminosäuren: - Andere: Extrakt aus dem schwarzen Pfeffer (regt Drüsenstoffwechsel an), natürliches Rutin und Bioflavonoide (Citrus-Extrakt), Roter Traubenkern-Extrakt (enthält Proanthocyanidine und oligomere Proanthocyanidine), Omega-3-Konzentrat (γ-Linolensäure, Erhöhung der Fließfähigkeit des Blutes)
Nr. 5 Kalium phosphoricum	Mineralstoffe, Spurenelemente: Kalium (als Hydrogenphosphat, Stabilisierung des Ruhemembranpotenzials, Erhöhung der mentalen Belastbarkeit) Vitamine: Vitamin B-Komplex (siehe Nr. 3) Aminosäuren: - Andere: Hoch ungesättigte Fettsäuren aus Phospholipiden (Omega-3, -6, -9-Fettsäuren, wichtig für Nerven), Sojalecithin (Aufbau einer stabilen Nervensubstanz)

Nr. 6 Kalium sulfuricum	Mineralstoffe, Spurenelemente: Chrom, Zink, Kupfer, Mangan Vitamine: Vitamin B-Komplex (siehe Nr. 3) Aminosäuren: Cystein Andere: Roter Traubenkern-Extrakt, Spirulina-Konzentrat (Entschlackung, Entgiftung, Schadstoffausleitung), Alpha-Liponsäure (Entgiftung, Antioxidans im lipophilen Kompartiment, Anwendung bei diabetischer Polyneuropathie und bei Multiple Chemical Sensitivity) (lipophiles Kompartiment = Summe aller Gewebe, in denen sich fettlösliche Substanzen verteilen. Im Unterschied dazu gibt es ein hydrophiles (= wasserliebendes) Kompartiment, dazu zählt beispielsweise der Blutkreislauf.)
Nr. 7 Magnesium phosphoricum	Mineralstoffe, Spurenelemente: Magnesiumglycerophosphat (verbesserte Stressresistenz, Unterstützung der Darmperistaltik, allgemeine Muskelentspannung Vitamine: - Aminosäuren: Taurin (Stressschutz, Stärkung der Herzmuskulatur), Histidin, Arginin, Levocarnitin (verbesserte Arbeitsleistung der Herzmuskulatur) Andere: -
Nr. 8 Natrium chloratum	Mineralstoffe, Spurenelemente: Mangan, Zink Vitamine: - Aminosäuren: Glutamin (Regeneration der Schleimhäute) Andere: Alpha-Liponsäure, Methylsulfonylmethan (Schwefellieferant), Chondroitinsulfat (Knorpelbestandteil), Glucosaminsulfat (Knorpelgrundstoff), Roter Traubenkern-Extrakt), Chlorella-Konzentrat (Entgiftung), Spirulina-Konzentrat (Entgiftung)
Nr. 9 Natrium phosphoricum	Mineralstoffe, Spurenelemente: Zink , Kalzium + Magnesium (in Form eines Dolomit-Konzentrates, siehe unten, andere) Vitamine: - Aminosäuren: Levocarnitin (Optimierung der Fettsäurenverwertung) Andere: Weizengrassaft-Konzentrat (basisch), Sellerie-Extrakt (basisch), Dolomit-Konzentrat (enthält Kalzium und Magnesium), Propolis-Konzentrat (bei Sodbrennen und Gastritis)
Nr. 10 Natrium sulfuricum	Mineralstoffe, Spurenelemente: Zink, Selen, Chrom, Mangan Vitamine: Ascorbinsäure, Tocopherol, Vitamin B-Komplex (siehe Nr. 3), Aminosäuren: Taurin Andere: Glutathion (Entgiftung, Antioxidans, Leber), Bioflavonoide (Citrus-Extrakt), Chlorella-Alge, Alpha-Liponsäure (Leberschutzstoff, fördert Glucose-Stoffwechsel), Artischocken-Extrakt (Leber-Aktivierung)

Nr. 11 Silicea	Mineralstoffe, Spurenelemente: Silicium (Zinnkraut-Extrakt, siehe unten, andere, Kieselalgen) Vitamine: Ascorbinsäure (Vitamin C) Aminosäuren: Cystein, Carnosin (Bindegewebsaufbau, Stärkung der Nerven, Verbesserung der Sehkraft) Andere: Kieselalgen (Diatomeen, Aufbau einer elastischen und dynamisch belastbaren Bindegewebsstruktur), Zinnkraut-Konzentrat (Silicium)
Nr. 12 Calcium sulfuricum	Mineralstoffe, Spurenelemente: Kalzium + Magnesium (in Form eines Dolomit-Konzentrates, siehe unten, andere) Vitamine: - Aminosäuren: - Andere: Artischockenkraut-Extrakt (Leber-Aktivierung), Wacholderbeeren-Konzentrat (Nieren-Aktivierung), Chlorella-Konzentrat (Entschlackung, Entgiftung), Bromelain (Eiweiß-Abbau), Papain (Eiweiß-Abbau), Dolomit-Konzentrat (enthält Calcium und Magnesium), Spirulina-Konzentrat (Entschlackung, Entgiftung), Wacholderbeeren-Konzentrat (Anregung der Nierentätigkeit)

Beachten Sie bitte die weiteren Hinweise zu Adler Ortho im Anhang Seite 220.

Entschlackung, Ausleitung

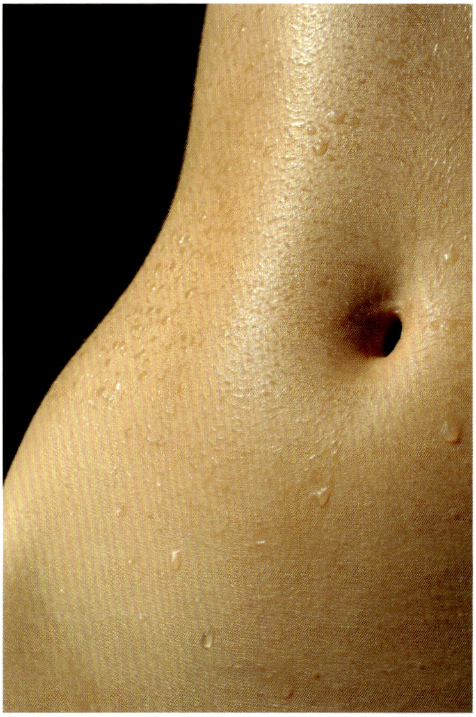

Um den Körper erfolgreich von Schadstoffen und Säuren zu entlasten, das kompaktierte Bindegewebe von Säure zu befreien und den gesamten Stoffwechsel anzukurbeln, bedarf es besonderer Anstrengungen.

Auf diese Anforderungen ist die Adler Pharma mit speziellen Produkten eingegangen. Es gibt eine Pulvermischung aus den Mineralstoffen nach Dr. Schüßler, das Zell Basic. Das Entschlackungsbad BaseCare ist ein spezielles Mineralstoffbadesalz zum Abbau von Säure und Schadstoffbelastungen, es ist ein Basenbad. Ein Stoffwechseltee rundet das Entschlakkungspaket ab. Entnehmen Sie weitere Informationen dazu dem Anhang Seite 222.

Ein spezielles Ausleitungspulver, das Hepaxen, wird eingesetzt bei Amalgambelastung und nach dem Wechsel auf einen unbelasteten Schlafplatz.

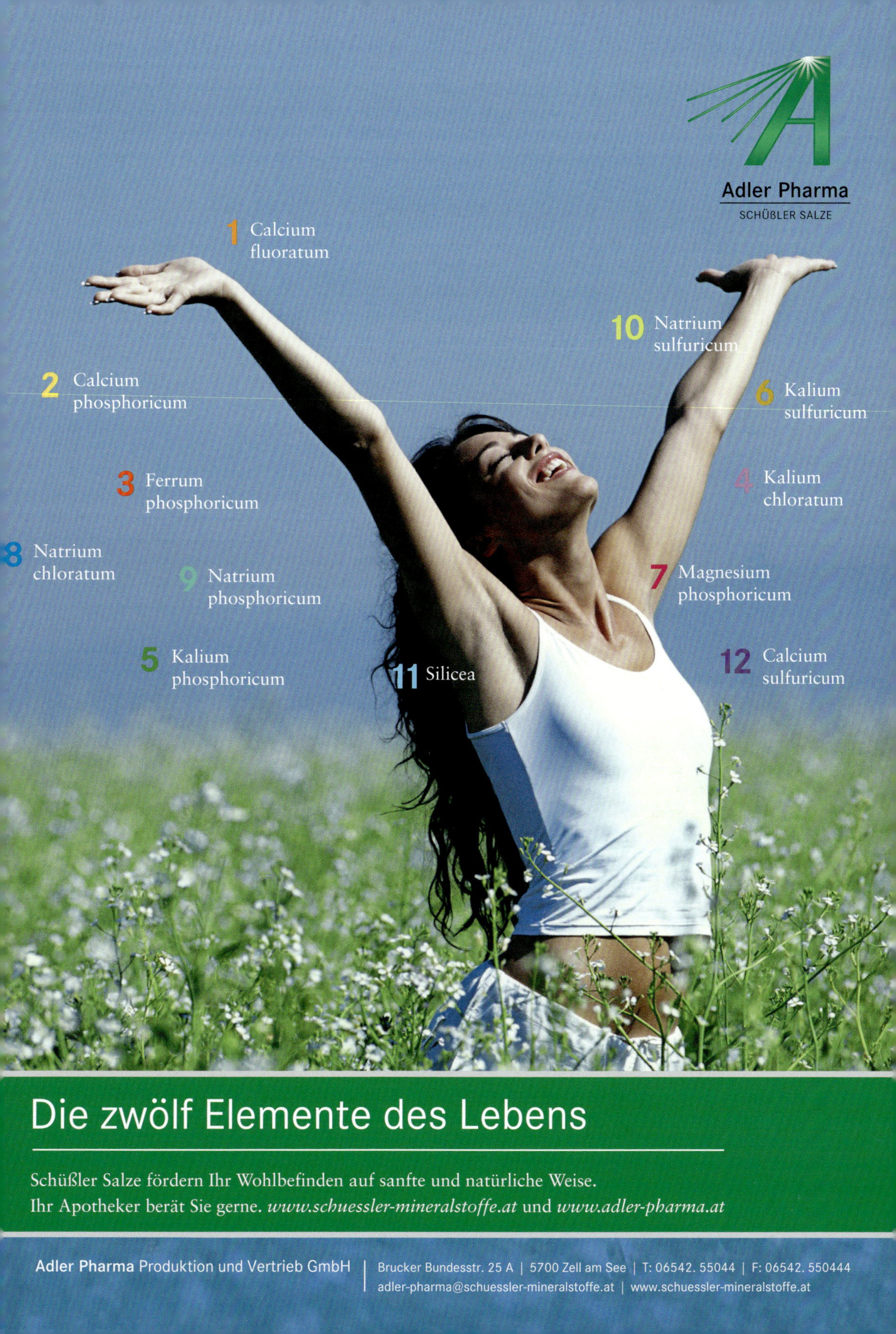

Adler Pharma
SCHÜßLER SALZE
1 Calcium fluoratum
2 Calcium phosphoricum
3 Ferrum phosphoricum
4 Kalium chloratum
5 Kalium phosphoricum
6 Kalium sulfuricum
7 Magnesium phosphoricum
8 Natrium chloratum
9 Natrium phosphoricum
10 Natrium sulfuricum
11 Silicea
12 Calcium sulfuricum
Die zwölf Elemente des Lebens
Schüßler Salze fördern Ihr Wohlbefinden auf sanfte und natürliche Weise.
Ihr Apotheker berät Sie gerne. *www.schuessler-mineralstoffe.at* und *www.adler-pharma.at*
Adler Pharma Produktion und Vertrieb GmbH | Brucker Bundesstr. 25 A | 5700 Zell am See | T: 06542. 55044 | F: 06542. 550444
adler-pharma@schuessler-mineralstoffe.at | www.schuessler-mineralstoffe.at

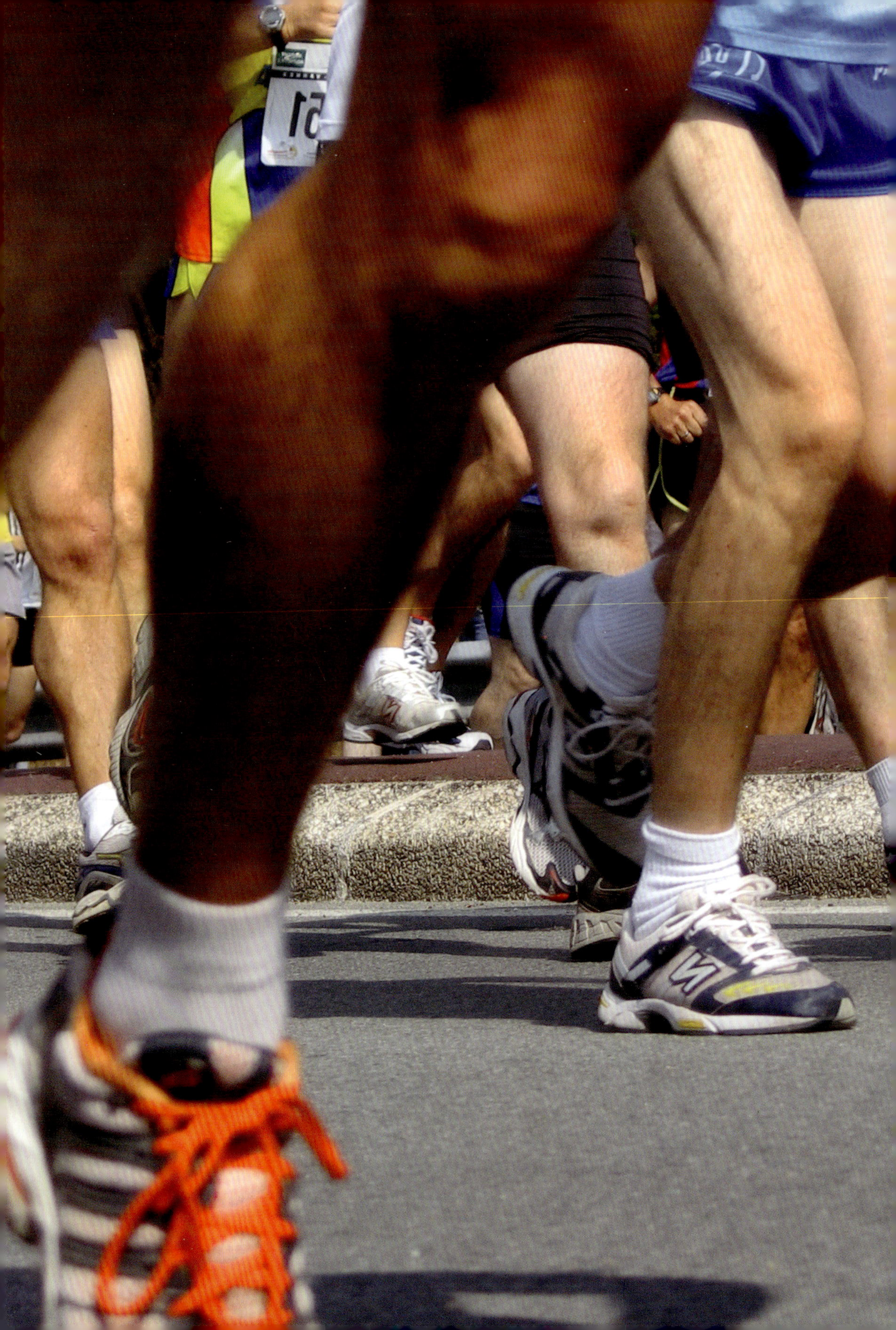

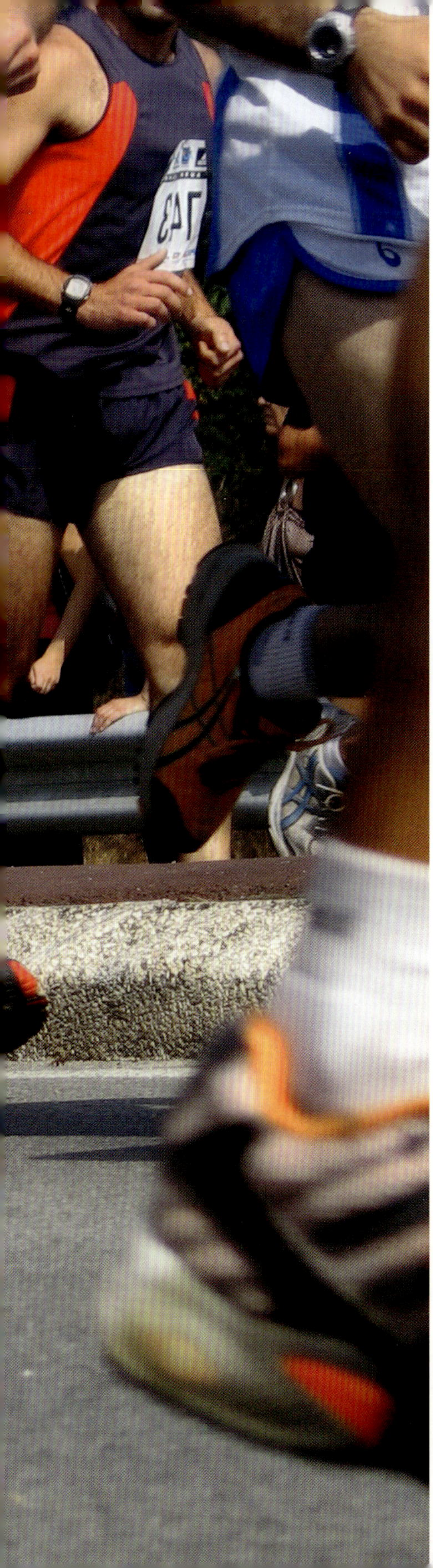

Teil III

Biochemie nach Dr. Schüssler - Grundlagen des Sports

Teil III: Biochemie nach Dr. Schüßler - Grundlagen des Sports

Arten von Energie beim Menschen

Im Körper des Menschen gibt es eine großartige Kombination von ineinander greifenden Energieprozessen:

- Energiegewinnung,
- Energierückgewinnung und
- Energiespeicherung.

Alle Prozesse im Körper sind mit einem Energieaufwand verbunden. Dies muss vor allem bei körperlich anspruchsvollen Tätigkeiten, aber auch bei allen anderen Stoffwechselaktivitäten berücksichtigt werden. Wir unterscheiden beim Menschen verschiedene Arten von Energie.

Muskelenergie

Die Stärke eines Muskels hängt von seiner Masse ab und von der Qualität seines Gewebes, seiner Muskelfasern. Er kann trainiert werden, wobei er an Umfang und an jener Kraft zunimmt, die er zu liefern im Stande ist.

Nach Krankheiten sind sie meistens erschlafft und müssen wieder aufgebaut werden. Man denke nur daran, wie wackelig ein gerade Genesender auf den Beinen steht und wie schnell die Muskeln ermüden. Sie können nur wenig Leistung bringen. Das Myoglobin, das Muskeleisen wurde in der Auseinandersetzung mit der Krankheit vom Organismus „geopfert".

Verdauungsenergie

Der Organismus muss eine erhebliche Menge Energie aufwenden, um alles zu verarbeiten, was wir an Nahrung zu uns nehmen. Deshalb fühlen wir uns manchmal nach einer Mahlzeit so schlapp, oder behaupten, es liege das Essen sogar noch Stunden später schwer im Magen. Sehr oft bieten gekochte Speisen nicht mehr den vollen Wert des Lebensmittels, auch nicht mehr durch das zerstörte Energiefeld die Information über die Möglichkeit der Zerlegung in die wertvollen Bestandteile, sodass ein zusätzlicher Aufwand betrieben werden muss.

„Verbrennungs"energie, die Wärme des Körpers

In einer gebremsten Knallgasreaktion, einer Oxidation, indem sich Kohlenstoff mit Sauerstoff verbindet, entsteht die für uns so wichtige Wärme. Wir sind auf die Aufrechterhaltung einer konstanten Körperwärme angewiesen. Kann sie zu lange nicht aufrechterhalten werden, lässt sich das Leben im Körper nicht mehr länger organisieren. Dasselbe gilt für allzu lange Dauer einer zu hohen Temperatur.

Im Zuge dieser Knallgasreaktion wird dem Körper die Gewinnung des notwendigen Energiemoleküls ATP möglich, welches für alle Stoffwechselvorgänge im Körper die Energiebasis ist.

Nerven"energie" besser Nervenstärke

Wer kennt das nicht, dass eine bestimmte Situation die Nerven so belastet, dass man an die Grenze dieser Belastungsfähigkeit kommt. Ja, dass man schließlich sagt: „Das geht mir so auf die Nerven, das halte ich nicht mehr aus!" Die Nervensubstanz wurde so aufgebraucht, dass sie zu einer weiteren Leistung bzw. Belastung kaum mehr im Stande sind. Man spricht in diesem Zusammenhang von angegriffenen Nerven, es wurde Nervensubstanz verbraucht.

Ein anderes Mal kann genau die gleiche Situation ohne weiteres „verdaut“ werden, sie bringt keine besondere zusätzliche Belastung. Die Nervenenergie hat diesmal ein ganz anderes Niveau und die Belastung wird ohne Mühe ertragen.

Willensenergie

Häufig bekommen Menschen, die sich mehr oder weniger dahinschleppen oder gar keinen Antrieb haben, den guten Rat zu hören: „Wo ein Wille, da ein Weg!“ Für so manchen ist das dann kein Rat sondern ein Rat“schlag“, ein Schlag mitten ins Gesicht. Denn wenn er könnte, dann hätte er schon längst ...

Es gibt Grenzen für das Wollen genauso wie für das Können. Wenn jemandem die Not, wie es umgangssprachlich formuliert wird, bis zum Halse steht und er hört dann den Rat“schlag“: „Du brauchst ja nur positiv denken“, dann klingt das wie Ironie in den Ohren dessen, der schon bis zum Äußersten all seine Energie aufgewendet hat, um nicht ganz unterzugehen.

Charakter“energie“ besser Charakterstärke

Je nachdem, wie die Strukturen im Charakter eines Menschen eingeprägt sind, wie „seine Festplatte programmiert ist“, so verhält er sich auch. Je stärker er glaubt, es komme auf ganz bestimmte Verhaltensweisen an, umso stärker wird er sie einsetzen. Der Mann wird sich dann besonders männlich verhalten oder die Frau besonders weiblich, ein Lehrer ganz nach dem Modell eines guten Lehrers oder der Jugendliche nach dem Klischee eines „richtigen“ Jugendlichen. Wir sprechen heute noch immer von einem „richtigen“ Vater, einer „richtigen“ Mutter, oder sagen: „Das ist ja gar kein richtiges Kind!“

Wer auf solche Modelle fixiert ist und sie besonders konsequent im Leben um- und durchzusetzen im Stande ist, wird als besonders charakterstark beschrieben. Es stellt sich aber manchmal die Frage, ob das tatsächlich eine Stärke ist, oder ein Mangel an weiteren vorhandenen Verhaltensmöglichkeiten, die für eine gewisse Flexibilität sorgen würden.Manche Menschen können einem richtig Leid tun, mit wie viel Energie sie einen besonders männlichen, weiblichen, unternehmerischen oder belehrenden Charakter leben. Modelle, die entweder den herkömmlichen Traditionen entsprechen oder in unserer schnelllebigen Zeit neu geboren wurden.

Das Energiefeld, das „energetische“ Feld

Die Ebene der Energie ist in der Naturwissenschaft umstritten, weil sie in ihren feinsten Bereichen mit Messgeräten nicht feststellbar ist. Sie umfasst die Energiezentren, die im asiatischen Bereich mit dem Wort Chakren beschrieben werden, außerdem die Meridiane und die Akupunkturpunkte. In diese Ebene kann auch die Wetterfühligkeit des Menschen eingeordnet werden, weil sich bei Veränderung der Witterungslage ebenso das magnetische Feld der Erde verändert. Auch die Mondphasen beeinflussen die Energieebene des Menschen, wie viele zu ihrem Leidwesen bestätigen können. Erwähnenswert sind in diesem Zusammenhang noch die Einflüsse der energetischen Strahlungen des Organismus Erde, den „Erdstrahlen“, die elektromagnetischen Einflüsse des Elektrosmog, sowie die Spiegelstrahlung.

Lebensenergie

Die geheimnisvollste Energie ist wohl jene, die es zustande bringt, dass Körper, Pflanzen, Tiere und Menschen in ihrem Gefüge nicht nur erhalten bleiben, sondern auch immer in der optimalen Form organisiert werden, was sich als Gesundheit zeigt.

Es ist die Kraft zum Leben, mit ihr hängt auch die Lebensfähigkeit eines lebendigen Wesens zusammen. Schwindet sie, wird irgendwann einmal der Punkt erreicht, wo sie als Kraft für die Anwesenheit in dieser Welt nicht mehr ausreicht und es zur Verabschiedung aus diesem Lebensbereich kommt.

Energiegewinnung des Körpers

Der menschliche Organismus stellt in sehr komplexen Prozessen permanent Energie zur Verfügung, damit sich der menschliche Körper ausreichend organisieren kann. In den Mitochondrien, den „Kraftwerken der Zellen" wird vor allem über die Atmungskette Adenosintriphosphat – ATP – produziert, es ist das für uns so bedeutungsvolle Energiemolekül.

Überblick über die „Ökonomie" der Energiebereitstellung

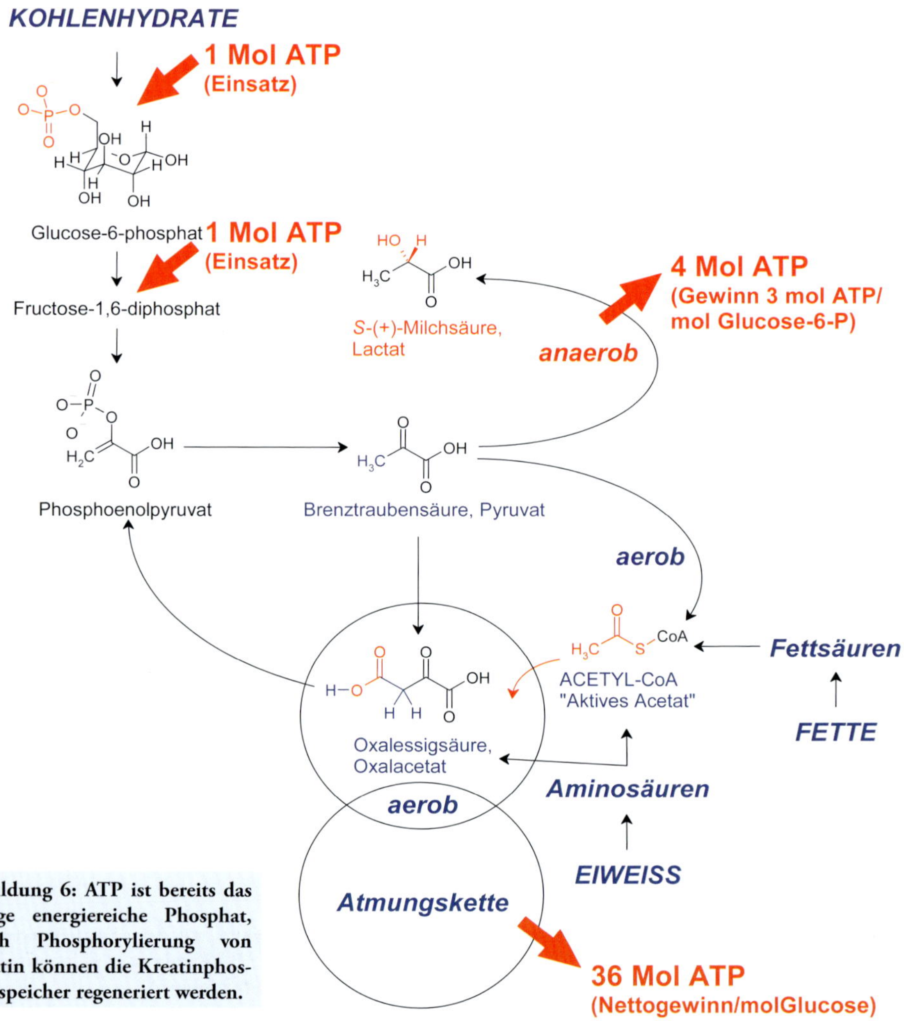

Abbildung 6: ATP ist bereits das fertige energiereiche Phosphat, durch Phosphorylierung von Kreatin können die Kreatinphosphatspeicher regeneriert werden.

Zitronensäurezyklus/Atmungskette

Der Zitronensäurezyklus (auch Zitratzyklus, Citratzyklus, Tricarbonsäurezyklus oder Krebs-Zyklus) ist ein zentraler Kreislauf biochemischer Reaktionen im aeroben Stoffwechsel der Zellen von Lebewesen. Er dient hauptsächlich dem oxidativen Abbau organischer Stoffe und er liefert Zwischenprodukte für Biosynthesen. Namensgeber ist das dabei entstehende Zwischenprodukt Citrat, das Anion der Citronensäure. Die Reaktionsfolge wird nach ihrem Entdecker Hans A. Krebs (1900–1981) auch als Krebs-Zyklus bezeichnet. Krebs erhielt 1953 den Nobelpreis für Medizin für die Klärung metabolischer Abbauwege.

Beim Abbau von Fetten, Zuckern und Aminosäuren entsteht als Zwischenprodukt entstehende Acetyl-CoA. Es wird darin unter Freisetzung von Kohlenstoffdioxid (CO_2) und Wasser (H_2O) zur direkten und indirekten Erzeugung von verfügbarer Energie (ATP) genutzt. Der Zitronensäurezyklus läuft bei Eukaryonten in der Matrix der Mitochondrien, bei Prokaryonten im Zytoplasma ab.

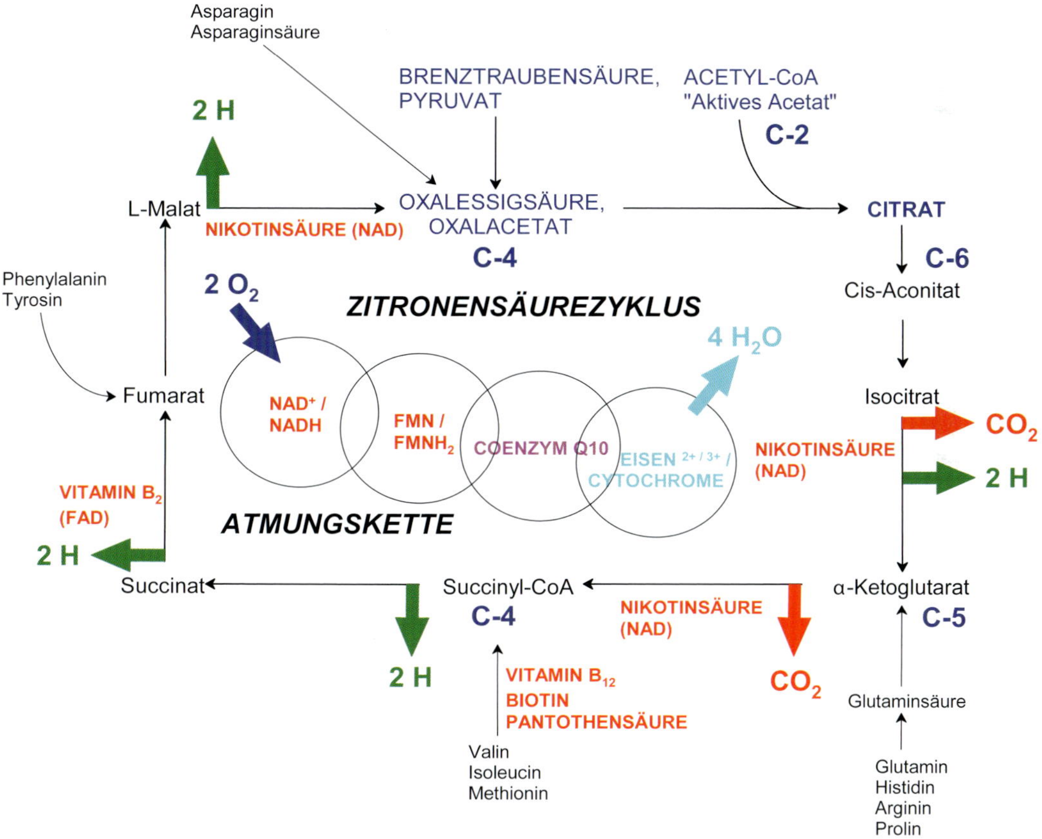

Abbildung 7: Der Zitronensäure-, Citrat-, Tricarbonsäure- oder TCA-Zyklus mit der anschließenden Atmungskette ist das Herzstück der Energiebereitstellung. Auf die Rolle der B-Vitamine als Hilfsstoffe dieser ganz elementaren biochemischen Prozesse werden wir noch im Detail zurück kommen.

Energiebereitstellung im menschlichen Organismus

Tabelle 7: Die Energiebereitstellung beginnt mit der Spaltung von energiereichen Phosphaten, stützt sich anschließend auf die vollständige Oxidation der Glucose und bezieht immer größere Anteile aus der Oxidation der Fettsäuren. Die oxidative Substratverwertung in der mitochondrialen Atmungskette erreicht den höchsten Wirkungsgrad der Energiegewinnung.[28] BCAA = Branched Chain Amino Acids = Verzweigtkettige Aminosäuren (Leucin, Isoleucin, Valin, siehe Kapitel Supplementierung).

Energieform	ATP-Bildung	Zeit	Beispiele
Anaerob = ohne Verwendung von Sauerstoff			
Alactacid = ohne Bildung von Milchsäure als erstem Belastungsstoff einer nicht optimalen Energiegewinnung	1. Zerfall von gespeichertem ATP	Ab Bewegungsbeginn bis 2 (bis 5) sec	Gewichtheber, Wurf- und Stoßdisziplinen
	2. Regeneration von ATP aus ADP und Kreatinphosphat (KP)	Ab Bewegungsbeginn bis 6-8 (bis 20) sec	Sprint über 75 m, Weitspringer
Lactacid = unter Entstehung von Milchsäure	Glykogen/Glucose unter Sauerstoffschuld ° Lactat (= Milchsäure)	Maßgeblich ab ca. der 20. sec bis 50 sec (bis 2 min)	Sprint über 300 m
Aerob = unter Umsetzung von Sauerstoff			
Glykogen = Speicherform von Traubenzucker in Muskeln und Leber bzw. Glucose = Traubenzucker	Oxidation ° Oxalacetat, aktiviertes Acetat ° Einschleusung in Citratzyklus und Atmungskette	Unentbehrlich ab der 2. min, Vorräte reichen für 60-90 min	Ausdauerlauf, Spielsportler
Freie Fettsäuren	Betaoxidation ° Aktiviertes Acetat ° Citratzyklus und Atmungskette	Ab ca. 20 min bis >> 1 h	Langstreckenlauf
Aminosäuren, z. B. BCAA, Arginin	Werden in Citratzyklus und Atmungskette eingeschleust, was in der Gesamtbilanz als schwerer Verlust an Bausubstanz, vor allem Muskelmasse, zu sehen ist Anteil am Energiegewinn bis 10%	Bei schwerem Mangel an Kohlenhydraten	Ausdauersport, Kraftausdauersport

28 G. Neumann, Ernährung im Sport, Meyer und Meyer Verlag, 3. Auflage 2000 (Erstauflage 1996), ISBN 3-89124-415-0.

Für kurze, explosionsartige Höchstleistungen bis etwa 2 Sekunden Dauer wird die Energie fast ausschließlich aus dem Zerfall von Adenosintriphosphat (ATP) gewonnen. Für wenige Sekunden kann ATP aus dessen Spaltprodukt Adenosindiphosphat (ADP) unter Übernahme eines Phosphatrests von Kreatinphosphat regeneriert werden, sodass kurzdauernde Höchstleistungen von insgesamt 6-8 Sekunden mit anaerob-alactazider Energiebereitstellung bestritten werden. Dann ist das ATP-Kontingent der Muskelzelle erschöpft.

Nach 6-8 Sekunden maximaler Leistung gewinnt bereits die Glykolyse an Bedeutung, wobei zunächst anaerob aus Muskelglykogen bzw. daraus freigesetzter Glucose Milchsäure entsteht, welche sich rasch im Blut aufkonzentrieren kann. Man spricht von anaerober, lactacider Energiebereitstellung – der Körper geht eine Sauerstoffschuld zugunsten einer zu erbringenden Leistung ein. Höchstwerte an Milchsäure im Blut werden nach Maximalbelastungen von 40-45 Sekunden Dauer gemessen, z. B. nach einem 400-Meter-Lauf, und können im Bereich von 20 Millimol (mmol)[29]/Liter liegen. Leistungssportler erleben diese Höchstkonzentrationen als intensiven Schmerz in den Muskeln. Zum Vergleich: Bei „normalen" Ausdauerleistungen sollte sich der Lactatspiegel in einem Bereich von 2-4 mmol/Liter bewegen.

29 Die Bezeichnung Millimol bedeutet übersetzt ein Tausendstel Mol. Der Begriff Mol beschreibt die Stoffmenge einer Substanz. Dabei wird immer die Masse einer gleichen Anzahl von Molekülen (= Stoffteilchen) einer chemischen Verbindung in Gramm (g) angegeben. Beispielsweise wiegt 1 Mol Wasser (H_2O, H = Wasserstoff, O = Sauerstoff) 18,016 g, 1 Mol Milchsäure ($C_3H_6O_3$, C = Kohlenstoff) sind 90,08 g. 1 Millimol Lactat entspricht daher ca. 90 Milligramm (mg) Milchsäure in einem Liter Blutflüssigkeit.
Unter einem Molekül versteht man ein aus zwei oder mehreren Atomen bestehendes kleinstes Teilchen einer chemischen Verbindung, das die chemischen und physikalischen Eigenschaften dieser chemischen Verbindung festlegt. Die Molmasse einer chemischen Verbindung hängt daher mit der Anzahl und Art der Atome, die das entsprechende Molekül aufbauen, unmittelbar zusammen.

Mineralstoffe nach Dr. Schüßler und Energiedepots

Und so können Sie mit Schüßler-Salzen Erfolg beim Aufbau Ihrer Energiedepots in der Zelle haben:

➢ Es ist mit herkömmlichen arzneilichen Methoden praktisch nicht möglich, den ATP-Gehalt der Zelle zu erhöhen. Selbst die Supplementierung mit Kreatinphosphat bei Leistungssportlern wie Ruderer oder Hürdensprinter, die sich schnell wiederholende Bewegungsabläufe vollbringen, ist umstritten. Es gibt verschiedene Loadingmodelle mit Kreatin vor Wettkämpfen. Neuerdings wird auch mit Erhaltungsdosen über einen längeren Zeitraum gearbeitet.

➢ Hoch negative Impulse für den Sport kommen hingegen aus der Gentherapie. Diese Methoden bedeuten natürlich einen schweren Eingriff in das menschliche Erbgut und finden sich selbstverständlich auf der Dopingliste.[30]

➢ Hingegen erreichen Sie mit Schüßler-Salzen sehr wohl diese ganz tief gelegene Ebene der Energiebereitstellung in den Energiekraftwerken der Zelle, den Mitochondrien. An folgende **Einzelmittel** ist zu denken:

Nr. 3 Ferrum phosphoricum
Sauerstoff zu den Zellen

Nr. 5 Kalium phosphoricum
Intrazelluläre Energiemoleküle, Kalium- und Phosphorspender

Nr. 6 Kalium sulfuricum
Sauerstoff in die Zellen

Nr. 7 Magnesium phosphoricum
Ist in den Zellen an den Energieträger ATP gebunden und ermöglicht so eine bessere

30 T. Riedl, Österr. Apoth. Ztg. 2009, 63 (2), 111-117.

Umsetzung dieser am raschesten verfügbaren Arbeitsenergie und Koordination der Muskelzelltätigkeit, siehe auch Einleitungskapitel (Magnesium und Wehentätigkeit Seite 35) und Kapitel Ausdauertraining Seite 118

Nr. 17 Manganum sulfuricum
Mitochondriale Energiegewinnung, wirkt vielfach synergistisch zu Nr. 7 Magnesium phosphoricum, Kohlenhydratverwertung, kann ebenfalls an ATP geknüpft werden

Nr. 26 Selenium
Setzt den Sauerstoffbedarf der Gewebe herab, der verfügbare Sauerstoff wird im Sinne einer Ökonomisierung besser verwertet

Lactat

Aus rein *energetischer* Sicht ist das Entstehen von Milchsäure jedoch nicht als Verlust von Glykogenenergie zu werten, da nach dem Ende der Belastung in der Phase der Regeneration, also unter aeroben Bedingungen, Lactat in den ökonomischen aeroben Abbau zurückgeholt werden kann. Bei trainierten Personen ist die Lactatverwertung zudem forciert, wobei Nr. 17 Manganum sulfuricum eine große Rolle spielt.

Nur der Herzmuskel kann das unter Belastung anfallende Lactat zu seinem Vorteil verwerten und verstärkt in die Energiebereitstellung der Herzmuskeltätigkeit einfließen lassen. Der Grund ist darin zu sehen, dass die Durchblutung des Herzmuskels unter Belastung bis zum Fünffachen ansteigt und somit der zum vollständigen aeroben Abbau von Glucose benötigte Sauerstoff auch unter Belastung zur Verfügung steht.[31,32]

Bei Dr. Schüßler liest sich das folgendermaßen: *„Durch die Gegenwart des phosphorsauren Natriums wird die Milchsäure in Kohlensäure und Wasser zerlegt. Genanntes Salz besitzt die Fähigkeit, Kohlensäure zu binden, und zwar nimmt es auf je einen Bauteil Phosphorsäure, die es enthält, zwei Bauteile Kohlensäure auf. Hat es die Kohlensäure gebunden, so führt es dieselbe den Lungen zu. Der in die Lungen einströmende Sauerstoff befreit die nur locker an das phosphorsaure Natrium gebundene Kohlensäure; die letztere wird ausgeatmet und gegen Sauerstoff ausgetauscht, welcher von dem Eisen der Blutkörperchen aufgenommen wird.“*[33]

Und so können Sie mit den Schüßler-Salzen Erfolg beim Abbau von Milchsäure nach Belastungen haben:

➤ Das Entstehen von Milchsäure (Lactat) im Rahmen von sportlichen Betätigungen ist langfristig als Belastung zu einem sich verändernden Bindegewebe zu sehen. Chemisch handelt es sich um eine Säure mit allen Konsequenzen in Bezug auf die Gesamtbelastung des Organismus. Auch wenn Lactat wie erwähnt während der Regenerationsphase in die ökonomische Umsetzung mit Sauerstoff zurückgeholt werden kann, muss sich der Organismus zum Zeitpunkt des Anfalls mit dieser Substanz im Sinne einer Schadstoffbelastung beschäftigen!

➤ Folgende Mineralstoffe helfen mit, die Säurebelastung durch Lactat abzufedern:

Nr. 2 Calcium phosphoricum
Basenspender, Herzklopfen, Herzjagen infolge (kurzfristiger) Übersäuerung des Körpers, z. B. nach sportlicher Betätigung

Steinbildung: Liegt langfristig eine starke Übersäuerung vor, wird intrazelluläres Calcium verbraucht. Extrazelluläres Makrocalcium wird zum Erhalt des physiologischen Calci-

31 W. Forth, D. Henschler, W. Rummel, U. Förstermann, K. Starke, Hrsg., Allgemeine und spezielle Pharmakologie und Toxikologie, Urban & Fischer Verlag München-Jena, 8. Auflage 2001, ISBN 3-437-42520-X.
32 G. W. Goodwin, H. Taegtmeyer, Am. J. Physiol. Heart Circ. Physiol. 2000, 279 (4), H1490-H1501.

33 Zitiert aus: Broy Joachim, 1993, S 102

um-Verhältnisses zwischen dem Zellinneren und Zelläußeren in Form von Steinen, Kalkablagerungen in den Gelenken, Kalkbrücken zwischen den Rippen oder sogar als Kalkgicht (Chondrokalzinose) abgelagert

Nr. 7 Magnesium phosphoricum
Ist ebenfalls ein basischer Mineralstoff

Nr. 9 Natrium phosphoricum
Regulierung von Säure, vor allem Abbau von Lactat, Abbau von überschüssiger Harnsäure, Grundmittel aller Erkrankungen des rheumatischen Formenkreises und anderer Übersäuerungserkrankungen, z. B. Hyperurikämie und Gicht

Nr. 21 Zincum chloratum
Unterstützt den Milchsäureabbau

Nr. 23 Natrium bicarbonicum
Allgemein zur Entsäuerung des Gewebes

Regulation des pH-Wertes im Bindegewebe. Alternative zu allen Basenformulierungen, siehe entsprechendes Kapitel Seite 150/223

➤ Siehe Kapitel Schadstoffbelastung Seite 160, Säuren Seite 150

Länger andauernde Leistungen

Leistungen, die über zwei Minuten hinausgehen, *müssen* unter aeroben Bedingungen, d.h. unter Verbrauch von Sauerstoff, ablaufen. Das in der Muskulatur gespeicherte Glykogen ist die erste Glucosequelle. Nach dessen Erschöpfung wird die Glucoseversorgung durch Glykogenolyse (Spaltung der Depotform Glykogen in Glucose) und Gluconeogenese (biochemische Neubildung von Glucose über verschiedene Wege) in der Leber noch für eine begrenzte Zeitspanne aufrechterhalten.

Nicht-Sportler haben einen Glykogenvorrat im Ausmaß von 300 Gramm (1,5 g/100 g Muskelmasse), der zu Ausdauerleistungen im Ausmaß von ca. einer Stunde befähigt. Leistungssportler rüsten vor Wettkämpfen ihre Glykogen-Speicher mit den Methoden des Carbohydrate loading bis auf mehr als das Doppelte dieses Werts auf.

Ausdauer

In jedem Fall ist die Dauer hochintensiver Ausdauerleistungen durch die Größe der Glykogen-Speicher begrenzt. Dies ist eine ganz entscheidende Aussage, die uns im Kapitel Kohlenhydratbilanz noch eingehend beschäftigen wird!

Denn erst ab etwa 20 Minuten Belastungsdauer gewinnt Oxidation von Fetten bzw. Fettsäuren, die ausschließlich aerob möglich ist, zunehmend an Bedeutung. Die Fettsäuren stellen im menschlichen Organismus also mit Abstand das größte Energiedepot dar, etwa bis 63.000 kcal.[34]

Der ruhende Muskel deckt seinen Energiebedarf zu 20% aus der Oxidation freier Fettsäuren, bei Belastung steigt der Anteil freier Fettsäuren am Energieumsatz auf 35%. Die Konzentration der freien Fettsäuren im Plasma steigt mit Fortdauer der Belastung an.[35] Der Aufschluss der Fettsäuren dient nicht nur dazu, dem Organismus praktisch unbegrenzt Energie zur Verfügung zu stellen sondern hilft vor allem, die wertvollen Kohlenhydratspeicher zu schonen.

Dem Körper eine Grundlagenausdauer anzutrainieren bedeutet, ihn durch sehr moderates Training dazu zu bringen, verstärkt und früher auf die Fettdepots als Energielieferanten zurückzugreifen. Das Vermögen, auch bei höherer Intensität die Energie noch zu einem großen Teil aus dem Fettstoffwechsel gewinnen zu können, ist geradezu ein biochemisches Markenzeichen eines Ausdauerathleten.

34 P. Laupheimer, Apotheker Journal 1997, 19 (3), 22-31 (Laupheimer 1997).
35 R. Mitsuzono, K. Okamura, K. Igaki, K. Iwanaga, M. Sakurai, Appl. Human Sci. 1995, 14 (3), 125-131.

Der Nachteil der Fettsäuren als Energielieferanten besteht nämlich darin, dass ihre biochemische Aufbereitung durch verschiedene Gegebenheiten, beginnend bei der Mobilisierung aus den Fettdepots bis hin zur Umsetzung in den Mitochondrien nur langsam vonstatten geht. Mit immer besserem Trainingszustand kommt es aber zu zweckdienlichen Anpassungen der Muskulatur, z. B. arbeiten die Enzyme in den Mitochondrien schneller. Vor allem steigt die Gefäßneubildung in der ausdauertrainierten Muskulatur maßgeblich an, sodass der für die Umsetzung der Fettsäuren dringend benötigte Sauerstoff besser herangeschafft werden kann.

Ist daher eine rasch verfügbare Energie vonnöten, wird der Organismus immer auf die Kohlenhydrate zurückgreifen, deren Energiepotenzial sehr viel rascher in ATP übergeführt werden kann. Es geht also um den buchstäblich längeren Atem gegen Ende eines Wettkampfes, wo beispielsweise die Energie für den Zielsprint oder die berühmte Rapidviertelstunde im Fußballspiel nur mithilfe der noch vorhandenen Glykogenreserven bestritten werden. Sofern sie eben noch vorhanden sind!

Hier liegt einer der Gründe, warum ein Sportler auf seine Kohlenhydratreserven achten muss und gegebenenfalls Zucker während der Belastung aufzufüllen ist. Siehe Kapitel Bilanzen für Sportler Seite 79.

Energiehaushalt Zusammenfassung

Zusammenfassend können wir also mit Bezug auf die dieses Kapitel einleitende Tabelle festhalten:

- Für das Training der Grundlagenausdauer, d.h. für die raschere Verfügbarkeit der Fette als Energielieferanten, müssen niedrige Belastungsintensitäten eingehalten werden.[36]

- Personen, die Ausdauersport unter dem Aspekt einer Gewichtsreduktion betreiben, sollten sich hauptsächlich in diesem niedrigen Intensitätsbereich aufhalten.[37] Eine Empfehlung besteht darin, aerobes Training auf zwei Einheiten am Tag aufzuteilen. Man könnte beispielsweise mit dem Rad zur Arbeit fahren oder dorthin flott zu Fuß gelangen (30 min) und abends radeln oder laufen (60 min). Die praktische Erfahrung lehrt, dass die Fettverbrennung in der zweiten Tageshälfte besser funktioniert.

- Es unterstützt die Fettreduktion, wenn der Kohlenhydratkonsum zugunsten der Proteinzufuhr etwas eingeschränkt wird, weil der Körper im niedrigen Intensitätsbereich dann relativ früher die Fette als Energielieferanten anzapft. Insbesondere Kraftsportler, die ihre Muskeln aufbauen wollen, treiben so den Fettabbau voran, ohne zu riskieren, dass der Organismus auf Muskeleiweiß zur Energiebereitstellung zurück greift, siehe Tabelle 7.[38]

- Bei einem mehrstündigen Training mit Intensitäten unterhalb des Extensivbereiches (50-60% der maximalen Sauerstoffaufnahmefähigkeit) können bei Ausdauertrainierten sogar 70-90% des Energiebedarfs aus dem Fettstoffwechsel gespeist werden.[39]

- Gut austrainierte Muskelfasern enthalten mehr Fett als nicht ausdauertrainierte Muskelzellen (plus 42%).[40]

36 P. Schrauwen, D. P. van Aggel-Leijssen, G. Hul, A. J. Wagenmakers, H. Vidal, W. H. Saris, M. A. van Baak, Diabetes 2002, 51 (7), 2220-2226.

37 H. T. Giesen, D. Klee, A. Mader, Dtsch. Z. Sportmed. 1999, 50, Sonderheft, 61.

38 Ch. V. Loeffelholz, Leistungsernährung für Kraftsportler, 4. Auflage, Novagenics Verlag 2008, ISBN 3-929002-33-7 (v. Loeffelholz 2008).

39 G. Neumann, Dtsch. Z. Sportmed. 2000, 51 (5), 169-175.

40 V. B. Schrauwen-Hinderling, P. Schrauwen, M. K. Hesselink, J. M. van Engelshoven, K. Nicolay, W. H. Saris, A. G. Kessels, M. E. Kooi, J. Clin. Endocrinol. Metab. 2003, 88 (4), 1610-1616.

Vollwerternährung als Grundlage der sportlichen Leistung

Ein vollwertiger und ausgewogener Speise- und Getränkeplan ist die Grundlage jeder sportlichen Betätigung – auch für Leistungs- und Hochleistungssportler, deren Ernährung entgegen der landläufigen Meinung keinesfalls nur aus Nahrungsergänzungsmitteln, so genannten Supplementen besteht.

Im Unterschied zum Breitensportler, der stets aufgrund des persönlichen Wissensstandes handelt, stehen den Profis im Rahmen der Teambetreuung Spezialisten für die Ernährung zur Verfügung, die die täglichen Speisepläne hinsichtlich Zusammensetzung und Menge punktgenau abstimmen. Die nachfolgende Tabelle orientiert sich im Wesentlichen an der derzeit gültigen Ernährungspyramide, wie sie von den Ernährungsgesellschaften empfohlen wird. Es gelten für Sportler daher zunächst dieselben Forderungen hinsichtlich der Ernährung wie sie eigentlich für alle Menschen als nützlich erachtet werden.[41]

Wie bereits eingangs erwähnt, ist aber beim Sportler der tägliche Energiebedarf im Ausmaß des Leistungsumsatzes während der Belastung vergrößert, d.h. die Qualität der Ernährung bleibt bestehen, die aufgenommenen Mengen dürfen entsprechend größer sein.

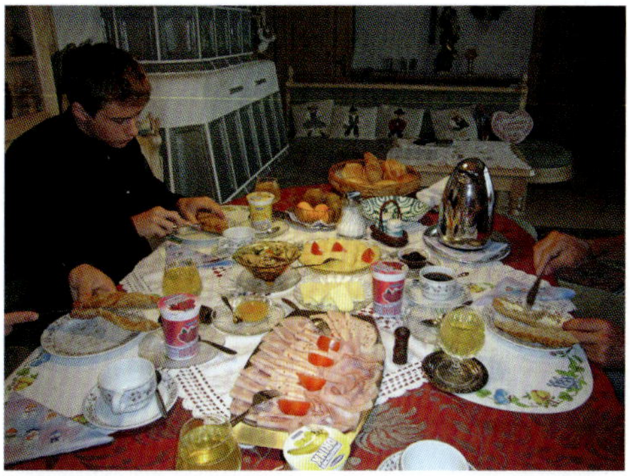

Abbildung 8: Sportler sollten sich für ein reichhaltiges Frühstück die nötige Zeit nehmen. Kalorisch deckt es etwa 20% des Tagesbedarfs ab.

Tabelle 8: Zusammenstellung von Lebensmitteln, die im Speiseplan von Sportlern auf jeden Fall regelmäßig vorkommen sollten. Die Tabelle orientiert sich im Wesentlichen an den Empfehlungen der Ernährungsgesellschaften für eine gesunde Vollwerternährung.

Kohlenhydrate
Vollkornbrot, Getreideschrot, Vollkornflocken, Kartoffeln, Vollreis, Vollkornnudeln, Haferflocken - Vollkornvarianten bevorzugen, d.h. Getreidemehle und Reis mit Schale und Keim - Suppen mit stärkehaltigen Einlagen, z. B. Nudeln, Grieß, Einmachsuppe - Getreidegerichte: Risotto, Aufläufe, Nudel- und Reisgerichte, Spaghetti, Schinkenfleckerl - Süßspeisen: Palatschinken, Topfenpalatschinken, Kaiserschmarren, Grießschmarren, Grießkoch, Grießauflauf, Reisauflauf, Milchreis, Scheiterhaufen, Nudelauflauf - Müsli
Honig oder Marmelade, kleine Mengen an Rohrzucker, Vollkornkekse, Fruchtkonzentrat

41 Österreichischer Ernährungsbericht 1998, 2003 und 2008, Deutsche Gesellschaft für Ernährung 1991 bzw. Referenzwerte für die Nährstoffzufuhr 2000.

Ernährungstipps für den Wettkampftag:

Frühstück am Wettkampftag: Kohlenhydrat-betont, vorzugsweise Müsli ohne allzu großen Ballaststoffanteil (Cornflakes, Haferflocken), Vollkornbrot mit magerem Topfenaufstrich oder klassisches Frühstück mit Semmeln/Weißbrot, Butter, Honig/Marmelade. Weiters geeignet sind Nudel- oder Reisgerichte.

Ab 30 Minuten vor dem Start, also in der Regel während der Aufwärmphase, dürfen „schnelle Zucker", also Kohlenhydrate mit hohem glykämischen Index, die rasch Glucose zur Verfügung stellen, eingesetzt werden. Es fällt dann der Glucose-Spiegel während der ersten Viertelstunde der Belastung geringer ab.[42]

Das ist als Vorteil zu sehen und deshalb eine bemerkenswerte Reaktion, weil Kohlenhydrate mit hohem glykämischen Index normalerweise eine Insulin-lockende Wirkung haben. Insulin würde dafür sorgen, dass der Blutzuckerspiegel sinkt, was die sportliche Leistungsfähigkeit herabsetzen könnte. Die Begründung liegt darin, dass die in dieser unmittelbaren Vorbereitungsphase einsetzende Stressreaktion Katecholamine aus dem Nebennierenmark freisetzt. Diese wiederum unterdrücken die Insulin-Ausschüttung. Der Blutzuckerspiegel bleibt stabil.[43]

Ernährung während des Wettkampfes: Haferflocken, Cornflakes, trockenes Biskuit, Sport- oder Energieriegel, Reiswaffeln, Vollkornkekse, Müsliriegel, Fruchtschnitten - erzeugen ein lang anhaltendes Sättigungsgefühl, Bananen, Nektarinen, Trockenfrüchte, Salzkekse - bei mehrstündigen Belastungen, Weißbrot mit Topfenaufstrich, Babynahrung.

Nachwettkampfphase - Beginn der Regeneration:

- Zugeführte Supplemente und Mahlzeiten von flüssig über breiig nach fest gestalten!
- Unmittelbar nach dem Wettkampfende liegt der Schwerpunkt auf den kohlenhydrathaltigen Flüssigkeiten, doch soll schon bald mit leicht verdaulichem Eiweiß kombiniert werden.
- Überschlagsmäßig sollten 40-60 g Kohlenhydrate pro Stunde in einstündigen Intervallen fünf Stunden lang angeboten werden, wobei für Hobbysportler 20-40 g ausreichend sind. Leistungssportler benötigen höchstens 80 g Kohlenhydrate pro Stunde.
- Für die mittlere Phase der Regeneration werden breiige Nahrungsmittel vorgeschlagen, z. B. Milchmixgetränke, dicke Suppen, Pudding und Bananen.
- An festen Nahrungsmitteln geeignet sind Weißbrot, Reis, Kartoffeln, Teigwaren und Bananen, aber auch Vollkornprodukte, Trockenfrüchte und Hülsenfrüchte.[44]

Gemüse

Rohes oder gekochtes Gemüse, Gemüsesäfte

- Fermentierte Gemüse: Sauerkraut
- Lauchgemüse: Knoblauch, Bärlauch, Zwiebeln
- Kohlgemüse: Kraut, Kohl, Broccoli, Kohlsprossen
- Hochvitamingemüse: Karotten, rote Paprika
- Folsäure-reiches Gemüse: Mangold
- Gemüse-Vollwertküche bzw. Anleihe aus der Krebsschutzküche:[45,46] Sojalaibchen, Gemüsehirse, Grünkernbratlinge, pikanter Maisauflauf, Zwiebelsuppe mit Dinkel oder Roggengrütze mit Sonnenblumenkernen
- Leichtverdauliche Gemüse: Sellerie, Kochsalat, Spinat, Zucchini
- Salat

Obst

Frischobst, Früchte der Saison, Obstsäfte
- Basisobst für Sportler: Bananen, Äpfel
- Beerenobst mit antioxidativen roten Farbstoffen: Preiselbeeren, Schwarzbeeren, Holunder
- Hochvitaminobst: Sanddorn, Erdbeeren, Kiwi, Zitrusfrüchte

Trockenobst: Rosinen, Feigen, Marillen
- Enthält überdurchschnittlich viel Kalium, das den Glykogenaufbau nach sportlichen Belastungen unterstützt

Eiweiß (Fleisch, Geflügel, Fisch, pflanzliches Eiweiß)

Fettarmes Fleisch, Geflügel
- Rind, Kalb, Huhn (ohne Haut)
- Bei Nicht-Sportlern ist ein Fleischkonsum von 2 bis 3-mal wöchentlich ausreichend

Eier
- 3 Stück wöchentlich werden als ausreichend erachtet
- Bei (Leistungs-)Sportlern eventuell ein Ei täglich

Fisch, Seefisch
- Magerfische: Seelachs, Scholle, bedingt Hecht und Forelle
- Fettfische (Omega-3-Fettsäuren, bei Sportarten mit maßgeblicher Kraftkomponente sehr interessant): Lachs, Thunfisch, Makrele, Hering

Sojaprodukte (Vegetarier!): Sojabohnen, Tofu, Sojagranulat

Gekeimtes Getreide (Weizenkeime), Hefeflocken oder Hefeextrakt
- Müslibestandteile

Milch, Milchprodukte

Milch, Sauermilch, Magertopfen, Joghurt, Käse (40% i.d.T.)

Hochwertiges Fett

50 g Verzehrfett pro Tag, z. B. 30 g Streichfett und 20 g Zubereitungsfett
- Auf ungesättigte Fettsäuren achten, vor allem einfach ungesättigte Fettsäuren (Olivenöl, Rapsöl, Erdnussöl), Omega-3-Fettsäuren (Leinsamenöl, Fischöle, Rapsöl), Omega-6-Fettsäuren (Distelöl, Traubenkernöl, Sonnenblumenöl)
- Streichfett durch hochwertiges Pflanzenöl ersetzen, z. B. ein Esslöffel Leinsamenöl ins Frühstücksmüsli oder ein Esslöffel Walnuss- oder Rapsöl über den täglichen Salat

Nüsse
- Selenreiche Nahrungsmittel: Kokosnüsse, Paranüsse, Kamut-Weizen

Süßigkeiten, Mehlspeisen

- Haben in den Speiseplänen von Sportlern eigentlich keinen Platz
- Rigorose Rohrzuckerkontrolle
- Siehe oben Kohlenhydratküche: Fettarme Süßspeisen bevorzugen

Getränke
Wasser, Mineralwasser
Kaffee, Schwarzer Tee, Grüner Tee
- Mäßige Coffeinzufuhr
Obstsäfte (Apfel-, Citrus-, Trauben-, Johannisbeersaft), Gemüsesäfte, Malzbier
Alkohol – nur in kleinsten Mengen akzeptabel
- Rotwein, Bier

Fußnoten zur Tabelle 8:

42 S. P. Tokmakidis, K. A. Volaklis, Int. J. Sports Med. 2000, 21, 453-457.

43 R. Mitsuzono, K. Okamura, K. Igaki, K. Iwanaga, M. Sakurai, Appl. Human Sci. 1995, 14 (3), 125-131.

44 Muster eines Beratungsstandards, Kohlenhydrate in der Ernährung von Breitensportlern, www.dge.de 1998.

45 S. Knasmüller, Forum Dr. med 2001, Nr. 2, 50-51.

46 S. Pippich, Österr. Apoth. Ztg. 2000, 54 (16), 756-758.

Wenn Sie mit Ihrem Gewicht nicht zufrieden sind!

Auf dieses Problem gibt das Buch „Gesund abnehmen mit Schüßler-Salzen“ ausführliche Antworten, siehe Literaturliste Seite 234.

Und so können Sie mit Schüßler-Salzen Erfolg haben, wenn Sie meinen, Ihren Diätplan nicht optimal zu gestalten oder umzusetzen:

- Schwerpunkt Fettstoffwechsel

Nr. 9 Natrium phosphoricum

Hauptmittel bei Dickleibigkeit durch ein Zuviel an Körperfett (das Fett schwabbelt an jedem Körperteil extra für sich, z. B. an Kinn, Oberarm, Bauch).

Eine besondere Belastung entsteht durch Trans-Fettsäuren aus gehärteten Pflanzenfetten, für die der menschliche Organismus keinen enzymatischen Aufschluss hat.

Nr. 18 Calcium sulfuricum

Wenn die Nahrung nicht vernünftig in den Körperstoffwechsel integriert werden kann.

Nr. 19 Cuprum arsenicosum

Anwendung bei Hypercholesterinämie, die manchmal mit einem Kupfermangel zusammenhängt.

Nr. 27 Kalium bichromicum

Steuert die Cholesterinsynthese, dabei Reduktion des Gesamt-Cholesterins und Erhöhung des HDL-Cholesterins.

Chrom beeinflusst den Hunger-Sättigungsmechanismus und fördert so die Gewichtsabnahme.

- Schwerpunkt Eiweißstoffwechsel, siehe entsprechendes Kapitel Seite 80/158.

- Schwerpunkt Schadstoffe, siehe Seite 160.

➢ Andere Stoffwechselprobleme

Nr. 2 Calcium phosphoricum

Neigung zur Steinbildung (Niere, Galle), da zur Neutralisierung überschüssiger Säure Mikro-Calcium verwendet wird. Fehlt das feinstoffliche Calcium, sinkt auch der Spiegel an grobstofflichem Calcium, indem Calcium in Form von Steinen ausfällt. Ist genügend Calcium vorhanden, kann die Säure ausgeschieden werden bzw. Nieren- und Gallensteine werden durch die Nr. 2 abgebaut, weil das grobstoffliche Calcium in Lösung gehalten wird bzw. als Baustoff eingebunden wird und eingebunden bleibt. (Siehe auch Seite 31)

Nr. 3 Ferrum phosphoricum

Für die Verdauung benötigt der Organismus ein großes Quantum an Energie, das durch Nr. 3 Ferrum phosphoricum zu einem großen Teil zur Verfügung gestellt wird. Im Verdauungsbereich ist die Durchblutung der Darmwand und der Darmzotten von besonderer Bedeutung.

Spezielle Grundbilanzen beim Sportler

Substitution oder Supplementierung

Substitution

Damit stoßen wir auf zwei Fachbegriffe, deren Klärung für die weitere Lektüre unbedingt notwendig ist.

Substitution bedeutet ganz allgemein den Ersatz für Fehlendes, Umgesetztes oder Verlorengegangenes. Es werden Defizite wieder auf ein Maß ergänzt, wie es für den durchschnittlichen Menschen als normal erachtet wird. Substitution dient also der Grundsicherung jeder Leistung, weil erst mit der Verfügbarkeit bestimmter Substanzen und Mengen davon der „Organismus Mensch“ bzw. das „System Mensch“ funktioniert.

Als Beispiel für eine Erkrankung, bei der etwas fehlt, dient der Diabetiker, dessen Insulin-Produktion aus welchen Gründen auch immer reduziert oder gar eingestellt wurde. Erhält er Insulin in Form der Substitution und versucht man darüber hinaus, das Hormon so zuzuführen, wie es auch beim Gesunden im Tagesverlauf ausgeschüttet wird, hat der Diabetiker abgesehen von der Unbequemlichkeit des Spritzens kaum Nachteile in Bezug auf seine übrige Gesundheit und seine Lebenserwartung. Das gelingt mit den modernen Arzneimitteln recht gut. Man sagt, er ist gut eingestellt und meint damit, dass die Substitution von Insulin optimiert werden konnte.

Als bereits spezielleres Beispiel für Sportler dient der Schweiß, der unter körperlicher Belastung entsteht. Wie jeder weiß, gehen dem Körper damit Wasser und Salze (Elektrolyte), aber auch Spurenelemente verloren. Diese müssen im Sinne einer Substitution ersetzt werden. Dem Trinken im Sport kommt eine essenzielle Bedeutung zu, siehe weiter unten. Gehen Wasser und Elektrolyte durch Unachtsamkeit oder schlecht gewählte Getränke über ein bestimmtes Ausmaß verloren, kann das einen Leistungsabbruch erzwingen und zu ernsthaften gesundheitlichen Schäden führen.

Grundprinzip der Substitution mit Schüßler-Salzen:

Die Mineralstoffe nach Dr. Schüßler werden im Sinne einer Substitution eingesetzt. Verlorengegangenes wird also ersetzt, Speicher werden wieder aufgefüllt.

Bei allen Störungen des Körpers, die auf ein Defizit in der Versorgung mit Betriebsstoffen zurückgeführt werden können und regenerierbar sind, sind Mineralstoffe nach Dr. Schüßler wirksam!

Supplementierung

Im Unterschied zur Substitution kommen bei der Supplementierung Substanzen zum Einsatz, die für das normale Funktionieren des Organismus nicht unbedingt nötig sind. Darüber hinaus werden diese Stoffe gelegentlich in Mengen eingesetzt, wie sie mit einem wissenschaftlich akzeptierten physiologischen Erfordernis kaum mehr in Einklang zu bringen sind. Es werden aber auch Substanzen propagiert, für die es überhaupt keine ernährungsphysiologischen Empfehlungen gibt. In diesem Punkt scheiden sich dann die Geister über der Frage, ob man im Sport, vor allem im Hochleistungssport, Supplemente braucht und ob sportliche Höchstleistungen ohne Supplemente überhaupt möglich sind.

Wir befinden uns auch hier sehr rasch in einem Graubereich zu den unerlaubten Eingriffen in die sportliche Leistungsfähigkeit, wie z. B. dem Doping. Doping ist im Grunde nichts anderes als die Supplementierung mit Wirkstoffen – seien es beispielsweise körpereigene Hormone oder körperfremde Substanzen – die eine wissenschaftlich gesicherte leistungssteigernde Wirkung entfalten. Der Anwender verschafft sich somit einen unfairen Vorsprung gegenüber den Athleten, die den sportlichen Erfolg kraft der eigenen Leistungsfähigkeit mit Training erreichen wollen.

Als Beispiel für eine unerlaubte Maßnahme dient das männliche Sexualhaupthormon Testosteron, das zu einem vermehrten Muskelaufbau während der Vorbereitungszeiten, zu einem aggressiveren Verhalten während des Wettkampfes und zu einer verbesserten Regeneration nach einer sportlichen Belastung führt. Es ist nicht verwunderlich, dass ein derartig universell, die sportliche Leistung fördernder Wirkstoff immer wieder zum Objekt der Begierde für Athleten wird. Fast die Hälfte aller aufgedeckten Dopingvergehen gehen auf das Konto von Testosteron und seiner chemischen Abwandlungsprodukte!

Eiweiß als Supplement

Wir können die Problematik aber auch wieder auf die Bedürfnisse des einfachen Hobbysportlers herunter brechen und uns der Frage widmen, ob etwa für Läufer oder Radfahrer bereits eine vermehrte tägliche Eiweißzufuhr angezeigt ist. Darüber gibt es dann den Disput unter Fachleuten. Die einen meinen, die mutmaßlich zu erhöhende Eiweißzufuhr könne ohne Mühe über den täglichen Speiseplan abgedeckt werden, indem eiweißhaltige Speisen wie z. B. Fisch vermehrt gegessen werden. Bedenkt man den als ernährungsphysiologisch notwendig erachteten täglichen Eiweißbedarf von 0,8 Gramm pro Kilogramm Körpergewicht (0,8 g/kg KG), wird man kaum eine Begründung für die vermehrte Eiweißzufuhr finden können, weil man aus der Analyse der durchschnittlichen europäischen Ernährungsprotokolle weiß, dass täglich ca. 100 g Eiweiß gegessen werden. Eine Person mit 70 kg Körpergewicht hätte nach der obigen Rechnung jedoch nur einen Bedarf von 60 g Eiweiß pro Tag.

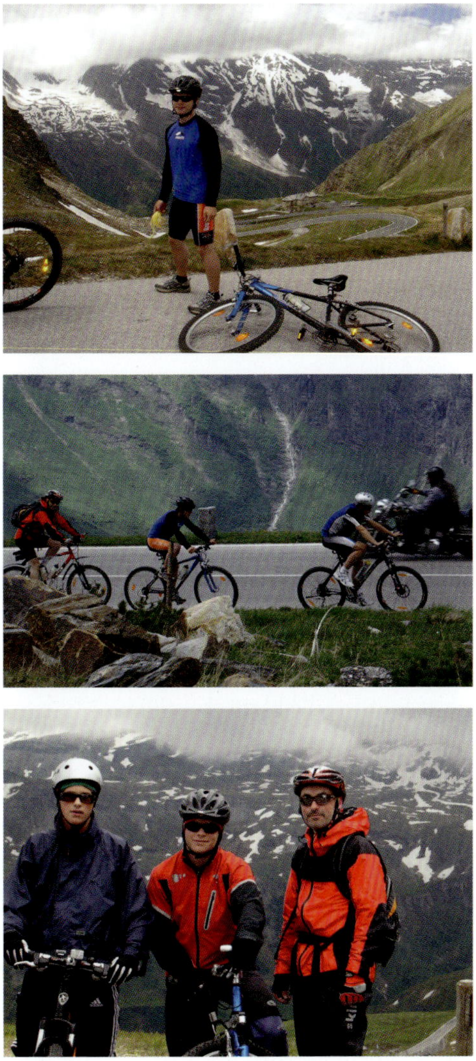

Abbildung 9: Die Großglockner-Hochalpenstraße ist eine absolute Herausforderung für Radfahrer, die Bergkulisse ist prächtig. Kraft-Ausdauersportler haben einen erhöhten Eiweiß-Bedarf im Vergleich zum Nicht-Sportler. Jugendliche Hobbyradfahrer werden den Mehrbedarf über einen entsprechend gestalteten Speiseplan decken können.

Die Befürworter werden ins Treffen führen, dass unmittelbar nach einer gewebsbelastenden sportlichen Belastung in den Muskeln sehr viele kleine Verletzungen passiert sind, also nur mikroskopisch sichtbare Veränderungen im Bereich der Muskelkraft-erzeugenden Strukturen in den Muskelzellen bis hin zu feinsten Muskelfaserrissen. In dieser ersten Phase der Regeneration haben die Gewebe eine vermehrte Tendenz angebotenes Eiweiß bzw. die daraus gewonnenen Aminosäuren einzubauen und so das Gewebe rasch wieder instand zu setzen. Das Angebot aus Eiweißkonzentraten bzw. Aminosäuren kann für diese Zwecke besser umgesetzt werden als das Eiweiß aus einer normal zubereiteten Mahlzeit. Es sei hier auf die fundamentale Bedeutung von Nr. 4 Kalium chloratum verwiesen, das als Betriebsstoff für die Bildung bzw. Regenerierung von Faserstoffen der entsprechende Betriebsstoff ist.

Für Kraftausdauersportler konnte in einem Simulationstest zur Tour de France gezeigt werden, dass der Eiweißbedarf mit 1,7 g/kg Körpergewicht und Tag zu veranschlagen ist.[47]

Um in diesen Fragen einen Kompromiss zu finden, könnten wir uns darauf verständigen, dass nur Personen, die von sich behaupten, gewebebelastend und kräfteverzehrend zu trainieren, eine Eiweiß- oder Aminosäurensupplementierung in Erwägung ziehen sollten.

Beispielsweise würde die tägliche Zufuhr von 30-35 g Eiweißkonzentrat in 250 ml Magermilch (0,5% Fett) unter Hinzurechnung der Eiweißanteile in den durchschnittlichen Tageskostplänen den vertretbaren Rahmen nicht sprengen! Stehen allerdings eiweißreiche Hauptmahlzeiten am Tagesplan, wird eine Eiweißsupplementierung an solchen Tagen nicht notwendig sein.

Als oberer Rahmen für die längerfristige Eiweißzufuhr können 2,0 g/kg KG verantwortet werden. Sie kommt aber in der Praxis nur für reine Kraftsportler in Frage. Bei einer täglichen Proteinzufuhr größer als 2,0 g/kg KG kann es zur Überlastung der Nieren durch erhöhte

47 F. Brouns, W. H. Saris, J. Stroecken, E. Beckers, R. Thijssen, N. J. Rehrer, F. ten Hoor, Int. J. Sports Med. 1989, 10, (Suppl. 1), S32-S40.

Bildung harnpflichtiger Stickstoff- und Schwefelhaltiger Substanzen sowie zu erhöhten Wasserverlusten durch deren Ausscheidung kommen.[48] Zusätzlich kommt es vermehrt zu Gehörstürzen bei Sportlern, weil das Blut an Viskosität zunimmt, da es mit Eiweiß überlastet ist – hier besteht ein unmittelbarer Zusammenhang zwischen Nr. 2 Calcium phosphoricum und Nr. 4 Kalium chloratum. Das Hauptabbauprodukt von Eiweiß bzw. von den Aminosäuren ist Ammoniak. Er gelangt zunächst in die Leber und wird dort in Harnstoff chemisch gebunden und über die Niere ausgeschieden. Ammoniak kann eine so genannte zentrale Ermüdung auslösen und daher die Leistungsfähigkeit eines Sportlers unterlaufen. Seine rasche Ausscheidung im Harn ist daher wünschenswert.

Und so können Sie mit Schüßler-Salzen Erfolg bei der Steuerung der körpereigenen Eiweißsynthese haben:

- Bestimmte Mineralstoffe nach Dr. Schüßler haben Einfluss auf die körpereigene Eiweißsynthese und beschäftigen uns gleich in zweifacher Weise.

- Zum einen dürfen wir davon ausgehen, dass gerade die Normalbevölkerung zu viel Eiweiß zuführt, was langfristig zu einer Belastung beitragen kann. Diese betrifft vor allem das Bindegewebe, wo Säuren aus dem Eiweißabbau zurück bleiben. Unter dem Aspekt, dass Eiweiß im tierischen und menschlichen Organismus vielfach als Baumaterial dient, kommt es in weiterer Folge zu einer Verfestigung des Bindegewebes, wir sprechen von Kompaktierung. Lesen Sie mehr darüber im Kapitel „Besondere Beanspruchungen des Stoffwechsels durch spezielle Belastungen“ Seite 150.

48 I. Elmadfa, C. Leitzmann, Ernährung des Menschen, Verlag Eugen Ulmer Stuttgart, 4. Auflage 2004, ISBN 3-8252-8036-5.

- **Einzelmittel**

Nr. 2 Calcium phosphoricum

Durch einen Mangel an Nr. 2 Calcium phosphoricum, kann Eiweiß nicht verarbeitet werden und beginnt sich abzulagern. Es kommt zu Aufschwemmungen in der Körpermitte. Konstitutioneller Hinweis: Dickleibigkeit durch Eiweiß hat eine feste Körperstruktur und schwabbelt nicht.

Nr. 4 Kalium chloratum

Dieser Mineralstoff ist der „Klebstoff“, mit dem der Organismus die mit Hilfe von Nr. 2 Calcium phosphoricum gebildeten Eiweißpartikel zu Faserstoffen zusammenbaut. Haben allerdings Faserstoffe ihren Halt verloren (siehe dazu die Ausführungen zu Nr. 4 Kalium chloratum Seite 32), so hilft dieser Betriebsstoff, diese wieder zu binden und für den Betrieb des Körpers wieder zur Verfügung zu stellen. Nr. 4 reguliert die Blutviskosität.

Nr. 9 Natrium phosphoricum

Säureregulierung, Säure- Basenhaushalt.

Nr. 12 Calcium sulfuricum

Hauptmittel als Betriebsstoff für die Durchlässigkeit des Bindegewebes und des abbauenden Eiweißstoffwechsels, siehe auch das Kapitel Schadstoffbelastung Seite 160.

Nr. 17 Manganum sulfuricum und
Nr. 23 Natrium bicarbonicum

Fördern die Ammoniak-Entgiftung in der Leber bzw. die Harnstoffproduktion: Ammoniak ist ein Abfallprodukt aus einem zu hohen Eiweißumsatz und wird über den Harnstoffzyklus entsorgt.

➢ **Bewährte Mischung**: Eiweißhaushalt

Mineralstoff	Spezieller Bedarf	Stück/Tag
Nr. 2 Calcium phosphoricum	Aufbauender Eiweißstoffwechsel	10-20
Nr. 4 Kalium chloratum	Regulierung des Eiweißstoffwechsels, Aufbau von Bindegewebsstrukturen	10-20
Nr. 9 Natrium phosphoricum	Regulierung der Säure	20-30
Nr. 10 Natrium sulfuricum	Unterstützung der Leber, Ammoniakabbau	20
Nr. 12 Calcium sulfuricum	Abbauender Eiweißhaushalt, Kompaktierung	10
Nr. 17 Manganum sulfuricum	Ammoniakabbau	7
Nr. 23 Natrium bicarbonicum	Ammoniakhaushalt	7-10

➢ **Bewährte Mischung**: Eiweißstoffwechsel bei gesteigerter Eiweißzufuhr

Mineralstoff	Spezieller Bedarf	Stück/Tag
Nr. 2 Calcium phosphoricum	Aufbauender Eiweißstoffwechsel	10-20
Nr. 4 Kalium chloratum	Regulierung des Eiweißstoffwechsels, Aufbau von Bindegewebsstrukturen	10
Nr. 5 Kalium phosphoricum	Energie	10
Nr. 8 Natrium chloratum	Feuchtigkeit im Gewebe	10
Nr. 9 Natrium phosphoricum	Regulierung der Säure	20-30
Nr. 10 Natrium sulfuricum	Unterstützung der Leber, Ammoniakabbau	20
Nr. 11 Silicea	Stärkung des Bindegewebes, Struktur	10
Nr. 12 Calcium sulfuricum	Abbauender Eiweißstoffwechsel, Förderung des Abtransportes der belastenden Substanzen	30
Nr. 17 Manganum sulfuricum	Ammoniakstoffwechsel, ATP-Gewinnung in den Mitochondrien, Aufbau von Fasergewebe und Knorpelsubstanz	10
Nr. 23 Natrium bicarbonicum	Ammoniakhaushalt	7-10

Muskelaufbau

➢ Auf der anderen Seite können beispielsweise Ausdauersportler, deren Sportart auch eine gewisse Kraftkomponente beinhaltet, wie z. B. Radfahrer oder Langläufer und reine Kraftsportler an einem Muskelaufbau sehr interessiert sein. Erfahren Sie Näheres im Kapitel Kraftsport und Muskelaufbau Seite 137.

➢ **Einzelmittel**

Nr. 2 Calcium phosphoricum

Ist der wichtigste Mineralstoff für den Muskelaufbau. Er steuert den Aufbau des körpereigenen Eiweiß, welches mit Hilfe von Nr. 4 Kalium chloratum die Muskelfasern bildet.

Nr. 4 Kalium chloratum

Aufbau der extrazellulären und intrazellulären Matrix, z. B. von Kollagen, Elastin und anderen fibrillierten Makromolekülen.

Nr. 4 ist daher ein wichtiger Mineralstoff für das Binde- und Stützgewebe sowie für alle Schleimhäute.

Nr. 6 Kalium sulfuricum

Sauerstoff-Übermittlung in die Zelle, hält den Sauerstoff in der Zelle, Atmungskette.

Ausleitung von Schlacken aus dem Körper überall dort, wo der Sauerstoffübertritt in die Gewebe träge geworden ist.

Tiefgreifende Zellreinigung

(Nr. 3 Ferrum phosphoricum bringt den Sauerstoff bis zur Zelle)

Nr. 10 Natrium sulfuricum

Alle Verbrennungs- und Röststoffe, wie sie etwa beim Rauchen (Teerstoffe) oder beim Genuss von Geräuchertem, gegrilltem Fleisch, Kaffee und Tee in den Körper gelangen, benötigen zu ihrer Verarbeitung und Ausscheidung besonders viel Natriumsulfat – der Lebermetabolismus[49] wird beansprucht.

Nr. 5 Kalium phosphoricum und Nr. 8 Natrium chloratum - Gewebeaufbau (siehe Seite 33)

Es darf als bekannt vorausgesetzt werden, dass die Energie-liefernden Bestandteile der täglichen Ernährung, Kohlenhydrate, Eiweiß und insbesondere die Fette sind. Die kalorische Gesamtzufuhr errechnet sich aus den aufgenommenen Mengen an diesen Makronährstoffen.[50] Es wurde bereits erwähnt, dass Sportler entsprechend ihrem Leistungsumsatz mehr Nahrung täglich essen dürfen, ja sogar müssen, wenn sie voll leistungsfähig bleiben möchten. Man spricht von der Energiebilanz.

Wenn ein Vollwertspeiseplan eingehalten wird, scheint auch die Versorgung mit den wichtigen Mikronährstoffen wie z. B. Mineralstoffen, Vitaminen, Spurenelementen und sekundären Pflanzenstoffen gesichert, weil im Mehr an Vollwertnahrung auch das benötigte Mehr an diesen wichtigen Nahrungsbestandteilen enthalten ist.

Trotzdem muss der Sportler ein besonderes Augenmerk auf die folgenden Bilanzen legen, vor allem dann, wenn der Speiseplan hinsichtlich der genannten Stoffgruppen mangels Einkaufsmöglichkeiten und Zeit für die Zubereitung der Speisen nicht optimiert ist. Die Wahrung dieser Bilanzen muss nötigenfalls durch Substitution oder sogar Supplementierung mit geeigneten Produkten und/oder Methoden erreicht werden. Es ist wissenschaftlich und klinisch abgesichert, dass ein Leistungsaufbau und –erhalt nur gelingt, wenn in diesen Punkten keine Fehler gemacht werden und betrifft folgende Bereiche:

- Kohlenhydratbilanz (Substitution),
- Flüssigkeitsbilanz (Substitution),
- Mineralstoffbilanz (Substitution),
- Vitaminbilanz (bei manchen Vitaminen Dosierungen im Sinne einer Supplementierung).

Kohlenhydratsubstitution

Kohlenhydrate und Energie

Wie schon mehrfach erwähnt, muss jedem Sportler ans Herz gelegt werden, während anstrengender Trainingsbelastungen bzw. im Wettkampf Kohlenhydrate zuzuführen. Dabei ist bereits ein hoher Glykogenausgangswert

49 Metabolismus = Stoffwechsel

50 In der Nährstoffmedizin spricht man generell von Makro- und Mikronährstoffen. Diese Formulierung besteht unabhängig von der Formulierung Mikro- und Makromineralien wie sie für die Biochemie nach Dr. Schüßler in der Gesellschaft für Biochemie nach Dr. Schüßler und Antlitzanalyse (GBA) geprägt wurden.

wünschenswert, um eine Leistungssteigerung mit Kohlenhydraten unter Belastung zu erreichen, siehe dazu auch Kapitel Energiegewinnung Seite 68.

Niedrige Glykogenausgangswerte und fehlende Kohlenhydratsubstitution führen zu Leistungseinbrüchen körperlicher und mentaler Art.[51, 52, 53] Als Bedarf können in Abhängigkeit von der zu erbringenden Leistung 40-80 Gramm pro Stunde an Kohlenhydraten veranschlagt werden.

Der späteste Startzeitpunkt für die Kohlenhydratzufuhr bei Ausdauerbelastungen ist die zweite Stunde der Belastung. Während der ersten Stunde spielt sich das Gleichgewicht zwischen Kohlenhydraten und Fetten zur energetischen Abdeckung der Belastung ein, wobei die frühe Einbindung der Fette in die Energiebereitstellung von großem Vorteil ist. Die körpereigenen Glykogenvorräte reichen für die erste Stunde allenthalben aus, selbst wenn die Belastungsintensität hoch ist und der Körper vorwiegend Glucose umsetzen muss.

Als besonders geeignet erweist sich eine Kohlenhydratmischung aus 85% Maltodextrin und 15% Fructose.[54]

Von großer Bedeutung erscheint uns in der Biochemie nach Dr. Schüßler die Unterstützung des Glukosetoleranzfaktors mit den entsprechenden Betriebs- und Nährstoffen. Damit gelingt eine bessere Verwertung der vorhandenen Glukose.

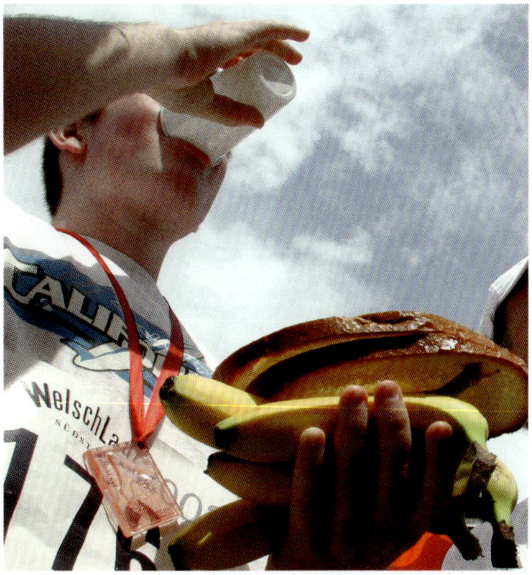

Abbildung 10: Nach dem anstrengenden Bewerb muss zunächst der große Durst gestillt werden. Der Hunger stellt sich erst allmählich ein.

Und so können Sie mit Schüßler-Salzen Erfolg im Bereich der Unterstützung Ihres Zuckerhaushalts haben:

➢ **Einzelmittel**

Nr. 5 Kalium phosphoricum

In der Muskulatur wird Kalium zusammen mit Glykogen eingelagert.

Nr. 6 Kalium sulfuricum

Betriebsstoff der Bauchspeicheldrüse, wichtig für die Insulin-Produktion in den Langerhansschen Inseln.
(Kombinationen mit Nr. 21 Zincum chloratum und Nr. 27 Kalium bichromicum)

Nr. 7 Magnesium phosphoricum

Stabilisiert die Kohlenhydratverwertung und verbessert die Energiegewinnung in der Zelle.

Nr. 10 Natrium sulfuricum
Reguliert den Depotzuckerhaushalt in der Leber (Kombination mit Nr. 26 Selenium).

51 J. Kang, R. J. Robertson, B. G. Denys, S. G. DaSilva, P. Visich, R. R. Suminski, A. C. Utter, F. L. Goss, K. F. Metz, Int. J. Sport Nutr. 1995, 5 (4), 329-343.
52 J. J. Widrick, D. L. Costill, W. J. Fink, M. S. Hickey, G. K. McConell, H. Tanaka, J. Appl. Physiol. 1993, 74 (6), 2998-3005.
53 R. S. Welsh, J. M. Davis, J. R. Burke, H. G. Williams, Med. Sci. Sports Exerc. 2002, 34 (4), 723-731.
54 F. Brouns, W. H. Saris, J. Stroecken, E. J. Beckers, R. Thijssen, N. J. Rehrer, F. ten Hoor, Int. J. Sports Med. 1989, 10 (Suppl. 1), S41-S48.

Nr. 17 Manganum sulfuricum

An der Freisetzung von Insulin beteiligt (zusammen mit Chrom und Zink), mitochondrialer Kohlenhydratabbau, Energiegewinnung.

Nr. 21 Zincum chloratum

Bei Zinkmangel ist die Glucosetoleranz vermindert. Zink steuert durch Komplexierung mit Insulin dessen Freisetzung und ist insgesamt für die Glucoseverwertung bedeutend.

Nr. 26 Selenium

Am Aufbau des Insulinmoleküls beteiligt.

Nr. 27 Kalium bichromicum

Chrom ist in Form eines Aminosäurechelats an den Glucosetoleranzfaktor (GTF) gebunden und reguliert so die Aufnahme von Glucose in die Zellen, was als Glucoseverwertung bezeichnet wird. GTF selbst ist ein Komplex aus Niacin, Cystein, Glycin, Glutaminsäure und Glutathion. Im Sport wird vermehrt Chrom über den Urin ausgeschieden. Besonders im Ausdauersport beugt es einen zu schnellen Glykogenverlust der Muskulatur vor. Einige dieser Substanzen begegnen uns im Rahmen dieses Buches noch an anderer Stelle!

➤ **Bewährte Mischung**: Glucoseverwertung

Mineralstoff	Spezieller Bedarf	Stück/Tag
Nr. 5 Kalium phosphoricum	Glykogeneinbau in die Muskeln	10
Nr. 6 Kalium sulfuricum	Bauchspeicheldrüse	10
Nr. 7 Magnesium phosphoricum	Kohlenhydratverwertung, Energiegewinnung	10
Nr. 9 Natrium phosphoricum	Zuckerabbau	10
Nr. 10 Natrium sulfuricum	Glykogen – Regulierung des Speicherzuckers	10-20
Nr. 17 Manganum sulfuricum	Kohlenhydratverwertung	7-10
Nr. 21 Zincum chloratum	Zinkinsulinkomplex	7-10
Nr. 26 Selenium	Insulinaufbau, Energie	10
Nr. 27 Kalium bichromicum	Glucoseverwertung, Glucosetoleranzfaktor	10

Wenn bei Diabetes I+II oder einer Neigung hierzu diese Mischung eingenommen wird, muss unbedingt auf eine genaue Zuckerspiegelkontrolle geachtet werden, denn diese Zusammenstellung von Mineralstoffen ist sehr wirksam!

Es würde den Rahmen dieses Buchen sprengen, würden hier jetzt detaillierte Ernährungstipps vor, während und nach der Trainingseinheit bzw. dem Wettkampf gegeben werden. Dafür gibt es genügend Ernährungsratgeber. Einige grundlegende Hinweise entnehmen Sie bitte der Ernährungstabelle.

Es gibt aber noch einen zweiten Aspekt, warum die Kohlenhydratsubstitution so wichtig ist, und der betrifft die Immunlage des Organismus.

Kohlenhydrate und Immunstatus

Unter Belastung finden sich stark erhöhte Cortisolspiegel. Cortisol kann als ein biochemischer Anzeiger für das Ausmaß einer Stressreaktion aufgefasst werden. Im Rahmen dieser Stressbewältigung sorgt es u. a. für die Bereitstellung von Substrat zur Energiegewinnung, d. h. es erhöht sinnvollerweise den Blutzuckerspiegel.

Die ebenfalls einsetzende Eiweiß-katabole Wirkung ist eigentlich nicht wünschenswert. Denn wie bereits erwähnt, gehen dem Körper wertvolle Baustoffe für Knochen und Muskeln und Rohstoffe für andere körpereigene Synthese, etwa von Hormonen auf Eiweißbasis, verloren. Kraftsportler und Bodybuilder sind aus diesem Grund an einem niedrigen Cortisolspiegel interessiert, weil sonst weder der Aufbau der Muskel noch deren Definition (= endgültige Ausprägung) gelingen können.

Ein hoher Cortisolspiegel unterdrückt auch die Abwehrzellen, sodass das Risiko für Infektionen steigt. Erkrankungen – und seien es nur Bagatellverkühlungen – können jeden Trainingsplan und das Erreichen sportlicher Ziele ernsthaft gefährden!

In genau diese Schiene, nämlich die Cortisolfreisetzung unter Stress-Bedingungen, greifen die während der sportlichen Belastung zugeführten Kohlenhydrate wirksam ein. Die hormonelle Freisetzungsachse Hypothalamus-Hypophyse-Nebennierenrinde wird herunter reguliert. Dies reduziert die Freisetzung von Cortisol praktisch zur Gänze, was wünschenswert ist.

Auch ist dabei die Freisetzung von Arginin-Vasopressin, Wachstumshormon und freien Fettsäuren vermindert. Letzteres mag als Nachteil gelten, da die Verbrennung von Fettsäuren unter Ausdauerbelastungen Glykogen-sparend die Leistungsfähigkeit verlängert. Die immunstabilisierende Wirkung durch den unterdrückten Cortisolspiegel ist aber als hochwertiger einzustufen.[55]

Und so können Sie mit Schüßler-Salzen Erfolg zur Stabilisierung der Stress-Problematik haben:

In der Biochemie nach Dr. Schüßler ist eine Regulierung der Hypothalamus-Hypophysenachse mit Hilfe von Nr. 13 Kalium arsenicosum möglich, besonders um diese Stress-Bedingungen zu beruhigen.

Nr. 5 Kalium phosphoricum

Neigung zu chronischer Müdigkeit infolge übermäßigen Stresses,
Antiseptikum.

Nr. 7 Magnesium phosphoricum

Erregungszustand infolge Dauerbelastung,
nervliche Daueranspannung,
Stressschutzstoff.

Nr. 27 Kalium bichromicum, Hauptmittel in dieser Indikation

Sportler mit Leistungsstress haben erhöhte Cortisolspiegel und scheiden über die Nieren und den Schweiß doppelt so viel Chrom aus wie Nichtsportler. Analoges gilt für Personen im Dauerstress.

Und so können Sie mit Schüßler-Salzen Erfolg zur Stabilisierung Ihres Immunsystems haben:

➤ **Einzelmittel** mit immunstabilisierenden Wirkungen

Nr. 3 Ferrum phosphoricum

Antioxidative Wirkung, steigert die Abwehrkräfte, erhöht die Transportqualität des Blutes,
erhöhter Stoffwechselumsatz,
erhöhter Sauerstofftransport.

Nr. 4 Kalium chloratum

Drüsenarbeit, Aufbau von Immunglobulinen,
Bindung chemischer Belastungen,
Schutz des Bindegewebes.

Nr. 9 Natrium phosphoricum

Die Säure hängt sich an die Lymphozyten, schwächt damit die Abwehr.

55 P. A. Deuster, A. Singh, A. Hofmann, F. M. Moses, G. C. Chrousos, Med. Sci. Sports Exerc. 1992, 24 (1), 72-79.

Nr. 10 Natrium sulfuricum

Entlastung von Schadstoffen und Stärkung der Leber.

Nr. 16 Lithium chloratum

Wiederkehrende Herpesinfektionen, Lymphozyten produzieren mehr Alpha-Globuline.

Nr. 21 Zincum chloratum

Zink unterstützt die gesamte immunologische Abwehr. Zinkmangel fördert Abwehrschwäche und Allergien. Es wirkt antiviral und fördert die Antikörperreaktion.

Nr. 26 Selenium

Selen fördert die humorale und zelluläre Immunantwort und ist ein wichtiges Antioxidans. In Form des Selenomethionin und Selenocystein ist es Baustein von Enzymen, z. B. der Glutathionperoxidase.

Selen als Bestandteil von antioxidativen Enzymen geht im Zustand des Dauerstresses maßgeblich im Schweiß verloren, siehe Kapitel Schadstoffe (Radikale) Seite 153.

Herpesanfälligkeit:

Herpes labialis und genitalis,
Herpes zoster
Grundmischung aus Nr. 3 Ferrum phosphoricum, Nr. 8 Natrium chloratum, Nr. 10 Natrium sulfuricum, Nr. 11 Silicea (bei Nervenschmerzen), Nr. 18 Calcium sulfuratum, Nr. 21 Zincum chloratum und Nr. 26 Selenium.

Zusätzlich Nr. 3 Ferrum phosphoricum als Breiauflage. Äußere Anwendung als Cremegelmischung der oben genannten Mineralstoffe oder die Lippencreme. (Siehe Seite 218)

➤ **Bewährte Mischung**: Stärkung des Immunfeldes

Mineralstoff	Spezieller Bedarf	Stück/Tag
Nr. 3 Ferrum phosphoricum	Stoffwechsel, Sauerstoff, Abwehrkräfte	10
Nr. 4 Kalium chloratum	Drüsenarbeit, Immunglobuline	10
Nr. 5 Kalium phosphoricum	Antiseptikum	10
Nr. 9 Natrium phosphoricum	Säureabbau, Lymphe	10-20
Nr. 10 Natrium sulfuricum	Schadstoffausscheidung, Leberbetriebsstoff	10-20
Nr. 16 Lithium chloratum	Säureabbau, antivirale Wirkung	10
Nr. 21 Zincum chloratum	Immunschwäche, Energiebereitstellung	7-10
Nr. 26 Selenium	Antioxidativer Schutz vor allem der Leber, Immunstoffwechsel	7-10

Unterstützend dazu ist die Kombination mit Nährstoffen wie Adler Ortho Nr. 3 Kapseln empfehlenswert.

➤ **Bewährte Mischung**: Antioxidanzienmischung
(vor allem auch zur Unterstützung des Immunfeldes)

Eine genaue Beschreibung der Mineralstoffe zur Verminderung der Belastung von Freien Radikalen finden Sie auf Seite 153.

➢ **Bewährte Mischung**: Stress-Problematik

Mineralstoff	Spezieller Bedarf	Stück/Tag
Nr. 5 Kalium phosphoricum	Energie, Stressregeneration	10
Nr. 7 Magnesium phosphoricum	Stressschutzmineralstoff	10
Nr. 8 Natrium chloratum	Regeneration in Kombination mit Nr. 5	10
Nr. 13 Kalium arsenicosum	Hypothalamus-Hypophysenachse	10
Nr. 27 Kalium bichromicum	Stress verursacht Chromverluste	10

➢ **Einzelmittel speziell bei Problemen in den Atemwegen, chronische Verschleimung, katarrhalische Zeichen:**

Nr. 4 Kalium chloratum, Hauptmittel

Husten mit weißlich-schleimigem Auswurf, der Faserstoff in den Bronchien fällt aus.

Auch bei Katarrh mit weißlichem Schleim.

Das Ziel der Hustenbehandlung mit Nr. 4 ist es, den Schleim zu lösen und ein weiteres Verklumpen des Faserstoffes auf der Schleimhaut zu verhindern, der Schleim wird gebunden.

Wesentlicher Bestandteil der Hustensalbe, Salbe H.

Nr. 6 Kalium sulfuricum

Ockerfarbener Schleim

Nr. 24 Arsenum jodatum

Lungenfunktionsstörungen: Aufsaugende Wirkung bei entzündlichen Ergüssen, Bronchitis mit schwer löslichem Auswurf.

Nr. 27 Kalium bichromicum

Schleimhautkatarrhe mit zähem Schleim

➢ **Bewährte Mischung**: schleimiger Husten, Bronchialkatarrh

Mineralstoff	Spezieller Bedarf	Stück/Tag
Nr. 3 Ferrum phosphoricum	Entzündung der Bronchien	10-20
Nr. 4 Kalium chloratum	Drüsenarbeit, weißlicher Schleim	10-20
Nr. 6 Kalium sulfuricum	Ockerfarbener Schleim, Katarrh	10
Nr. 8 Natrium chloratum	Schleimhautaufbau, klarer Schleim	10
Nr. 10 Natrium sulfuricum	Schadstoffe im Bereich der Bronchien	10
Nr. 12 Calcium sulfuricum	Macht die Wege frei, eitrige Bronchitis	10
Nr. 24 Arsenum iodatum	Turboreiniger, entzündliche Ergüsse	7
Nr. 27 Kalium bichromicum	Zäher Schleim, Katarrh	10

Äußere Anwendung: Salbe H (Husten).

Wasser- und Elektrolytsubstitution

Flüssigkeitsverlust ist Wasserverlust

Die Diskussion des Elektrolytstoffwechsels nimmt ihren Ausgang an der durchschnittlichen Zusammensetzung des Schweißes an Elektrolyten. Im engeren Sinn handelt es sich um Natrium, Kalium und Magnesium, weiters sind Kalzium, Chlorid und Hydrogencarbonat zu nennen. Schließlich sollte man Zink und Eisen diskutieren. Es ist dies ein besonders sensibles Kapitel dieses Buches, weil hier die klassischen Mineralstoffe in ihren wägbaren Mengen und die Mineralstoffe nach Dr. Schüßler einen unmittelbaren Berührungspunkt haben. Flüssigkeitsverlust – beim Sportler durch vermehrte Schweißproduktion unter körperlicher Belastung – ermöglicht den Abtransport von Wärme. Die Verdunstung von einem Liter Wasser führt ca. 580 kcal an Wärme ab. Die Wärme entsteht durch die Arbeitsleistung der Muskulatur. Die *tägliche* Schweißabsonderung beträgt für einen 65 kg schweren Mann, bei leichter körperlicher Arbeit und 29°C Umgebungstemperatur 2-3 Liter. Kurzfristig können 2-4 Liter *pro Stunde* gebildet werden. Mit zunehmender Dauer des Schwitzens nimmt die Bildungsrate ab und erreicht für die 24 Stundenperioden einen Wert von 0,5 l/h. Die Gewöhnung an Hitze führt zu vermehrter Schweißbildung, auch vermehrte Wasserzufuhr steigert die Schweißrate.[56]

56 Wissenschaftliche Tabellen Geigy, herausgegeben von Ciba-Geigy Basel, Band 1, 8. Auflage 1977, 3. Nachdruck 1983.

Tabelle 9: Symptomatik des Flüssigkeitsverlusts.

Abnahme bezogen auf das Ausgangsgewicht	Symptome
1%	Volle Leistung, jedoch Durstgefühl
2%	Halten der Leistung nur unter großer Anstrengung. Als Zeichen der erhöhten Kreislaufbelastung Anstieg der Pulsfrequenz. Die Fließeigenschaften des Blutes sind durch den Vorgang des Eindickens verschlechtert, in der Folge sinkt die Sauerstoff- und Nährstoffversorgung der Gewebe.
3%	Leistungsabfall, Müdigkeit
4%, entsprechend 2,8 kg bei einer 70 kg schweren Person	Leistungsverfall Gedanken an Abbruch, der infolge der Durchblutungsstörungen und des Schwindelgefühls bei den meisten Sportlern auch vollzogen wird.
5%	Erschöpfung Hohe Abbruchsfrequenz
6%	Muskelkrämpfe Störungen der Bewegungskoordination
10%	Leistungsabbruch Reduktion der Nierendurchblutung und Urinproduktion Desorientiertheit Schwerwiegende Koordinationsstörungen Somnolenz (= Schläfrigkeit)
15%	Bewusstlosigkeit Vollbild der Exsikkose (= Austrocknung) Akute Lebensgefahr

Bei einem 70 kg schweren Sportler kommt es bei Verlust von 2 Litern Schweiß zu merkbaren Leistungseinbußen, besonders empfindlich reagieren die wasserreichen Organe wie Gehirn, Leber und Muskeln. Die lebensbedrohlichen 15% entsprechen mehr als 10 Litern Flüssigkeitsverlust! Nach Laupheimer 1997 und Neumann 2000.

Gewichtsverluste im Sport sind überwiegend Flüssigkeitsverluste! Bei einem Fußballspiel werden typischerweise 3 Liter Flüssigkeit verloren, bei einem Marathonlauf im Sommer 4 Liter, bei einem 10-km-Lauf 1,5 Liter, und selbst beim Schifahren (10 km) wird bis zu ein Liter Schweiß produziert.[57]

Die (zu) rasche Substitution von reinem Wasser kann in Extremfällen zur Wasserintoxikation mit Symptomen wie Erbrechen, Lungenödem und Herzinsuffizienz führen. Abgesehen davon kann Wasser ohne Elektrolytzusatz nicht im Körper gehalten werden. Der Wasserhaushalt darf daher nicht losgelöst vom Elektrolytstoffwechsel betrachtet werden.

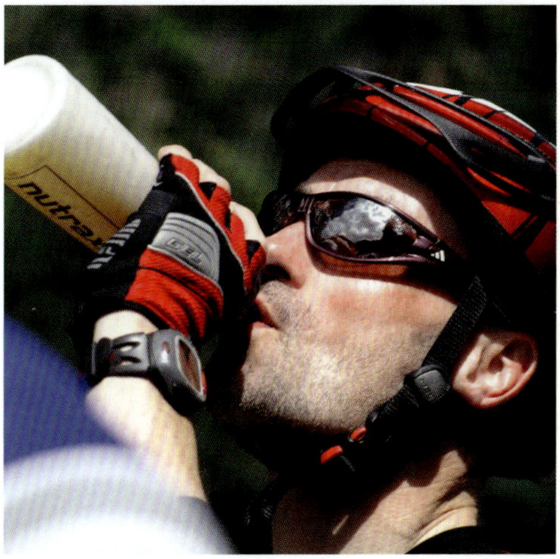

Abbildung 11: Das Trinken muss in der Vorbereitungszeit auf Wettkämpfe mittrainiert werden, jeder Sportler muss seinen Flüssigkeitshaushalt genau abschätzen können.

57 F. Reuss, Ernährungs-Umschau 1992, 39, Sonderheft, S117-S122 (Reuss 1992).

Und so können Sie mit Schüßler-Salzen Erfolg haben, wenn Sie Probleme mit ihrem Wasserhaushalt vermuten:

➤ Nr. 8 Natrium chloratum ist hier das Hauptmittel. Darin begründete Probleme mit dem Wasserhaushalt liegen vor, wenn eine oder mehrere der folgenden Fragen gesundheitliche Dysbalancen thematisieren:

- „Haben Sie viel oder wenig Durst?"
- „Können Sie beim Sport oder in der Sauna schwitzen?"
- „Knackt es in den Gelenken?"
- „Leiden Sie unter trockenen Augen?" oder
- „Rinnen Ihre Augen unangenehm?"
- „Haben Sie Nasennebenhöhlenprobleme?"
- „Neigen Sie zu Allergien?"
- „Wie steht es um Ihren Geruchs- und Geschmackssinn?"
- „Haben Sie Kopfschuppen?"
- „Leiden Sie unter häufigem Schnupfen?"
- „Haben Sie trockene Schleimhäute in der Nase?"
- „Kennen Sie das: ein Tröpferl an der Nase?"
- „Geht bei Ihnen oft die Nase zu, so dass Sie das Gefühl haben, keine Luft zu bekommen?"

Hinweis: Wenn Probleme beim Wassertrinken bestehen, kann man einige Tabletten von Nr. 8 Natrium chloratum in das Wasser geben. Damit wird dem Organismus auch gleich der Betriebsstoff für das Wasser mitgeliefert und er kann ohne Probleme mit dem Wasser arbeiten, „hantieren".

➢ Einzelmittel, die mit der Flüssigkeitsregulation zu tun haben

Nr. 8 Natrium chloratum

ist der Betriebsstoff für den Flüssigkeitshaushalt schlechthin.

Es ist das Hauptmittel in dieser Indikation, zuständig auch für den Flüssigkeitsgehalt in den Zellen.

Zeichen eines Mangels:

- übertriebener Kochsalzgenuss bzw. ,
- wenn mehr getrunken wird als der Körper Durst meldet („unstillbarer Durst"),
- auffallende Durstlosigkeit.

Nr. 10 Natrium sulfuricum

Abbauender Flüssigkeitshaushalt durch Abbau von Schadstoffen, die an Flüssigkeit gebunden sind.

Zeichen eines Mangels: verschwollene Augen und Tränensäcke.

Nr. 16 Lithium chloratum

Wichtig für die Filterfunktion der Niere, Anwendung bei Stauungszeichen und katarrhalischen Beschwerden in den ableitenden Harnwegen, vor allem bei Harnsäurebelastungen!

Siehe auch: Kapitel Schadstoffbewältigung Seite 160 und Harnsäureausscheidung Seite 150.

➢ **Bewährte Mischung** zur Flüssigkeitsregulierung

Mineralstoff	Spezieller Bedarf	Stück/Tag
Nr. 8 Natrium chloratum	Flüssigkeitsregulierung	10-30
Nr. 10 Natrium sulfuricum	Freisetzung von „Schlackenflüssigkeit"	10
Nr. 16 Lithium chloratum	Niere, ableitende Harnwege, Einnahme vor allem bei Säureproblematik	7-10
Nr. 21 Zincum chloratum	Flüssigkeitshaushalt	10

Tipp: Das „Gluckern" bzw. „Blubbern" im Bauch, nachdem ein Glas Wasser getrunken wurde, zeigt, dass der Körper das Wasser nicht ergreifen konnte, es fehlt ihm das Werkzeug. Hier hilft die Einnahme von 7 bis 10 Tabletten Nr. 8 Natrium chloratum sofort.

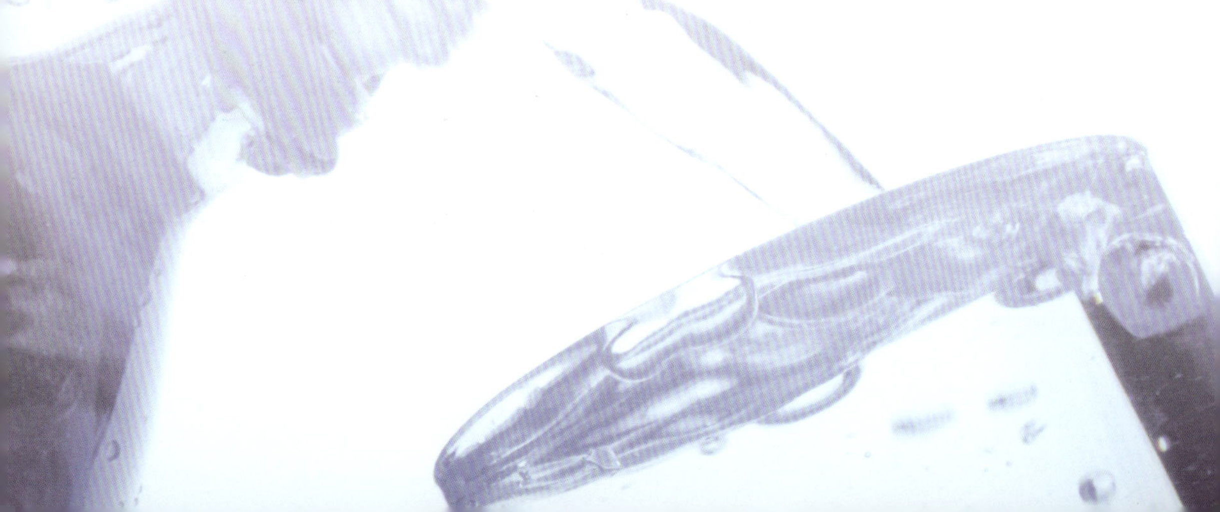

Schweiß, Mineralstoffe, Elektrolyte

Tabelle 10: Zusammenstellung einiger Mineralstoffe inklusive Eisen, Zink und Phosphor, um deren Bilanz sich der Sportler grundsätzlich kümmern muss.[58, 59]

Mineralstoff	Täglicher Bedarf (mg)	Natürliches Vorkommen
Natrium	2000-3000 (-4000)	Kochsalz Daher Zufuhr über alle kochsalzhaltigen Lebensmittel wie Wurst, Brot, Käse, gesalzene Nüsse, geräucherte und gepökelte Fleischwaren, gesalzene und geräucherte Fische, Konserven, Suppenwürfeln
Calcium	1000-1500	Milch, Milchprodukte (auch „Magerstufen"), Fisch Obst, Gemüse, Getreideprodukte, Nüsse Manche Mineralwässer
Magnesium	300-600	Nüsse, Vollwertgetreide, Haferflocken, grüne Salate, Gemüse, Sojabohnen Hühnerfleisch Manche Mineralwässer
Kalium	2000-4000	Weizenkleie, Vollkornbuchweizen, Brot, grünes Blattgemüse, Hülsenfrüchte, Tomaten, Bananen, Orangen, Trockenobst, Steinpilze, Karotten, Sojamehl, Gemüsesäfte Fleisch, Milch
Chlorid	2000-5000	Kochsalzkomponente (Cl^--Anteil 60%), siehe Natrium
Eisen	10-15 (-30)	Fleisch, Geflügel Hülsenfrüchte, Vollkornprodukte
Zink	10-15 (-30)	Fleisch (Rindfleisch, Schweine- und Kalbsleber), Fisch, Austern, Eier Bohnen, Weizenkeime, Vollkorngetreide, Nüsse, Hülsenfrüchte, Hartkäse, Bierhefe
Phosphor	800-1200	Milch, Fleisch, Fisch, Eier Getreide

Zur Substitution eignen sich so genannte isotonische Getränke, die sich dadurch auszeichnen, dass sie über dieselbe osmotische Kraft verfügen wie die Blutflüssigkeit. Die osmotische Kraft ergibt sich aus der Summe aller gelösten Moleküle und Ionen. Isotonische Flüssigkeiten werden besonders gut im Verdauungstrakt resorbiert und stehen dem Organismus rasch zur Verfügung.

Noch schneller werden hypotonische Lösungen aufgenommen, diese kurbeln jedoch die Schweißflussrate stärker an, sodass die zugeführten Mengen nicht verlässlich im Körper gehalten werden können. Bei hypertonischen Lösungen ist die Resorption hingegen verzögert, weil sie sich im Verdauungstrakt erst auf isotonische Konzentrationen verdünnen müssen, ehe der Resorptionsstrom blutwärts ein-

58 F. O. Omokhodion, J. M. Howard, Clin. Chim. Acta 1994, 231 (1), 23-28.
59 W. Kindermann, Apotheker Journal 1987, Nr. 6, 42-45.

setzt. Sie scheiden daher für Sportler aus. Isotonische Getränke schneiden in der Gesamtbeurteilung am besten ab. (Laupheimer 1997)

Breitensportler sollten wie Leistungssportler ihr Augenmerk auf die Versorgung mit Magnesium vor der Belastung, Natrium während langdauernden Belastungen und Kalium nach der Belastung richten. Es würde wieder den Rahmen dieses Buches sprengen, wenn nun detaillierte Abhandlungen über die einzelnen Mineralstoffe folgen.

Da das Generalthema das unbeabsichtigte Hineinschlittern in Defizitsituationen ist, sind im Folgenden einige Eckdaten zur Vermeidung von Verlusten bzw. zur Substitution angeführt.

Natrium

Obwohl der Natriumhaushalt durch das Überangebot von Kochsalz in der Nahrung auch nach Schweißverlusten prinzipiell als ausgeglichen gilt, sollte Natrium einem vollwertigen Elektrolytgetränk in einer Konzentration von 400-800 mg/l zugesetzt sein. In diesem Konzentrationsbereich stimuliert es den aktiven Transportmechanismus für Glucose, d.h. die Substitution von Kohlenhydraten gelingt nur, wenn auch im Darm Natrium vorhanden ist.

Bei extremen Ausdauerbelastungen wie Ultramarathons oder -triathlons sowie bei intensivem, mehr als zwei Stunden dauerndem Training bei hohen Außentemperaturen besteht die Gefahr einer Hyponatriämie (zu geringer Natriumspiegel im Blut) mit vorzeitiger Ermüdung, Muskelsteifigkeit, Muskelkrämpfen und Störungen der Thermoregulation mit der Gefahr eines Hitzschlags.[60] Pro Stunde sollte dann ein Gramm Kochsalz zugeführt werden, eventuell auch in Form von Salzkeksen.

60 M. F. Bergeron, J. Sci. Med. Sport 2003, 6 (1), 19-27.

Kalium

Der Kaliumspiegel sinkt unter Belastung so lange nicht ab, wie dem Organismus Glykogen zur Verfügung steht. Das hat seinen Grund darin, dass Glykogen zusammen mit Kalium eingelagert wird (0,45 mmol K/g Glykogen). Gerade bei Ausdauerbelastungen wie Marathonläufen werden auch nach dem Belastungsende noch erhöhte Kaliumkonzentrationen im Serum gefunden.[61]

Gehen jedoch die Glykogenvorräte und damit das stille Kaliumguthaben mit Fortdauer der Belastung zur Neige, kann sich unterhalb eines Kaliumspiegels von 3,5 mmol/l ein Kaliummangelsyndrom ausbilden. Das zeigt sich durch Schwäche der Muskulatur, verminderte Reflexe, Herzrhythmusstörungen, metabolische (= aus dem Stoffwechselgeschehen entspringende) Alkalose, Schläfrigkeit bis zur Apathie und einen paralytischen Ileus.[62]

Sind also die Glykogenspeicher voll und werden während der Belastung genügend Kohlenhydrate zugeführt, ist die Gefahr eines akuten Kaliummangels während der Belastung gering. Es wird daher empfohlen, die Kaliumgehalte in Sportgetränken niedrig zu halten (< 5 mmol/l), weil die unerwünschten Wirkungen aus einer unkontrollierten Kaliumzufuhr wie Übelkeit und Erbrechen ebenfalls leistungsmindernd wirken würden. (Laupheimer 1997)

Es macht aber Sinn, **nach** der Belastung genügend Kalium zuzuführen, weil der Körper während der Regenerationsphase seine Glykogendepots wieder errichtet und dafür entsprechend viel Kalium braucht.

Zu erwähnen ist der Synergieeffekt zwischen Magnesium und Kalium, indem jedes Ion die Einlagerung des anderen in die Zielgewebe för-

61 S. N. Kreitzmann, A. Y. Coxon, K. F. Szaz, Am. J. Clin. Nutr. 1992, 56 (1, Suppl.), 292S-293S.
62 Bestimmte Form einer Darmlähmung, die Darmmuskulatur ist in ihrer Tätigkeit, den Speisebrei weiter zu schieben, völlig blockiert

dert, was die gemeinsame Supplementierung nahelegt.[63]

Man beachte in diesem Zusammenhang auch die Nährstoffkombination Adler Ortho Nr. 5.

Magnesium

Der Verlust im Schweiß ist moderat, bei starkem Schwitzen ist er aber relevant. Ein Abfall der Magnesiumplasmakonzentration wird vor allem über eine Umverteilung aus dem Extrazellulärraum in den Intrazellulärraum erklärt. Den Zellen des aktiven Bewegungsapparates wird Magnesium als Substrat für die während der sportlichen Belastung vermehrt ablaufenden enzymatischen Prozesse angeboten.

Der Abfall des Magnesiumspiegels kann selbst nach intensiven Ausdauerbelastungen voranschreiten, indem auf Grund der stressinduzierten Lipolyse vermehrt Fettsäuren metabolisiert[64] werden und Magnesium dazu in die Adipozyten (Fettspeicherzellen) aufgenommen wird. Infolge der vermehrten Freisetzung von metabolisch induzierten Hormonen wie Katecholaminen und Aldosteron ist zudem die Magnesiumreabsorption in der Niere vermindert.[65]

Der Gehalt in Sportgetränken muss 100 mg pro Liter dennoch nicht übersteigen, ist aber bei den meisten Mineralstoffgetränken im Bereich von 300-400 mg pro Liter eingestellt.

Jeder Sportler, der in Training und/oder Wettkampf mehr als 2% seines Körpergewichts in Form von Schweiß verliert, sollte frühzeitig, d. h. mindestens eine Woche vor Wettkämpfen, seinen Magnesiumpool auffüllen, z. B. durch Einnahme von 2-mal täglich 300 mg Magnesium.[66]

Wer auf die Zufuhr der üblichen organischen Magnesiumsalze (Aspartat, Citrat, Maleat) mit Durchfällen reagiert, könnte alternativ Magnesium-Glycinat zuführen, bei dem die laxierende Wirkung geringer sein soll. Man beachte in diesem Zusammenhang die Nährstoffkombination Adler Ortho Nr. 7.

Was die Schüßler-Salze in diesem Zusammenhang leisten, lesen Sie weiter unten.

Eisen

Der Eisenbedarf des Menschen ist mit 1-2 mg pro Tag überraschend gering, da der Körper mit seinen Eisenspeichern unter Normalbedingungen sehr sorgsam umgeht. Da aus der Nahrung allerdings nur ein geringer Teil aufgenommen werden kann, lauten die Empfehlungen der Ernährungsgesellschaften auf täglich 10-15 mg Eisenzufuhr über die Ernährung. (Elmadfa und Leitzmann 2004)

Sportler, vor allem Sportlerinnen, können jedoch bei moderatem Training in ein Eisenmangelbild mit Hautblässe, Kurzatmigkeit, Müdigkeit und Leistungsschwäche geraten.[67]

Der tägliche *zusätzliche* Eisenverlust bei intensiv trainierenden Sportlern wird mit 1,75 mg für Männer und 2,3 mg für Frauen mit normalen Monatszyklen angegeben. Die Gründe dafür sind die mechanische Schädigung der Erythrozyten in der Fußsohle und okkulte (klinisch unauffällige) Magenblutungen bei Langstreckenläufern. (Reuss 1992)

Ein intensiveres Training kann die Eisenspeicher bereits innerhalb weniger Wochen nachhaltig leeren.[68] Bei Läuferinnen gesellen sich noch die Verluste aus der Monatsblutung dazu, sodass Langstreckenläuferinnen mit normaler

63 Prim. Dr. Bernd Zirm, Magnesiumforum Bad Radkersburg-Graz, 8490 Bad Radkersburg, Mitteilung per E-Mail, 11.06.2003.

64 durch Stoffwechselprozesse chemisch umgebaut

65 P. Saur, Dtsch. Z. Sportmed. 2004, 53 (12), 386.

66 W. Grebe, Apotheker Journal 1994, Nr. 3, 38-40.

67 C. M. Weaver, S. Rajaram, J. Nutr. 1992, 122 (3, Suppl.), 782-787.

68 J. G. Wilkinson, D. T. Martin, A. A. Adams, M. Liebman, Int. J. Sports Med. 2002, 23 (8), 544-548.

Menstruation eine prophylaktische Eisensupplementierung erwägen könnten.[69]

Beachten Sie bitte, dass hier von Supplementierung die Rede ist, d. h. Richtdosierungen liegen über den gewöhnlich empfohlenen Mengen und betragen z. B. 50 mg Eisen täglich durch eine Woche hindurch.[70]

Der routinemäßige Zusatz von Eisen in Sportlerdrinks in einer Richtdosierung von 6 mg/l könnte sogar für alle Sportler von Nutzen sein. (Neumann 2000, Reuss 1992).

Als aussagekräftiges Maß für den Eisenstatus wird der Ferritingehalt ermittelt: Als Zielwerte gelten bei Frauen 15 Mikrogramm pro 100 Milliliter (15 µg/100 ml, 1 Mikrogramm = 1 Tausendstel Milligramm, Abkürzung µg; 1 Milliliter = 1 Tausendstel Liter, Abkürzung ml) und bei Männern 30 µg/100 ml.

War gerade noch von Supplementierung und routinemäßigem Zusatz von Eisen die Rede, so zeigt sich gleich die Ambivalenz dieses Mineralstoffs. Ein hoher Ferritinspiegel gilt als möglicher Risikofaktor für die Ausbildung arteriosklerotischer Läsionen und die Entstehung der koronaren Herzkrankheit. Ferritin könnte die LDL-Peroxidation oder die Entstehung toxischer Oxidationsprodukte aus Proteinen fördern könnte,[71,72,73] doch erheben größer angelegte Feldstudien starke Zweifel an diesem Konzept.[74]

69 J. Beard, B. Tobin, Am. J. Clin. Nutr. 2000, 72 (Suppl. 2), 594S-597S.

70 M. Matter, T. Stittfall, J. Graves, K. Myburgh, B. Adams, P. Jacobs, T. D. Noakes, Clin. Sci. (London) 1987, 72 (4), 415-422.

71 P. S. Howes, L. R. Zacharski, J. Sullivan, B. Chow, J. Vasc. Nurs. 2000, 18 (4), 109-114.

72 J. E. Eichner, H. Qi, W. E. Moore, E. Schlechter, Atherosclerosis 1998, 136 (2), 241-245.

73 T. Satoh, O. Tokunaga, Virchows Arch. 2002, 440 (4), 410-417.

74 D. Armaganijan, M. Batlouni, Rev. Port. Cardiol. 2003, 22 (2), 185-195; Diskussion 197-201.

Als gefährdet gelten aber Hämodialysepatienten, die Eisen intravenös verabreicht bekommen.[75] Eisen wird uns daher in den Kapiteln Freie Radikale, Zellschädigung und Schadstoffbewältigung noch ausführlich begegnen. Vorweg kann angemerkt werden, dass die Verwendung von Schüßler-Salzen eine beachtenswerte Schadensbegrenzung einbringen kann.

Man beachte in diesem Zusammenhang die Nährstoffkombination Adler Ortho Nr. 3.

Eisen sollte daher keinesfalls unkontrolliert und über einen längeren Zeitraum verabreicht werden. Für das Schüßlersalz Nr. 3 Ferrum phosphoricum gelten diese Einschränkungen allerdings nicht, siehe weiter unten.

Zink

Zink wird bei körperlicher und psychischer Belastung vermehrt über Urin und Schweiß ausgeschieden. Bei Leistungssportlern werden langfristig Zinkmangelzustände gesehen.[76,77]

Eine generelle Indikation zur Zinkgabe besteht aber nicht. Entschließt man sich bei kritischem Zinkstatus zur Substitution bzw. Supplementierung, werden wegen möglicher Interaktionen mit anderen Spurenelementen, insbesondere Kupfer, Dosierungen im Bereich der empfohlenen Tagesdosis bevorzugt (10-15 mg). Auch diese Wechselwirkung vermeiden Sie elegant mit der Verwendung von Schüßler-Salzen.

Ähnlich wie im Fall von Eisen könnte auch bei Zink ein prophylaktischer Zusatz von Zink in Sportlerdrinks erwogen werden, die Richtdosierung wäre 3 mg/l. (Reuss 1992, Neumann 2000)

75 T. Drueke, V. Witko-Sarsat, Z. Massy, B. Descamps-Latscha, A. P. Guerin, S. J. Marchais, V. Gausson, G. M. London, Circulation 2002, 106 (17), 2212-2217.

76 A. Cordova, F. J. Navas, Ann. Nutr. Metab. 1998, 42 (5), 274-282.

77 K. Tipton, N. R. Green, E. M. Haymes, M. Waller, Int. J. Sport Nutr. 1993, 3 (3), 261-271.

Calcium

Bei einem ausgewogenen Speiseplan sollte die Versorgung mit Calcium über Milch und Milchprodukte sowie über Mineralwässer ausreichend sein, in der Praxis erreicht aber laut des aktuellen Ernährungsberichts für Österreich keine Bevölkerungsgruppe die Empfehlungen.[78] Die Verluste im Schweiß sind gering und können durch eine verminderte Ausscheidung in der Niere wettgemacht werden. Der Calciumbedarf von Sportlern ist daher nicht erhöht, sofern im täglichen Speiseplan das nötige Augenmerk auf diesen Mineralstoff gelegt wird.

Man beachte in diesem Zusammenhang die Nährstoffkombination Adler Ortho Nr. 2.

Spurenelemente, Metalle

Tabelle 11: Einige der hier genannten Mineralstoffe begegnen uns auch in den Schüßler-Salzen. Alle Zahlenwerte in Milligramm.

Metall, Mineralstoff	Täglicher Bedarf (mg)	Natürliches Vorkommen
Selen	0,03-0,07 (-0,2)	Seefische, Fleisch, Eier Getreideprodukte, Sesam, Kokosnüsse, Pistazien, Karfiol, Kraut, Steinpilze, Spargel, Endivien In pflanzlichen Nahrungsquellen als Selen-Methionin vorkommend, d. h. anstelle von Methionin in Proteine inkorporiert In tierischen Organismen als Selenoenzyme und als Selenocystein
Chrom	0,03-0,1 (-0,2)	Bierhefe, Leber, Schwarztee, Kakao, Honig, Nüsse, Pilze
Bor	0,3-1,0	Grüne Blattgemüse, Nüsse, Hülsenfrüchte, Vollwertgetreide
Mangan	2-5 (-15)	Vollkornprodukte, Gemüse, Nüsse, Schwarztee, Kakao, rote Früchte (z. B. Heidelbeeren)
Vanadium	0,01 ?, geschätzte tägliche Zufuhr 0,02	Meerestiere, Pilze, Kräuter, Buchweizen, Hafer, Hülsenfrüchte, Radieschen, Pflanzenöle
Molybdän	0,05-0,1 (bisher 0,075-0,25) Tageszufuhr mit der Nahrung in den USA 0,045-0,5 mg/Tag	Getreide, Gemüse, Buchweizen, Soja Innereien, Milch
Kupfer	1,0-1,5 (-3)	Leber, Fisch, Schalentiere, Käse (Emmentaler) Hülsenfrüchte, Nüsse, Vollkornprodukte, Kakao, Kerne
Cobalt	tägliche Aufnahme 0,3	Vitamin B_{12} aus tierischen Nahrungsmitteln
Jod, Jodid	0,15-0,2	Seefische, Muscheln, Seetang, Milch, Käse, Eier Gemüse
Fluorid	1-4	Grüner Tee, Schwarztee, Kaffee, Sojabohnen Fleisch, Fisch Trinkwasser, Mineralwässer

78 I. Elmadfa, H. Freisling, V. Nowak, D. Hofstätter et al., Österreichischer Ernährungsbericht 2008, 1. Auflage, Wien, März 2009.

Für Selen, Chrom, Mangan, Kupfer und Iod ist die Versorgungslage im Großen und Ganzen als ausreichend anzusehen. Insbesondere die Versorgung mit Iod verbesserte sich laut dem aktuellen Ernährungsbericht in allen Altersgruppen. Gelegentlich wird der Zusatz von Kupfer (1 mg/l) empfohlen. (Reuss 1992, Neumann 2000) Im Bedarfsfall könnte man auf spezielle Mineralwässer, z. B. mit einem besonders hohen Jodgehalt zurückgreifen (Josefsquelle Sicheldorf, 0,8 mg/l).

Und so können Sie mit Schüßler-Salzen Erfolg bei der Vermeidung von Elektrolytdefiziten haben:

➢ **Einzelmittel**

Nr. 3 Ferrum phosphoricum

Zur Wirkung: Siehe Fallbeispiel im Einleitungsteil Seite 17.

Alle Stoffe, die den Stoffwechsel ankurbeln, wie Kaffee, schwarzer Tee oder das Theobromin im Kakao, erhöhen den Verbrauch an der Nr. 3.

Bei klinisch manifestem Eisenmangel sollte zusätzlich ein grobstoffliches Eisen-Präparat wie Adler Ortho 3 gegeben werden.

Nr. 7 Magnesium phosphoricum

Siehe Fallbeispiel im Einleitungsteil Seite 17.

Nr. 8 Natrium chloratum

Siehe Fallbeispiel im Einleitungsteil Seite 16.

Nr. 9 Natrium phosphoricum

Abbau und Ausscheidung von im Krampfgeschehen anfallenden sauren Stoffwechselprodukten, v. a. Milchsäure.

Nr. 13 Kalium arsenicosum und
Nr. 15 Kalium iodatum

Diese Kombination fördert die Freisetzung von Calcitonin (Hormon, das Calcium in die Knochen bringt).

Nr. 17 Manganum sulfuricum

Fördert die Aufnahme von Eisen.

Hinweis: Nr. 17 ist ständiger Begleiter des Eisens und daher im Wechsel mit der Nr. 3 bei Blutarmut, bei starken Regelblutungen oder nach anderen Blutverlusten, bei chronischen Ermüdungszuständen, die mit einem Eisenmangel in Zusammenhang stehen sowie bei Blutzirkulationsstörungen einzunehmen.

Nr. 19 Cuprum arsenicosum

Ein Mangel ist oft mit gleichzeitig bestehendem Eisenmangel assoziiert. Nr. 19 wird zusätzlich gegeben.

Allgemeines Krampfmittel

Restless Legs-Syndrom: siehe Kapitel Entspannungstechniken, Schlaf, Seite 171.

Nr. 21 Zincum chloratum

Ein Mangel entsteht aufgrund der vermehrten Ausscheidung über Urin und Schweiß.

Nr. 27 Kalium bichromicum

Chromverluste über Schweiß und Urin.

➢ **bewährte Mischung: Elektrolytdefizit**

Mineralstoff	Spezieller Bedarf	Stück/Tag
Nr. 3 Ferrum phosphoricum	Eisenmangel	10
Nr. 5 Kalium phosphoricum	Energie, Regeneration	10
Nr. 7 Magnesium phosphoricum	Magnesiumzufuhr	10
Nr. 8 Natrium chloratum	Flüssigkeitshaushalt, Regeneration	10
Nr. 9 Natrium phosphoricum	Säureregulierung	10-20
Nr. 13 Kalium arsenicosum	Erschöpfung, Stressentspannung	7
Nr. 17 Manganum sulfuricum	Eisenhaushalt, Manganzufuhr	7
Nr. 19 Cuprum arsenicosum	Eisenhaushalt, entkrampfend	10
Nr. 21 Zincum chloratum	Immunfeldstärkung, Zinkverluste über Schweiß und Urin	10
Nr. 27 Kalium bichromicum	Chromverluste über Schweiß und Urin	7

Es können auch Bäder in der Mineralstoffmischung empfohlen werden.

➢ **Bewährte Mischung bei Muskelkrämpfen**

Nr. 2 Calcium phosphoricum
Betriebsstoff der gestreiften Muskulatur

Nr. 7 Magnesium phosphoricum
haben beide Affinität zur Muskulatur, Magnesium siehe Seite 35, Calcium bindet an die kontraktilen Filamente

Nr. 9 Natrium phosphoricum
Säureregulierung

Nr. 19 Cuprum arsenicosum
wirkt entkrampfend, siehe Seite 44

Tipp: Wir empfehlen, die angegebene Mineralstoffmischung äußerlich als Cremegelmischung anzuwenden oder eine fertige Mischung wie die After Sport Lotion Regidol.

Zusammenfassung Kohlenhydrat-, Wasser- und Elektrolytsubstitution

Damit kommen wir zusammenfassend zu einer Tabelle mit Vorschlägen zur Komposition eines Sportlergetränks, das den aufgestellten Forderungen nach Kohlenhydrate und Elektrolyte in geeigneten Konzentrationen anbieten sollte. Die eingesetzten Mengen beziehen sich immer auf einen Liter der trinkfertigen Mischung.

Tabelle 12: Anforderungen an ein optimales Getränk zur Förderung von Rehydratation und Regeneration.

Bestandteil	Richtwerte zur Konzentration
Kohlenhydrate - 50% „schnelle“ Zucker wie Glucose (maximal 55 g) - Besonders günstig: Fructose (maximal 35 g)-Maltodextrin (maximal 100 g/l) - Alternativ 5% Maltodextrin in selbst bereiteter Apfelschorle - Handelsüblicher, ungezuckerter Apfelsaft ca. 11 g/100 g (Glucose, Fructose, Saccharose) - Banane: ca. 21 g/100 g (Glucose, Fructose, Saccharose, Stärke)	5-7%, (50-70 g, 40 -maximal 80 g/l)

Natrium - Salzgeschmack ab 1100 mg/l mehr oder weniger deutlich - Bei Na^+ < 400 mg/l schlechtere Kohlenhydratresorption und kürzere Verweildauer der resorbierten Elektrolyte im Körper - Rogaska Donatquelle 1582, Gleichenberger Johannisbrunnen 1020, Radenska Königsquelle 460 mg/l	400-1000 (-1500) mg/l
Chlorid wird automatisch mit dem Kochsalz ersetzt (Cl^--Anteil 60%)	1500 mg/l
Kalium - Bananen 395 mg/100 g, Erdbeeren 145 mg - Handelsüblicher Apfelsaft 115 mg/100 g - Trockenfrüchte: Marillen 1370, Pfirsiche 1340, Feigen 850, Zwetschken 825, Rosinen 780, Äpfel 620 mg/100 g essbarer Anteil - Rogaska Donatquelle 14,6, Gleichenberger Johannisbrunnen 44, Radenska Königsquelle 80 mg/l	225 (-1000) mg/l
Calcium - Rogaska Donatquelle 397,5, Gleichenberger Johannisbrunnen 187, Radenska Königsquelle 205 mg/l	225 mg/l
Magnesium - Handelsüblicher Apfelsaft 4 mg/100 g - Banane 35 mg/100 g - Rogaska Donatquelle 1060, Gleichenberger Johannisbrunnen 107,7, Radenska Königsquelle 91,9 mg/l	100 mg/l
Hydrogencarbonat - Rogaska Donatquelle 7.745, Gleichenberger Johannisbrunnen 3.420, Radenska Königsquelle 2.245 - Bestimmte Supplemente mit Schwerpunkt Regeneration, z. B. Ultra Buffer > 1500 mg/l	1500 mg/l
pH-Wert - Rogaska Donatquelle 6,8, Gleichenberger Johannisbrunnen 6,43 - z. B. Ultra Buffer > 4	Möglichst im Neutralbereich
Osmolarität (Summenwirkung aller gelösten Stoffe) Hypertonische Lösungen haben eine verminderte Nettoresorption	250-300 Milliosmol pro Liter (mosm/l)

Um zu einem universellen Mineraldrink für Ausdauersportler zu kommen, könnte man noch den Zusatz von Eisen (6 mg/l, zuzüglich Vitamin C), Zink (3 mg/l) und Kupfer (1 mg/l) überlegen. Gegen den Apfelsaft als universelles Elektrolytgetränk spricht nur, dass die enthaltenen organischen Fruchtsäuren verlangsamend auf die Magenentleerung und somit resorptionsverzögernd wirken.

Beachten Sie abschließend noch ein paar Tipps zum Trinken

Jeder Sportler sollte seine individuelle Neigung zum Schwitzen richtig einschätzen können. Im Rahmen des Trainings ist es daher sinnvoll, durch einfache Gewichtsbestimmung die Gewichtsverluste bezogen auf einen fixen Zeitraum und unter verschiedenen äußeren Bedingungen zu ermitteln. So werden die Trinkerfordernisse für den Wettkampf mittrainiert.

Es muss immer wieder betont werden, dass sich ein Durstgefühl erst dann einstellt, wenn bereits maßgebliche Flüssigkeitsverluste passiert sind und der Sportler ein Flüssigkeitsdefizit hat. Es ist daher sinnvoll im Voraus zu trinken, um ein Durstgefühl erst gar nicht aufkommen zu lassen. Das bevorzugte Elektrolytgetränk sollte ab den letzten 30 Minuten vor der Trainingseinheit oder vor Wettkampfbeginn getrunken werden. Beginnen sollte man mit einem halben Liter. Während der sportlichen Belastung ist es empfehlenswert alle 15-20 Minuten 150-200 Milliliter davon zu trinken.

Diese Angaben lassen sich auf Zustände wie Erbrechen und Durchfälle, die mit starken Flüssigkeits- und Elektrolytverlusten assoziiert sind, sinngemäß übertragen.

Vitaminbilanz

Der erhöhte Bedarf an bestimmten Vitaminen bei Sportlern ist aus der Kenntnis der Biochemie des Menschen, genauer aus der Betrachtung des Energiestoffwechsels abzuleiten. Die B-Vitamine, namentlich die Vitamine B_1, B_2 und B_6, sind hier in Form von Coenzymen bei der Aufbereitung von Kohlenhydraten besonders engagiert. In der Summenreaktion wird Glucose zu Oxalessigsäure umgebaut. Diese geht unmittelbar in den Zitronensäurezyklus ein, der den Energieträger ATP liefert, siehe Kapitel Energiebereitstellung Seite 70.

Auch in der Synthese von „aktiviertem Acetat" (Acetyl-Coenzym A) sind die B-Vitamine ursächlich beteiligt.

Der Abbau von Brenztraubensäure mithilfe von Vitamin B_1 hat große Bedeutung für die Schadstoffbeseitigung, weil aus Brenztraubensäure bei Sauerstoffmangel Milchsäure entsteht. Ein Mangel an Vitamin B_1 würde diese Schnittstelle der anaeroben und aeroben Glykolyse noch zusätzlich belasten. Siehe Kapitel Energiebereitstellung Seite 70 und Abbau von Milchsäure Seite 72.

Schließlich gibt es zum Proteinstoffwechsel viele Schnittstellen. So können zum Beispiel mit Hilfe von Vitamin B_6 bestimmte Aminosäuren in den Kohlenhydratstoffwechsel eingebracht werden und umgekehrt. Je nachdem wie es die momentane Stoffwechsel- und Belastungssituation erfordert, können Aminosäuren so in den Zitronensäurezyklus und zur Energiebereitstellung verwendet werden, was bereits als Verlust dargestellt wurde und auch nur im energetischen Notfall passiert.

Wenn der Organismus nach der Belastung an seiner Wiederinstandsetzung arbeitet (Regeneration), können die Aminosäuren zurückgewonnen (recycelt) und für ihre eigentlichen Aufgaben im Stoffwechsel weiterverwendet werden.

Es gilt, dass sich mit Hinblick auf die hohen täglichen Energieumsätze insbesondere von Leistungssportlern der anzunehmende Bedarf an diesen Vitaminen selbst mit einer hochwertigen Ernährung kaum decken lässt.

Tabelle 13: Gehalt jeweils pro 100 g essbarem Anteil, Angaben in mg.

Vitamin	Roggen, ganzes Korn	Roggen, Vollkornmehl	Roggen, Vollkornbrot
B_1	0,35	0,30	0,18
B_2	0,17	0,14	0,15
B_3 (Niacin)	1,81	1,90	0,60
B_6	0,23	0,30	0,30

Bei den als Vitamin-B-reich geltenden Vollkornlebensmittel enthalten beispielsweise 100 g Roggen 0,35 mg Vitamin B_1, in 100 g Roggenvollkornbrot sind gar nur mehr 0,18 mg davon verblieben. Bei den Vitaminen B_2 und B_6 verhält es sich ähnlich. Eine sichere B-Vitaminquelle ist Bierhefe, doch hat deren Zufuhr über die Ernährung bereits den Charakter einer Supplementierung.

Tabelle 14: Vitaminbedarf für Nicht-Sportler und Sportler. Konopka 2008[79], Gröber 2002, Neumann 2000, Elmadfa und Leitzmann 2004, Österreichischer Ernährungsbericht 1998, 2003 und 2008, Deutsche Gesellschaft für Ernährung 1991 bzw. Referenzwerte für die Nährstoffzufuhr 2000. Werte in Milligramm, sofern nicht anders angegeben. Ausdauer = typischer Ausdauersportler, Kraft = typischer Kraftsportler.

Vitamin	Empfehlung für Normalbevölkerung	Vorschläge für (Leistungs-)Sportler (mg täglich)
B_1, Thiamin	1,0-1,4	6-8 (-100) bzw. 0,5 mg/1000 kcal Leistungsumsatz
B_2, Riboflavin	1,2-1,7	Ausdauer 6-8, Kraft 8-12 bzw. 0,6 mg/1000 kcal Leistungsumsatz
B_6, Pyridoxin	1,2-1,8	Ausdauer 6-8 (-100), Kraft 8-15 (-100) bzw. 0,02 mg/g Protein
B_{12}, Cyanocobalamin	0,003	0,003-0,006 (-0,05)
B_3, Niacin	13-18	Ausdauer 20-30 (-200), Kraft 30-40 (-200)
Folsäure	0,3-0,4	0,2-0,4 (-0,8)
Biotin	0,03-0,1	keine Angabe
Pantothensäure	6	4-7 (-20)
C, Ascorbinsäure	75-100	Ausdauer 600 (-1000), Kraft 400 (-1000)
A, Retinol	0,8-1,0	2-5
D_3, Calcitriol	0,005	0,005-0,01 (entsprechend 200-400 I.E.)
E, Tocopherol	12-15	Erhöhter Bedarf fraglich, Angaben bis 335-670 mg, entsprechend 500-1500 I.E.

Für die Angaben der Schlüsselvitamine B_1, B_2 und B_6 werden anstelle der Absolutmengen leistungsbezogene Berechnungen vorgeschlagen. Proteinkonzentrate können aus diesem Grund mit Pyridoxin (Vitamin B_6) angereichert sein.

Die durchschnittlich zugeführten Mengen an Pantothensäure bewegen sich im Bereich von 4-5 mg/Tag, was aber als ausreichend erachtet wird, da es sich bei den 6 mg der Empfehlung lediglich um einen Schätzwert handelt. Ähnli-

79 P. Konopka, Sporternährung, BLV Buchverlag 2008, ISBN 978-3-8354-0409-0.

ches gilt für die Biotinversorgung. Spezifische Mangelbilder für die beiden Vitamine sind nicht bekannt.

Die Versorgung mit Vitamin E ist üblicherweise ebenfalls grenzwertig (tendenzielle Unterversorgung).

Die Aufnahme an Folsäure und Vitamin D liegt in allen Altersgruppen der Bevölkerung unterhalb der Referenzwerte. Vitamin D wird zwar in der Haut synthetisiert, bei unzureichender Sonnenbestrahlung sowie Leber- und Nierenerkrankungen ist jedoch die Zufuhr über die Nahrung notwendig. Die niedrige Aufnahme von Folsäure hat im Fall einer Schwangerschaft Bedeutung: Hier stellt sich die Indikation Folsäuresupplementierung mit Zieldosierung von 0,8 mg/Tag. Bei den Vitaminen A, Vitamin B_{12} und Niacin (Vitamin B_3) liegen laut der Ernährungsberichte zum Teil deutliche Überschreitungen der Empfehlungen vor, sodass hier bei Breitensportlern von einem guten Versorgungsstatus ausgegangen werden kann. Für Leistungssportler liegt die empfohlene Zufuhr eventuell noch höher.

Zum Abschluss spannen wir den Bogen über einige verantwortbare Supplemente…

Im Unterschied zum vorangegangenen Kapitel, wo es um sportwissenschaftlich abgesicherte Bilanzen ging, bewegen wir uns nun auf dem viel dünnerem Eis von Nahrungsergänzungsmitteln. Alle im Folgenden erwähnten Substanzen kommen im normalen Körperstoffwechsel vor. Sie werden aber in Mengen eingesetzt, die über das als physiologisch angesehene Maß hinausgehen.

Das erklärte Ziel ist ein überdurchschnittlicher Leistungsaufbau und -erhalt. In der Tat wurde der Leistungszuwachs in klinischen Studien bestätigt. Die Untersuchungen wurden aber stets mit Leistungssportlern durchgeführt. Für Breitensportler können die Supplementierungsmaßnahmen nur im Einzelfall begründet zum Einsatz kommen.

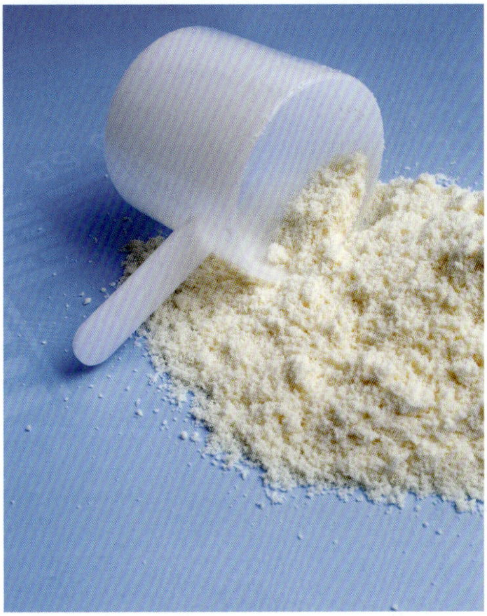

Keine der angeführten Substanzen bringt uns in illegale Bereiche der Supplementierung wie etwa ein Dopingvergehen. Bei der kritischen Lektüre der zugrunde liegenden Studien wird man feststellen, dass die mitunter sehr hoch gewählten Dosierungen mit dem Ziel festgelegt wurden, etwa im Hormonstoffwechsel, Einfluss zu nehmen. Wer es also darauf anlegt, mit den mutmaßlich harmlosen Aminosäuren beispielsweise vermehrt Testosteron oder Wachstumshormon freizusetzen, bewegt sich zumindest gedanklich auf fragwürdigem Terrain, auch wenn er argumentiert, nur körperliche Ressourcen ausschöpfen zu wollen und nicht die fertigen Hormone von außen zuführt. Näheres siehe Kapitel Doping Seite 106.

Hier also ein paar Beispiele für Supplemente, die, wenn auch nicht von allen Wissenschaftlern und Praktikern akzeptiert, wenigsten sozusagen den Massenversuch hinter sich haben. In keinem Fall wurden gefährliche unerwünschte Wirkungen gefunden.

Tabelle 15: Supplementierungsmaßnahmen mit relativ hoher Akzeptanz im Sport, die sich auf zahlreiche positive Studien an Leistungssportlern stützen. Breitensportler können im Einzelfall Anleihen nehmen.

Supplementierungsmaßnahme	Kommentar
Eiweiß	Durch überschwellige und genügend lange Muskelanspannung im Rahmen eines Krafttrainings hypertrophieren die Muskelzellen und nehmen angebotene Aminosäuren besonders bereitwillig auf. Die Proteine können dabei aus verschiedenen Quellen stammen, z. B. Kuhmilch, Molke, Ei, Soja oder Weizen und erreichen in Mischung hohe biologische Wertigkeiten. Alternativ können Aminosäuren-Hydrolysate oder überhaupt die reinen Aminosäuren zugeführt werden. Leucin, Isoleucin und Valin sind die wichtigsten Baustoffe der Muskelzellen und begegnen uns vielfach in Form der verzweigtkettigen Aminosäuren (Branched Chain Amino Acids, BCAA = Leucin, Isoleucin, Valin).
Aminosäuren, z. B. Arginin, Argininaspartat, Ornithin, Glutamin, Glutaminsäure, Verzweigtkettige Aminosäuren (Branched Chain Amino Acids, BCAA, Leucin, Isoleucin, Valin) - Leucin allein	Siehe nachfolgende Tabelle
HMB = Beta-hydroxy-beta-methylbutyrat	Körpereigener Stoff, geht aus dem Leucinstoffwechsel hervor
NADH = Nikotinsäure-amidadenindinukleotid	Bestandteil der Atmungskette, enge „Zusammenarbeit" mit B-Vitaminen
MCT-Fette, MCT = Mittelkettige Triglyceride	Schnell verdauliches Fett, das umgehend in den Energiestoffwechsel eingeschleust werden kann, bei Ausdauersportarten mit maßgeblicher Kraftkomponente
Basenformulierungen, z. B. Basenkapseln, Basenpulver, basische Mineralwässer	Zum Abpuffern von Säuren, wie sie bei intensiven Stoffwechselvorgängen vermehrt entstehen können Siehe Spezialkapitel
Coffein	Bei vorübergehenden Leistungseinbrüchen
Kreatin	Ein weiterer Wirkstoff, der nicht auf der Dopingliste steht, ist Kreatin. Es erhöht die mitotische Aktivität in den Satellitenzellen, siehe Kapitel Muskelwachstum. Wie die Übertragung des Wachstumsreizes auf die Myofibrillen (= Muskelzellen) erfolgt, ist unklar. Als Nebenwirkung kommt es stets zu einer Wassereinlagerung, die damit verbundene Gewichtszunahme macht einen Gutteil des Kraftgewinns zunichte. Die immer wieder ins Treffen geführte Nierenbelastung scheint indes keine Relevanz zu haben.[80]

80 T. Riedl, Österr. Apoth. Ztg. 2005, 59 (3), 138-143.

Tabelle 16: Zusammenstellung einiger Supplemente im Sport, die nach genauer Prüfung der Leistungsstufe und der Trainingsziele (für Leistungssportler) verantwortbar erscheinen.

Phase	Supplemente	Einstufung (Prozent)
Wettkampfvorbereitung, Trainingsbegleitung, kurmäßige Anwendung	Carbohydratloading Argininaspartat NADH (stabilisiert) BCAA, Leucin, HMB Kreatin Levocarnitin Magnesium, Zink Vitamine B_1, B_2, B_6 Antioxidanzienmischung	 A: 30, R: 70 A: 40, L: 60
Während der Belastung, Leistungsverbesserung	Kohlenhydratkonzentrate, Energizer, Gele, Maltodextrin MCT Basenformulierungen, basische Mineralwässer Magnesium, Kalium Kochsalz (1 g/Stunde bei mehrstündigen Belastungen in Getränk auflösen), Salzkekse Coffein (zum Abfangen von Leistungseinbrüchen bei Langzeitbelastungen)	A: 25, L: 65, R: 10 A: 25, L: 65, R: 10 A: 25, L: 65, R: 10
Nach dem Wettkampf, forcierte Regeneration	Kohlenhydrate, meist in Form von Sportgetränken (Hobbysportler sind 20-40 g/h, Leistungssportler 80 g/h) Eiweißkonzentrat, Eiweißhydrolysat Glucose plus Proteinhydrolysate, die Glutamin enthalten Glucose plus Weizenproteinhydrolysat plus Leucin und Phenylalanin Kohlenhydrate plus Phenylalanin BCAA, Leucin, HMB Levocarnitin	A: 30, R: 70
Gelenkprophylaxe, Intervalltherapien im Anschluss an Makrozyklen	Glucosamin ± Methylsulfonylmethan (MSM) Chondroitinsulfat Gelatine, Trinkkollagen Viskosupplementation (ärztliche Therapie, intraartikuläre Injektion von Hyaluronsäure)	A: 35, L: 30, R: 35 A: 50, R: 50

Legende: Aufbau (A), Leistung (L), Regeneration (R): Angaben in Prozent. Die Zeile „Gelenkprophylaxe, Intervalltherapien" wird uns im Kapitel Regeneration noch ausführlich beschäftigen. Man beachte: Diese Angaben und Empfehlungen zu Supplementen im Sport haben nichts zu tun mit der Adler Ortho-Serie, die in diesem Buch immer wieder zur Sprache kommt. Letztere sind fein abgestimmt auf die Mineralstoffe nach Dr. Schüßler, womit sich ein gänzlich anderer Zugang zu ihrer Zusammensetzung und Anwendung ergibt.

... zum Doping

Doping ist der Versuch, seine Leistung mit unlauteren Tricks überdurchschnittlich zu steigern. Es ist dabei stets auch ein Risiko für die eigene Gesundheit inkludiert, denn die zur Anwendung gelangenden Wirkstoffe und Methoden können unerwünschte Wirkungen entfalten.

Wer aber die bisherigen Ausführungen in den Kapiteln Ernährung im Sport, Substitution und Supplementierung aufmerksam gelesen hat, wird wissen, dass die Schüßler-Salze niemals eingesetzt werden können, um die Leistung im Sinne von Doping zu steigern.

Es geht vielmehr darum, eine solide körperliche und sportliche Leistung aufzubauen und zu erhalten.

Bei allem Einsatz in Training und Wettkampf soll die Freude über das Erreichte dabei sein. Doch bekanntlich ist „grau, teurer Freund, ist alle Theorie und grün des Lebens goldner Baum".[81] Das gilt gerade im Spitzensport, wenn es um den berühmten Platz am Stockerl, die hohen Preisgelder und den lang währenden Ruhm geht. Kurzum, der so oft eingeforderte Sportlergeist und die Fairness gegenüber den Mitstreitern bleiben da allzu rasch auf der Strecke.

Eine kurze Einführung in die Dopingbestimmungen sollte in keinem Sportbuch fehlen. Sie soll aber nur der Information dienen, niemals sollte es aber das Ziel sein, die Konzepte hinter den Dopingsubstanzen und –methoden in die Tat umzusetzen.

I Substanzen (S) und Methoden (M), die im Training und im Wettkampf verboten sind
S1 Anabole Substanzen
S1.1 Anabole Androgene Steroide, z. B. Testosteron, Epitestosteron, Nandrolon, Tetrahydrogestrinon
S1.2 Andere Anabole Wirkstoffe, z. B. Clenbuterol, Selektive Androgen-Rezeptor-Modulatoren, Tibolon, Zeranol, Zilpaterol
S2 Hormone und verwandte Substanzen („Peptidhormone")
S2.1 Erythropoiese-stimulierende Wirkstoffe, z. B. Erythropoietin, Darbepoetin, Hematide
S2.2 Wachstumshormon, Insulin-like Growthfactor, Mechano-Growth-Faktoren
S2.3 Choriongonadotropin und Luteinisierendes Hormon nur bei männlichen Athleten
S2.4 Insuline
S2.5 Corticotrop(h)ine und andere Substanzen mit ähnlicher chemischer Struktur oder biologischen Wirkungen
S3 Beta-2-Agonisten
S4 Hormon-Antagonisten und –Modulatoren
S4.1 Aromatase-Inhibitoren
S4.2 Selektive Estrogen-Rezeptor-Modulatoren
S4.3 Andere Substanzen mit antiestrogener Wirkung
S4.4 Wirkstoffe, die die Funktion von Myostatin beeinflussen, z. B. Myostatin-Inhibitoren
S5 Diuretika und andere maskierende Verbindungen
Diuretika
Probenecid
Plasmaexpander bei intravenöser Applikation
M(ethoden) 1 Verbesserung des Sauerstoff-Transfers
M1.1 Blutdoping = Verwendung Blutkonserven oder Erythrozyten-Präparaten/ Konzentraten

81 J. W. Goethe, Faust 1.

M.1.2 Künstliche Wirkstoffe, die Sauerstoff-Aufnahme, -Transport und -Verteilung verbessern
M2 Chemische und physikalische Manipulation
M2.1 Alle Versuche zur Beeinflussung der Proben, die für die Doping-Analytik bestimmt sind, sind verboten, z. B. Harnverdünnung, Harnaustausch
M.2.2 Intravenöse Infusionen, ausgenommen sind chirurgische Eingriffe, medizinische Notfälle und klinische Untersuchungen
M3 Gendoping = der nicht-therapeutische Gebrauch von Zellen, Genen, genetischen Elementen und die Modulierung der Gen-Expression mit dem Ziel, die sportliche Leistungsfähigkeit zu steigern

II Substanzen und Methoden, die im Wettkampf verboten sind
Alle Substanzen und Methoden der Sektion I zuzüglich
S6 Stimulanzien Einteilung in „harte“ und „weiche“ Stimulanzien, d. h. volle Härte der Dopingsanktionen bei Verwendung von Substanzen aus der ersten Gruppe und viele Ausnahmen bei Verwendung von Verbindungen aus der zweiten Gruppe
S7 Narkotika (ins Deutsche zu übersetzen mit „starke Schmerzmittel“) Einige Substanzen sind ausdrücklich verboten, z. B. Heroin, Morphin, einige sind erlaubt, z. B. Codein, Tramadol, Loperamid
S8 Cannabinoide, z. B. Cannabis, Haschisch, Marihuana
S9 Glucocorticosteroide (Ausnahme Lokaltherapie)

III Einschränkungen für bestimmte Sportarten bei Wettkämpfen (Particular, P)
P1 Alkohol
z. B. Luftsportarten, Automobilsport, Karate, Bogenschießen und andere Schießdisziplinen
P2 Beta-Blocker
z. B. Motorsport, Bob fahren, Fünfkampf mit Schießdisziplinen, Skispringen, Golf Hier Ausnahme: in Schießsportarten und für Bogenschützen auch im Training verboten

Anhang: Monitoring Programm 2009

Es wird auf die im Monitoring Programm genannten Wirkstoffe während der Wettkämpfe wohl getestet, im Falle dopingpositiver Konzentrationen zieht dies aber keine Konsequenzen nach sich. Man versucht auf diese Weise, den Gebrauch von in Bezug auf die Leistungssteigerung fragwürdigen Arzneimitteln und Substanzen nicht unnötig zu reglementieren, behält sich aber verschärfte Bestimmungen vor. Beispiele sind Coffein und Pseudoephedrin.

Um den Bogen zum vorangegangenen Kapitel Supplemente zu schließen, sind abschließend einige fragwürdige Empfehlungen zur Verwendung von Nahrungsergänzungsmitteln angeführt. Wir befinden uns hier im Graubereich des Dopings.[82] Wie bereits erwähnt, sind die Hauptziele das männliche Sexualhormon Testosteron und das Wachstumshormon, deren Konzentrationen erhöht werden sollen.

Den Dopingkontroll-Behörden sind alle diese Methoden bekannt. Glücklicherweise halten die Versprechungen in den Hochglanzprospekten der Hersteller und im Internet bei weitem

82 T. Riedl, Österr. Apoth. Ztg. 2007, 61, Heft 15, 708-712, Heft 16, 773-777.

nicht, was sie versprechen. Es ist daher nicht notwendig, die in Betracht kommenden Supplemente auf die Dopingliste zu setzen.

Was die Anwendung von Schüßler-Salzen betrifft, so halten wir uns vor Augen, dass es um den Aufbau einer gediegenen Leistung im Sport geht, die unseren physischen Möglichkeiten entspricht. Die Gesundheit soll in keiner Weise aufs Spiel gesetzt werden, sondern es wird im Gegenteil dafür gesorgt, dass der Körper bei sportlichen Ausübungen keine Störungen und vor allem keinen Schaden davonträgt.

Tabelle 17: Mögliche Wünsche im Sport.

Mögliche Wünsche im Sport	Dafür eingesetzte Supplemente
Freisetzung von Wachstumshormon	Arginin, Ornithin, Verzehr großer Mengen an Hülsenfrüchten
Schonung der Glykogen-Speicher, Förderung der Ausdauerleistungsfähigkeit	Alanin
Fettverbrennung, athletischer Körperbau	Ephedra-Arten, Pseudoephedrin, ECA = Kombination aus Ephedrin, Coffein und Acetylsalicylsäure
Erhöhung der Insulin-Konzentration nach Belastungen, beschleunigte Wiederauffüllung der Glykogen-Speicher, Unterstützung der Gluconeogenese (Zuckerneubildung)	Glucose + Aminosäuren-Hydrolysate + Aminosäuren, Alanin Leucin (in sehr hoher Dosierung)
Erhöhung des Testosteron-Spiegels und die damit verbundenen Wirkungen wie muskelanabole Wirkung und beschleunigte Muskelregeneration	Tribulus terrestris, Maca-Wurzel, Chrysin, Leucin
Erhöhung der Sauerstoff-Transportkapazität	N-Acetylcystein, HIF-Komplex-Stabilisatoren
Erhöhung des Cortisolspiegels *Keine* Erhöhung des Cortisolspiegels	Tryptophan Phosphatidylserin

Die landläufigen Wünsche zur Steigerung der Leistungsfähigkeit im Sport sind mit der Dopingliste wenig bis gar nicht kompatibel. Die Anwender von Schüßler-Salzen wissen, dass diese helfen können, eine zufrieden stellende Leistung im Sport aufzubauen und zu erhalten.

Solange Sie mit Schüßler-Salzen arbeiten, dürfen Sie an diese legale Alternative zum Doping ruhig denken:

➤ **Einzelmittel**

Nr. 3 Ferrum phosphoricum
Bringt den Sauerstoff zur Zelle

Nr. 5 Kalium phosphoricum
Energielieferant, Kaliumzufuhr

Nr. 6 Kalium sulfuricum

Fördert die Aufnahme von Sauerstoff in die Zelle, Energiegewinnung

Nr. 7 Magnesium phosphoricum

Bindung an ATP in den Zellen

Nr. 8 Natrium chloratum

Gemeinsam mit Nr. 5 Kalium phosphoricum Anregung der Zellneubildung, z. B. Erythropoese, Gewebsaufbau, wichtiges Regenerationsmittel

Nr. 13 Kalium arsenicosum

Regenerationsmittel ähnlich der Nr. 5, geistige und körperliche Energie, Hyphophysenmittel, Stressabbau

Hinweis: Förderung des thyreotropen Hormons (wirkt seinerseits auf die Schilddrüse) und des Calcitonins (Hormon, das Calcium in die Knochen bringt).

Nr. 15 Kalium iodatum

Grundumsatz, Stoffwechselaktivierung, Schilddrüse

Nr. 17 Manganum sulfuricum

Bindung an ATP, Leistungssteigerung – Kohlenhydratstoffwechsel, Ökonomisierung des Sauerstoffverbrauchs

Nr. 26 Selenium

Setzt den Sauerstoffverbrauch der Gewebe herab, unter anderem für den Zellschutz von Erythrozyten verantwortlich

➤ **bewährte Mischung:** Steigerung der Leistungsfähigkeit

Mineralstoff	Spezieller Bedarf	Stück/Tag
Nr. 3 Ferrum phosphoricum	Sauerstoff	20-30
Nr. 5 Kalium phosphoricum	Energielieferant	10-20
Nr. 6 Kalium sulfuricum	Sauerstoff in der Zelle	10
Nr. 7 Magnesium phosphoricum	ATP-Bindung	10-20
Nr. 8 Natrium chloratum	Regeneration	10-20
Nr. 13 Kalium arsenicosum	Erschöpfung, Stress, Hypophyse	10
Nr. 15 Kalium iodatum	Stoffwechselaktivierung	10
Nr. 17 Manganum sulfuricum	ATP, Kohlenhydratstoffwechsel	10
Nr. 26 Selenium	Oxidativer Schutz, herabgesetzter Sauerstoffverbrauch	10-20

Bei längerer Einnahme ist zusätzlich die Kombination mit Nr. 10 Natrium sulfuricum empfehlenswert.

➤ Für die bewährten Mischungen: siehe auch Schadstoffausleitung Seite 160

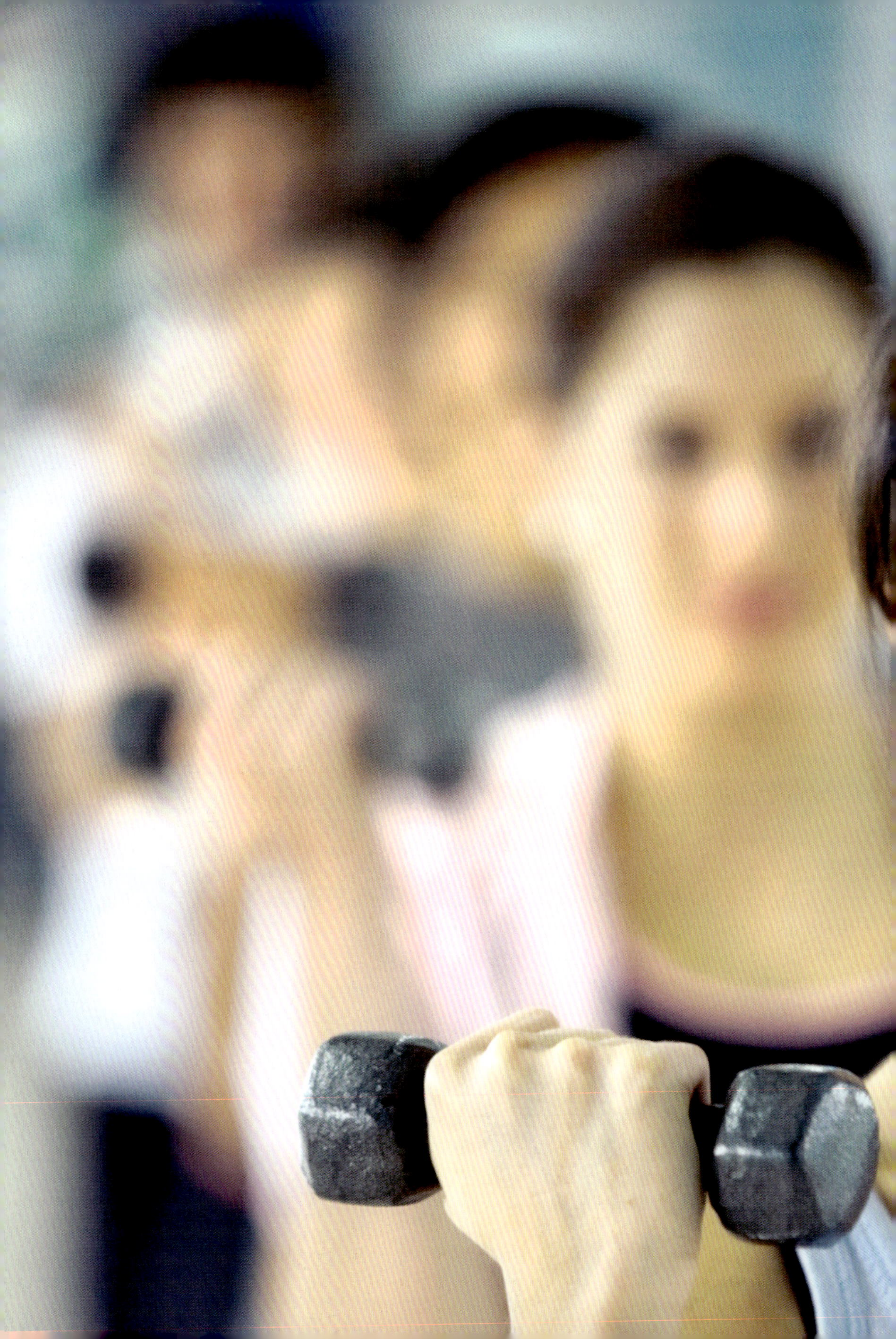

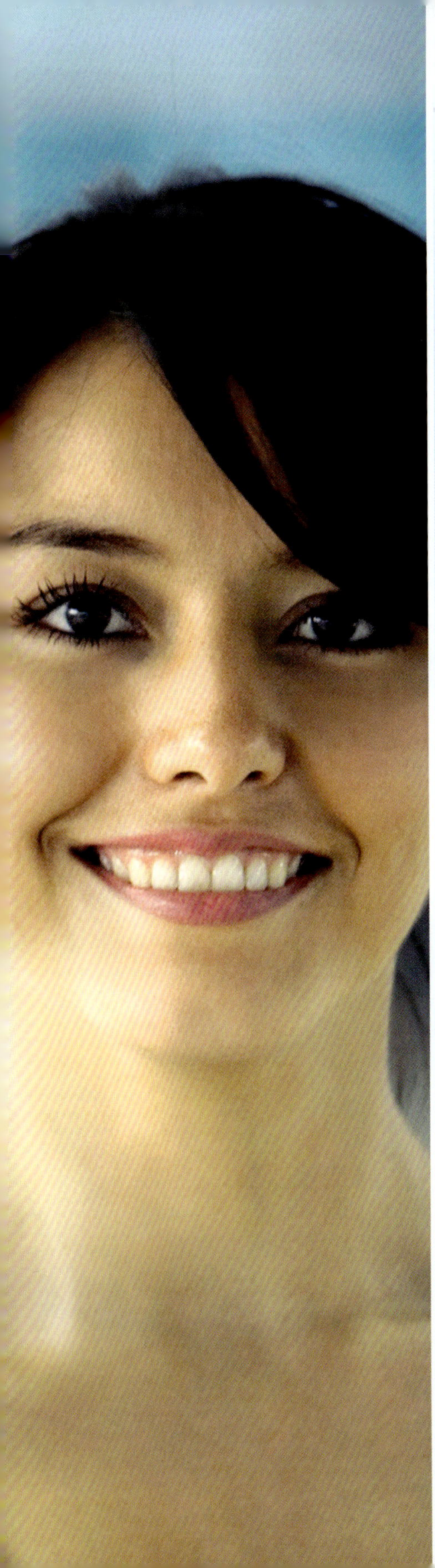

Teil IV

Allgemeine Trainingslehre

Leistungseinstufung, Leistungskontrolle

Breitensport soll der Gesunderhaltung zuträglich sein. Von Expertenseite und in den einschlägigen Schriften wird daher übereinstimmend betont, dass bei allem Eifer für die sportliche Belastung das berühmte „gerüttelt Maß" nicht übersehen werden darf. Erfahrungsgemäß neigen Breitensportler dazu, in Unkenntnis ihrer physischen Parameter und Ausgangskondition zu intensiv zu trainieren und dabei ihre körperlichen Grenzen zu überschreiten.

Eine eingehende sportmedizinische Untersuchung sollte am Beginn des Trainings stehen und regelmäßig, z. B. jährlich, wiederholt werden.

Zur Charakterisierung der individuellen Leistungsfähigkeit des Herz-Kreislauf-Systems sollte dieser Check einen maximalen Test am Fahrradergometer oder am Laufband jeweils mit Lactatmessung enthalten; so kann die optimale Trainingsbelastung abgeschätzt werden (aerobe Schwelle, anaerobe Schwelle, Trainingspuls). Unter zu großer körperlicher Belastung drohen unmittelbar schwere Erschöpfungen, mittelfristig stolpert der Hobbysportler in ein Übertraining und langfristig können veritable Schäden für den Organismus resultieren, z. B. am Halte- und Stützapparat.

Lactatergometrie

Mit einem Lactatstufentest (Ergometrie) kann man für jeden Sportler den Zusammenhang zwischen Leistung und Lactatkonzentration angeben. Die Darstellung erfolgt in Form der Lactatleistungskurve. Da ergänzend zur Lactatkontrolle auch die jeweilige Herzfrequenz (Puls) erhoben wird, können dann mit der entsprechenden Sachkenntnis und Erfahrung die effizienten Trainingsbereiche sowohl über die Leistung (Tempo) wie auch über die Herzfrequenz angegeben werden. Die Auswertung erfolgt hochindividuell.

Weitere geeignete Methoden zur Leistungseinstufung sind der PWC170-Wert, der Schwellentest nach Conconi und der Cooper-Feldtest.

Werden die Lactatwerte nach einer erschöpfenden Belastung gemessen, erhält man Aussagen zur Erholungsfähigkeit des Sportlers (Labormethode).

Ein langer flacher Verlauf deutet auf eine gut entwickelte Grundlagenausdauer bzw. auf eine gute Ökonomisierung im Bereich des Fettstoffwechsels hin. Höhere Ausgangswerte oder ein sehr früher, eher geradliniger Anstieg lassen auf eine geringe Grundlagenausdauer schließen. Diese relative Schwäche kann auch das Ergebnis eines zu intensiven Trainings sein. Man beachte, dass die Lactatkonzentration gegen einen Leistungsparameter aufgetragen ist. (Abb. 12)

Die Lactatergometrie setzt den Energiestoffwechsel mit der Herzfrequenz in Beziehung und ist für jede Art der Leistungsfeststellung bestens geeignet.

Der Vergleich aus der Praxis (Abb. 13) der Kurven von 2001 und 2007 fällt sehr erfreulich aus, weil dokumentiert ist, dass durch das fortgesetzte Training während all der Jahre die Leistung zumindest am Status quo gehalten werden konnte. Die Grundlagenausdauer ist 2007 sogar noch leicht verbessert, wie der noch flachere Kurvenverlauf bei der Belastung mit 50-100 Watt zeigt. Später steigt die Kurve dann allerdings stärker an, bei der Ausbelastung bei 250 Watt sind die Lactatwerte beträchtlich höher.

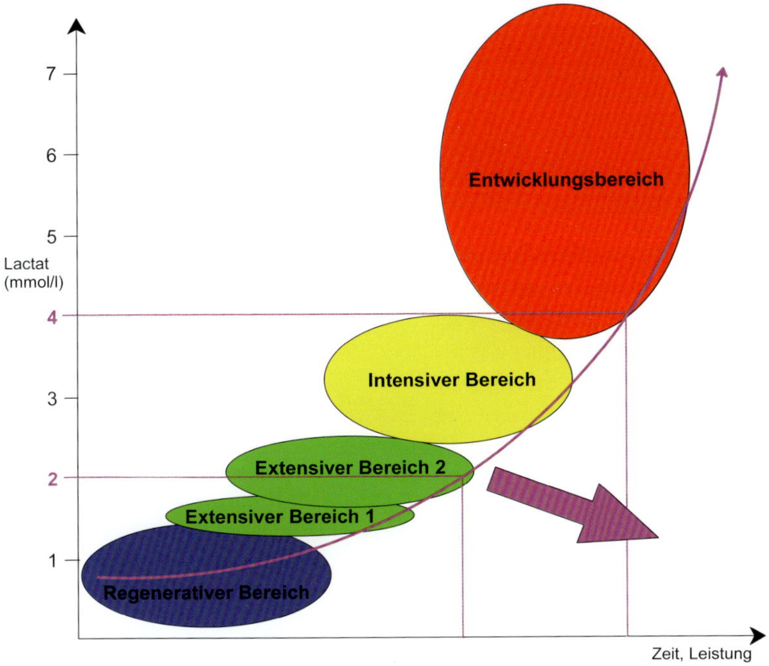

Abbildung 12: Prinzipieller Verlauf einer Lactatleistungskurve am Beispiel des Ausdauertrainings.

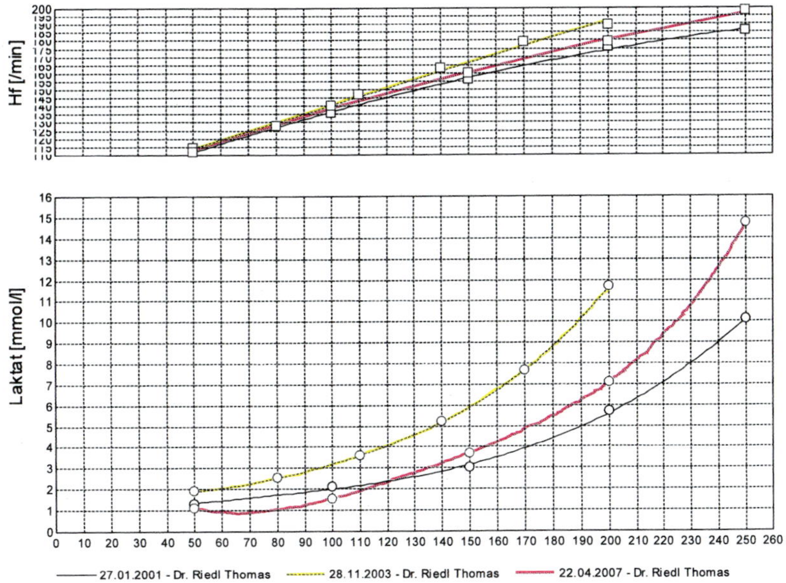

Abbildung 13: Entwicklung der Lactatkurve unter Belastung einer Fahrradergometrie. Mit freundlicher Genehmigung von Mag. Harald Horschinegg, IMSB Wien.

Die Kurve von 2003 möge als lehrreicher „Ausreißer“ durchgehen, weil der Proband zum Zeitpunkt der Untersuchung verkühlt war: die sportliche Leistung war unter diesen Bedingungen sofort massiv verschlechtert. Oder umgekehrt formuliert:

Man soll Sport nur betreiben, wenn man sich wirklich gesund fühlt!

Um einen objektiven und mit anderen Sportlern, etwa derselben Altersgruppe, vergleichbaren Wert zu erhalten, wird auf die Leistung pro Kilogramm Körpergewicht umgerechnet (Watt/kg, z. B. 2,6, Kurve 2001). Nicht in den Messungen berücksichtigt sind die Blutdruckwerte, die beträchtlich erhöht sein können. Ein normales Blutdruckverhalten ist dadurch gekennzeichnet, dass in der Erholungsphase spätestens am Ende der fünften Erholungsminute (nach 100 Watt Belastung) ein Wert von 140/90 mm Hg erreicht bzw. unterschritten wird; für den diastolischen Blutdruck gilt dies auch nach höheren Belastungen, z. B. 250 Watt.[83]

Belastungsstufen

Es ist von großer Bedeutung, die jeweiligen Bereiche entsprechend den Anforderungen zu berücksichtigen.

Aerobe Schwelle

Durch ein vernünftig geplantes Ausdauertraining lernt der Sportler, auch bei relativ hoher Intensität, immer noch vorwiegend auf die Fettspeicher zurückzugreifen und die Kohlenhydrate als Reserveenergie für wiederholte, schnelle Tempowechsel oder das Finish, aufzusparen. Dies ist gleichbedeutend mit einer guten Entwicklung der Grundlagenausdauer.

Man kann indirekt über die Lactatbestimmung feststellen, welcher Energiespeicher bei welcher Intensität vorrangig beansprucht wird. Bis zu einer Lactatkonzentration von ca. 2 Millimol pro Liter (mmol/l), der sogenannten aeroben Schwelle, überwiegt die Energiebereitstellung durch die Fette. Es gibt aber praktisch keinen Intensitätsbereich, wo ausschließlich nur ein bestimmter Speicher beansprucht wird. Die Umsetzung von Fetten ermöglicht also langdauernde Belastungen mit geringer Intensität. Somit ist es einleuchtend, dass beispielsweise im Rahmen von Abmagerungsdiäten regelmäßiges Walking zur Gewichtsabnahme beiträgt.

Anaerobe Schwelle

Bis zu einer Lactatkonzentration von ca. 4 mmol/l, dies entspricht einer Laufbelastung, die ein Untrainierter 30 Minuten durchhalten kann, befinden sich die Energie liefernden Stoffwechselvorgänge noch in einem Gleichgewicht. Bei intensiveren oder länger dauernden Belastungen kann die Sauerstoffaufnahme nicht mehr mit dem Bedarf während der Leistung Schritt halten, d.h. der Sportler geht eine Sauerstoffschuld ein.

In der Lactatleistungskurve entspricht dies Konzentrationen größer 4 mmol/l. Gebildetes Lactat spiegelt also einen unvollständigen Kohlenhydratabbau wider, Muskulatur und Blut übersäuern zunehmend, bis die Leistung schließlich abgebrochen werden muss. Die Intensität bei 4 mmol/l Lactat, bei der gerade noch ein Gleichgewicht zwischen Lactatbildung und Lactatabbau besteht, bezeichnet man als anaerobe Schwelle.

Regenerativer Bereich (Abb. 12)

Im regenerativen Bereich, auch Bereich der vollständigen Kompensation genannt, eine Leistung zu erbringen, bedeutet, mit niedriger Intensität und eher kürzer zu belasten, z. B. 30 bis maximal 45 Minuten zu laufen oder bis zu 1,5 Stunden Rad zu fahren. Der Lactatwert darf dabei 1,5 mmol/l nicht überschreiten.

83 I.-W. Franz, Dtsch. Ztschr. Sportmed. 2003, 54 (2), 55-56.

Dementsprechend werden für diese Art von Belastung praktisch nur Fettsäuren umgesetzt. Die regenerativen Trainingseinheiten alleine bewirken keine Leistungssteigerung, sie dienen aber zur Beschleunigung der Erholung nach intensiven Belastungen („Auslaufen").

Extensiver Ausdauerbereich (Abb. 12)

Ab einer bestimmten vom Trainingszustand abhängigen Leistung beginnt die Lactatleistungskurve deutlich anzusteigen. Wir gelangen in den extensiven Ausdauerbereich, dem wichtigsten Intensitätsbereich des Breiten- und Hobbysportlers: 80% des Trainingspensums sollen hier absolviert werden. Die energetische Abdeckung erfolgt durch Fettsäuren und mit steigender Belastung in zunehmendem Ausmaß durch die Kohlenhydrate. Das Trainingsziel in diesem Bereich ist die Entwicklung der so genannten Grundlagenausdauer. Das bedeutet die Anteile der Fettsäuren an der Energiebereitstellung möglichst lange und möglichst hoch zu halten oder anders formuliert, die aerobe Schwelle zu verbessern.

Extensivbereich 1 glättet die Kurve nach unten. Er wird trainiert durch ein Stabilisierungstraining 1-mal pro Woche. Der Lactatspiegel sollte sich im Bereich von 1,5-1,8 mmol/l bewegen.

Extensivbereich 2 entwickelt die aerobe Schwelle nach rechts und trägt damit ebenfalls zu einem flacheren Kurvenverlauf bei. Der Lactatbereich ist 1,8-2,5 mmol/l.

Mit Fortdauer der Belastung oder bei intensiven Belastungen kommt es zu einem Anstieg über 4 mmol/l Lactat hinaus; wir gelangen vom extensiven in den intensiven Trainingsbereich.

Intensives Ausdauertraining (Abb. 12)

Bezüglich des Stoffwechsels befinden wir uns im Bereich der aeroben Kohlenhydratumsetzung. Die Dauer, über die derartige Belastungen unterhalten werden sollen, beträgt 20-60 Minuten. Der Lactatspiegel sollte sich zwischen 2,5 und 3,5 mmol/l einpendeln.

Bei vielen Breiten- und Hobbysportlern besteht die Tendenz, zu intensiv zu trainieren, sodass sie sich im Durchschnitt zu häufig und lange in diesem Trainingsbereich, einem professionellen Trainingsplan befinden. Hier ist Aufklärungsarbeit zu leisten, dass nur durch eine Leistungseinstufung sowie durch Pulskontrolle die Trainingsarbeit in vernünftigen Bahnen gehalten werden kann.

Schwellentraining bedeutet, dass hart an der Grenze zu den 4 mmol/l Lactat trainiert wird, wodurch die Lactattoleranz verbessert werden soll.

Entwicklungsbereich (Abb. 12)

Zur Entwicklung der anaeroben Schwelle bei etwa 4 mmol sind auch Trainingseinheiten notwendig, die den Organismus mit 4-6 mmol/l Lactat belasten. Neben kurzen, schnellen Dauerbelastungen sind „Fahrtspiele" und ein Intervalltraining dazu geeignet.

Beim Intervalltraining handelt es sich um eine Belastungsserie mit kurzen Erholungspausen zwischen den Einheiten, z. B. 3 bis 5-mal 2000 m in 4 min 20 sec/km[84] mit 3-5 min Pause zwischen den Läufen. In der Auswertung wird diese Intensität als Entwicklungsbereich bezeichnet.

Der Lactatspiegel kann 3,5-6 mmol/l und mehr betragen, d.h. die Sauerstoffzufuhr reicht zur vollständigen und ökonomischen Umsetzung der Kohlenhydrate nicht mehr aus. Für den Hobbysportler soll dieser Trainingsbereich höchstens 5% seines Gesamtpensums ausmachen.

84 1 km in 4 min 20 sec zurücklegen

Schnelligkeit – Schnelligkeitsausdauer, Schnellkraft – Schnellkraftausdauer, Kraft – Kraftausdauer

In praktisch allen Sportarten ist die Entwicklung einer soliden Grundlagenausdauer, wie in den vorangestellten Passagen skizziert, essenziell. Der Hobbysportler wird sich im Wesentlichen in diesem Trainingsbereich aufhalten, wenngleich bei einigen Sportarten auch eine Kraftkomponente dazukommt, z. B. beim Radfahren, Mountainbiken, Bergsteigen, Klettern, Schilanglauf, Rudern oder Schwimmen.

Für den Leistungs- und Hochleistungssportler in Schnelligkeits- und Schnellkraftausdauerdisziplinen oder auch im reinen Kraftsport beginnt das eigentliche Training vielfach erst am anaeroben Schwellenwert – also in jenem Bereich, in den der Breitensportler eigentlich nie gelangen sollte.

Trainingsprinzipien

Trainingseffekte sind nicht das Ergebnis einer Einzelmaßnahme, sondern vielmehr das Produkt eines langfristigen, geplanten und gesteuerten Prozesses. Dieser Trainingsprozess unterliegt klaren physiologischen Gesetzmäßigkeiten, die zu den sogenannten Trainingsprinzipien formuliert wurden.

Prinzip der Zyklisierung, Trainingsplan

Ein vollwertiges Training muss sorgfältig geplant werden. Es beginnt mit der Vorbereitungsperiode, gleichzusetzen mit einer Trainingsphase, die sich über Wochen und Monate hinzieht und gipfelt in der Wettkampfperiode. In der Übergangsperiode ermöglichen stark reduziertes Training, Funsportarten, Urlaub – oft verbunden mit Klimawechsel – und vergleichbare Wohltaten eine vollständige Regeneration, ehe die nächste Trainingsperiode startet.

Makrozyklen teilen das Trainingsjahr (bei einfacher Periodisierung) in 52 Wochen ein und regeln die zeitliche Abfolge der drei genannten Phasen. Die Mesozyklen überblicken meist einen Zeitraum von 2-6 Wochen und legen das jeweilige Wochenprogramm fest. Auch innerhalb der Mesozyklen wird periodisiert. In der Regel wird in den ersten drei Wochen eines Mesozyklus die Trainingsbelastung gesteigert. In der 4. Woche wird der Trainingsumfang reduziert, um dem Organismus Gelegenheit zur Regeneration zu geben.

Die Erfahrung lehrt, dass eine solche Wiederherstellungsperiode für das gesamte Training ein Gewinn ist. Die Mikrozyklen regeln schließlich die Abfolge der Trainingstage und jede einzelne Trainingseinheit. Der Trainingsplan wird von entsprechend geschulten Trainern bis ins letzte Detail ausgearbeitet. Alle Termine, z. B. für Vorwettkämpfe, müssen von Anfang an bekannt und im Plan berücksichtigt sein. Dafür müssen Trainingsjahr und Kalender nicht deckungsgleich sein. Für Wettkämpfe, die ab dem Frühjahr ausgetragen werden, würde man etwa mit dem Oktober des laufenden Jahres zu datieren beginnen.

Prinzip des trainingswirksamen Reizes

Zu geringe Trainingsreize bewirken keine gewünschte Anpassung, zu hohe Reize überfordern die Anpassungskapazität des Organismus und können zu Übertraining, Krankheiten und Verletzungen führen. Je höher das Leistungsniveau ist, umso geringer ist die Bandbreite des trainingswirksamen Reizes.

Zur klinischen Evaluierung eines Übertrainings gibt es verschiedene diagnostische Ansätze. Sensible Parameter sind die Abfrage der persönlichen Stimmung und ein schlechteres Abschneiden bei einer genormten Kurzzeitergometrie.[85] Die Hypophyse reagiert verzögert mit der Freisetzung von Hormonen.[86]

Prinzip des spezifischen Trainingsreizes

Jede Intensitätsstufe bewirkt eine ganz bestimmte Anpassung. Je höher das Leistungsniveau ist, umso exakter müssen die verschiedenen Trainingsformen aufeinander abgestimmt sein. Je näher der Wettkampf kommt, umso ähnlicher müssen die Trainingsbelastungen den Wettkampfanforderungen sein.

Prinzip der ansteigenden Belastung

Wenn sehr ähnlich gestaltete Trainingseinheiten über einen längeren Zeitraum einwirken, gewöhnt sich der Körper früher oder später daran, und es gibt keine gewünschte Anpassung mehr. Die gesetzten Trainingsreize müssen aber für den Organismus stets eine Herausforderung darstellen. Wird auf einen bestimmten Wettkampf hin trainiert, sollten Trainings- bzw. Leistungsreserven für die Vorwettkampfphase einkalkuliert werden.

Das sich dahinter verbergende Prinzip heißt Superkompensation: Bei körperlicher Anstrengung setzt früher oder später Ermüdung ein. Gibt man dem Organismus Gelegenheit zur Regeneration, wird am Ende der Erholung das ursprüngliche Leistungsniveau nicht nur wieder erreicht, sondern sogar überschritten.

Wird nun am Gipfelpunkt des erreichten verbesserten Leistungsniveaus ein neuerlicher Belastungsreiz gesetzt (Trainingseinheit), so gilt dieser Gipfelpunkt als neuer Nullpunkt: Das Niveau der sportlichen Leistungsfähigkeit beginnt zu steigen.

85 A. Urhausen, H. H. Gabriel, B. Weiler, W. Kindermann, Int. J. Sports Med. 1998, 19 (2), 114-120.

86 A. Urhausen, H. H. Gabriel, W. Kindermann, Med. Sci. Sports Exerc. 1998, 30 (3), 407-414.

Prinzip der Dokumentation (Trainingstagebuch)

Die Buchführung über das absolvierte Training soll lückenlos und nachvollziehbar gestaltet sein, sodass einerseits der Trainingserfolg gesehen wird, andererseits auch Phasen der Stagnation oder gar einer Leistungsminderung erkannt werden können.

- **Grunddaten:** Ruhepuls, Schwerpunkte in der Ernährung, verwendete Nahrungsergänzungsmittel, Daten der letzten Leistungseinstufung, z. B. Trainingsherzfrequenzen.
- **Objektive Daten zum Tag:** Datum, Uhrzeit/Beginn, Trainingsform, aufgewendete Zeit, Durchschnittspuls, ev. Maximalpuls, Höhenmeter, verbrauchte Kalorien (laufen bei vielen Pulsmessern als Rechenwerte mit).
- **Subjektive Daten:** Motivation, Zufriedenheit, Methoden der Regeneration, Schlafqualität.

Störungen des Trainingsplanes, z. B. Leistungsminderung, Erkrankungen, berufliche Belastungen.

In einer Wochenzeile könnte es zusammenfassende Bemerkungen zum persönlich erlebten Trainingszustand und –fortschritt geben.

Hinweis für die Gestaltung eines Trainingstagebuches: Mit modernen Pulsuhren lassen sich die Trainingsdaten auf den Computer übertragen. Abgesehen von den subjektiven Bemerkungen zur Tagesverfassung schreibt sich ein Trainingstagebuch dann fast von allein.

Nach den Trainingsgesetzen sollte in Mikro- und Makrozyklen gedacht und geplant werden. In der Trainingslehre spricht man vom Prinzip der zyklisierten Belastung. In Abhängigkeit von den Trainingszielen können sich die Makrozyklen auch über 8 Wochen erstrecken.

Prinzip des geplanten Wechsels von Belastung und Erholung

Belastungsphasen zur Leistungsentwicklung müssen mit Entlastungsphasen zur Leistungsstabilisierung, gleichbedeutend mit Regeneration, abgewechselt werden. Ein letztes wichtiges Trainingsprinzip ist das Prinzip des geplanten Wechsels von Belastung und Erholung.

Die Regeneration des Organismus ist letzten Endes ein integrativer Bestandteil jeder Trainingseinheit und muss ernst genommen werden, damit Überlastungen und Übertraining vermieden werden. Wegen der Bedeutung dieses Punkts ist diesem Thema ein eigenes Kapitel gewidmet.

Tabelle 18: Aufbau einer professionellen Trainingseinheit.

Aufwärmen	Hauptteil	Abwärmen	Regeneration
Organismus vorbereiten, Aufwärmen Übungsbereitschaft physisch: Alarmreaktion auslösen Übungsbereitschaft psychisch: „Kopf freibekommen“	Verbesserung der Leistung Optimierung der Bewegungsabläufe ➤ Ermüdungsfrei müssen trainiert werden: - Beweglichkeit - Schnelligkeit - Schnellkraft - Koordination neuer Bewegungsabläufe (max. 20 min) ➤ Im ermüdeten Zustand können trainiert werden: - Kraftausdauer - Schnelligkeitsausdauer - Ausdauer - Koordination bereits erlernter Bewegungen	Organismus beruhigen Erfolgserlebnis spüren („Ich fühle mich super“, „Das war gut“, „Kopf ist frei“) Siehe Kapitel Regeneration	Siehe entsprechendes Kapitel

Der Breitensportler neigt – in Unkenntnis der Trainingslehre – dazu, ordnungsgemäßes Auf- und Abwärmen zu vernachlässigen. Vielfach ist es aber ein zeitliches Problem, neben den beruflichen und familiären Terminen auch Trainingspläne umzusetzen. Folgende Zeiten müssen für das Erreichen von bestimmten Zwischenzielen veranschlagt werden: Grundlagenausdauer 8-12 Wochen, Kraftzuwachs 6-8 Wochen, Verbesserung der Beweglichkeit 2-4 Wochen, Verbesserung der Koordination 1-2 Wochen.

Ausdauertraining

Letztlich braucht jede sportliche Betätigung konditionelle Voraussetzungen, die auch eine gewisse Ausdauer garantieren. Erst dann ist eine erfüllende Ausübung von Sport möglich.

„Kondition"

Der Begriff „Kondition" ist kein fassbarer Begriff, sondern eine Summenwirkung aus verschiedenen Teilaspekten des Trainings. Ausdauer ist das Fundament jeder Kondition. Kraft – weniger im Sinne der Maximalkraft der Schwerkraftsportler oder des Muskelkorsetts von Bodybuildern – sondern im Sinne von Lebenskraft ist das zweite essenzielle Standbein.

Für den Leistungssport sind ferner Beweglichkeit und Schnelligkeit zu nennen. Das heißt nicht, dass diese mehr oder weniger geschulten Begabungen nicht auch im Breitensport oder in der Alltagsroutine von großem Nutzen sein können. Beweglichkeit und Schnelligkeit haben viel mit Koordination zu tun, was die motorische Fähigkeit meint, alle genannten Konditionselemente umzusetzen. Man könnte das mit dem Begriff „Bewegungsschatz" umreißen.

Dazu gesellen sich weitere mit sportlichen Leistungen assoziierte Begriffe wie Konstitution („Körperbau"), optimierte Ernährung, ausgeglichene Psyche, gute Einstellung, „Biss", Technik, Tagesverfassung und Taktik.

Ausdauertraining verbessert die Trainierbarkeit

Ausdauer ist ein Grundpfeiler der sportlichen Betätigung. Ausdauertraining kann in der Indikation „vegetative Dystonie" sogar medizinisch begründet verordnet werden. Spontane Assoziationen mit Ausdauer sind einerseits Gesundheit und Leistung, andererseits Ausgleich bei Anspannung sowie Freude, denn Ausdauersport kann man für gewöhnlich in naturnaher Umgebung ausführen.

Die Grundpfeilereigenschaft kommt dadurch zum Ausdruck, dass Ausdauertraining die Trainierbarkeit verbessert: Die Regenerationsfähigkeit ist gesteigert, die Überlastungszeichen fallen später und geringer aus und die Ermüdungsschwelle liegt höher. Ausdauer ist also ein universelles Trainingsmittel.

Absolut positive Bilanzen gibt es bezüglich

- des Herz-Kreislaufsystems,
- der Atmung,
- des Stoffwechsels und
- des Nervensystems.

Adaption im Herz-Kreislaufsystem

Die augenscheinlichsten Veränderungen gibt es im Herz-Kreislaufsystem. Beträgt die Auswurfleistung des Herzens bei einem Untrainierten etwa 70 ml (entsprechend dem Volumen einer kleinen Tasse), kann es der Sportler auf weit größere Werte bringen. Selbst ein Hobbysportler kann diesbezüglich um 100 ml zulegen, sodass sein Schlagvolumen auf 170-190 ml ansteigt. Sehr anschaulich kann diese Leistungssteigerung bei der Betrachtung des Herzminutenvolumens dargelegt werden:

Schlagvolumen	x	Herzfrequenz	= Herzminutenvolumen
70 ml	x	70	= ca. 5 l
70 ml	x	200	= max. 14 l
200 ml	x	200	= 36-38 l (Extremwert)

Im Allgemeinen wird jedoch der Ökonomiefaktor für Herz und Kreislauf hervor gestrichen, wenn von adaptiven Veränderungen durch Ausdauertraining die Rede ist.

Erstens sinkt der Blutdruck. Dies kann damit erklärt werden, dass durch die Belastung viele Muskeln aktiv und intensiv am Stoffwechselgeschehen teilhaben. Alle Blutgefäße inklusive der Kapillaren sind weit gestellt, viele kleinste Blutgefäße wurden durch die Kapillarisierung (Gefäßneubildung) der Muskulatur neu angelegt. Das Gefäßbett nimmt das zirkulierende Blutvolumen mühelos auf. Der Blutdruck sinkt in der Größenordnung von 10-15 mm Hg, ohne dass deshalb irgendwelche Probleme einer Hypotonie auftreten.

Sehr augenscheinlich ist zweitens die Entwicklung des Ruhepulses. Selbst Hobbysportler sollten diesen Parameter regelmäßig beobachten. Beträgt der Ausgangswert vor einem Trainingsprogramm beispielsweise 80 Schläge pro Minute, kann die Ruheherzfrequenz über einen Zeitraum von drei Monaten eines konsequenten Trainings auf unter 60 Schläge/min sinken. Bei sehr gut ausdauertrainierten Personen werden Werte unter 30/min gemessen!

Der Ruhepuls *muss* sinken. Tut er es nicht, liegt ein methodischer Fehler vor, denn das Training wirkt nicht ökonomisierend. Steigt der Ruhepuls sogar an, sind die Kontraindikationen für Sport zu überdenken. Abgesehen von interkurrenten (= zwischenzeitlich auftretenden) Infektionen wie grippalen Infekten könnten andere behandlungsbedürftige Grundkrankheiten vorliegen oder die Erholungszeiten sind stets zu kurz gewählt. Schließlich könnte der Sportler bereits in ein Übertraining geschlittert sein.

Der Belastungspuls ist ein schwer zu verallgemeinernder Parameter, der durch Lactatergometrie und vergleichbare Methoden der Leistungsfeststellung individualisiert wird.

Mehr Aussagekraft hat hingegen der Erholungspuls, der die Zeitspanne und die Rückkehr des Belastungspulses zu einem Basiswert vor der Belastung beschreibt. In der Regel wird als Bezugswert der Puls nach dem Aufwärmen genommen. Die Erholungskraft ist bei Trainierten höher. Ein ausgezeichneter Erholungspuls liegt vor, wenn die Rückkehr zum Basiswert innerhalb von 2 (-3) Minuten erfolgt. Bei Werten bis 5 min spricht man von durchschnittlicher Erholung. Werte > 5 min sind eigentlich nicht tolerierbar.

Und so können Sie mit Schüßler-Salzen die Adaption im Herz-Kreislaufsystem unterstützen:

➢ **Einzelmittel**

Nr. 1 Calcium fluoratum

Elastizität der Aderwände, der Herzmuskeln, Kapillarisierung der Muskulatur

Nr. 2 Calcium phosphoricum
Stärkt die Kontraktionskraft des Herzens, Übermäßige Schweißbildung
Beschleunigter Pulsschlag in Ruhestellung, Nächtliches Herzklopfen

Nr. 3 Ferrum phosphoricum

Sauerstofftransport im Blut,
Erhöhung der Transportqualität des Blutes

Nr. 4 Kalium chloratum

Bildung aller Faserstoffe,
Regulierung der Viskosität (= „Zähigkeit", Fließfähigkeit) des Blutes,
Faserstoffe werden in Lösung gehalten

Nr. 5 Kalium phosphoricum

Leistungssteigerung der Herzmuskulatur, „starke" Nerven, Energiemittel

Nr. 7 Magnesium phosphoricum

Unwillkürliche Muskelspannung,
Unregelmäßiger Herzschlag

Nr. 8 Natrium chloratum

Regeneration der Gefäße (in Kombination mit Nr. 5 Kalium phosphoricum),

Flüssigkeitsmengenregulierung (auch des Blutes)

Nr. 9 Natrium phosphoricum

Entlastung von Säure (belastet die Gefäßwände)

Nr. 11 Silicea

Struktur des Herzmuskels,
Bindegewebsstärkend, vor allem der Gefäße (blaue Flecken)

Nr. 15 Kalium iodatum

Herzrasen

Nr. 17 Manganum sulfuricum

Arterioskleroseversorge, Durchblutung der Mikrogefäße

Nr. 19 Cuprum arsenicosum, Nr. 21 Zincum chloratum

Quervernetzung und Bildung der Kollagen- und Elastinfasern

Nr. 25 Aurum chloratum natronatum

Verbessert die arterielle Durchblutung des Herzens.

➢ **Bewährte Mischung**: Unterstützung des Herz- Kreislaufsystems

Mineralstoff	Spezieller Bedarf	Stück/Tag
Nr. 1 Calcium fluoratum	Elastizität der Gefäße, der Herzmuskeln	7
Nr. 2 Calcium phosphoricum	Muskelkraft des Herzens	10
Nr. 3 Ferrum phosphoricum	Sauerstofftransport im Blut, antioxidativer Schutz	10
Nr. 4 Kalium chloratum	Viskosität (= „Zähigkeit", Fließfähigkeit) des Blutes	10
Nr. 5 Kalium phosphoricum	Energie, schwacher Puls	10-20
Nr. 7 Magnesium phosphoricum	Stressbewältigung, Herzrhythmus	10-20
Nr. 8 Natrium chloratum	Regeneration in Kombination mit der Nr. 5	10
Nr. 9 Natrium phosphoricum	Regulierung von Säure	10
Nr. 11 Silicea	Bindegewebsstärkung bzw. –straffung der Gefäße	7-10
Nr. 15 Kalium iodatum	Schilddrüsenstoffwechsel	7
Nr. 17 Manganum sulfuricum	Arteriosklerosevorbeugung, fördert die Mikrozirkulation	7
Nr. 19 Cuprum arsenicosum	Quervernetzung von Fasern, elastische Blutgefäße	7
Nr. 21 Zincum chloratum	Quervernetzung von Fasern	7
Nr. 25 Aurum chloratum natronatum	Arterielle Durchblutung des Herzens	7-10

Diese umfassende Mischung versorgt langfristig den Körper so, dass die erwünschte Wirkung eintritt. Auch hier besteht die Möglichkeit, die Mischung über mehrere Tage zu verteilen, es ist auch möglich, eine Auswahl der angeführten Mineralstoffe zu nehmen. Man muss aber berücksichtigen, dass die Einnahme von Nr. 11 Silicea die Kombination mit Nr. 9 Natrium phosphoricum verlangt.

Folgender Artikel erschien in den Salzburger Nachrichten am 09.05.2009 in der Rubrik WISSEN/Gesundheit (S.15):

„Sport im Kindesalter kräftigt das Herz

Die Voraussetzungen für ein gesundes Herz-Kreislauf-System sollten schon im Kindes- und

Jugendalter geschaffen werden. Dies zeigt eine deutsche Studie, in der bei Schülern jene Parameter im Blut gemessen wurden, die auf die Gefäßgesundheit schließen lassen. Dabei schnitten die Schüler des Sportgymnasiums wesentlich besser ab als ihre weniger körperlich aktiven Altersgenossen in der Regelschule. In einer weiteren Untersuchung konnten die Leipziger Forscher nachweisen, dass Übergewicht bereits im Kindesalter erste Gefäßschäden, eine Veränderung der Halsschlagader sowie eine Vorstufe von Diabetes verursacht. Mögliche Ursache sei, dass die Regenerationsfähigkeit von Stammzellen und deren Vorläuferzellen bei übergewichtigen Kindern eingeschränkt sei.“

Adaption im Atemtrakt, maximale Sauerstoffaufnahme, respiratorischer Quotient

Die Atmung – im engeren Sinn das Atemminutenvolumen – ist ebenfalls ein Parameter, der durch Ausdauertraining enorm angehoben werden kann.

In Ruhe werden pro Atemzug 0,5 Liter (l) Luft geschöpft. Bei durchschnittlich 20 Atemzügen pro Minute macht das 10 l Luft pro Minute, die in die Lunge einströmen und wieder ausgeatmet werden. Unter Ausdauerbelastung steigt das geschöpfte Luftvolumen auf 170-180 l/min an. Nicht die Bereitstellung der Luft ist dabei das Problem, sondern das Herausfiltern des Sauerstoffs, der in diesem veratmeten Luftvolumen mitgeliefert wird. Man spricht von relativer Sauerstoffaufnahme und definiert die maximale Sauerstoffaufnahme als einen Grundlagenparameter des Ausdauertrainings.

Die Sauerstoffaufnahme ist beim Menschen die über die Lungenalveolen aufgenommene O_2-Menge. Bei normaler Atmung ist die Größe des Herzminutenvolumens, von der arteriovenösen O_2-Differenz, dem Hämoglobingehalt des Blutes und dem Blutvolumen abhängig. Sie nimmt mit der Leistungsminderung des Herzens ab. Bruttosauerstoffaufnahme ist die je Atemzug oder pro Minute eingeatmete – und größtenteils wieder ausgeatmete – Menge (ca. 21% des Atemzug- bzw. Atemminutenvolumens).

Die Nettosauerstoffaufnahme ist die pro Zeiteinheit (meist min) aufgenommene Menge. Errechnet wird sie aus der Differenz der O_2-Konzentration in Ein- und Ausatemluft und aus dem Atemzugvolumen.

Die maximale Sauerstoffaufnahme als globale kardiozirkulatorische (Herz und Kreislauf betreffend) und metabolische Kenngröße gilt als Bruttokriterium der maximalen aeroben Leistungsfähigkeit. Hochausdauertrainierte Athleten sind in der Lage, Leistungen im Bereich der maximalen Sauerstoffaufnahme (VO_{2max}) längstens 15-20 Minuten durchzuhalten. Die Ermittlung der VO_{2max} erfolgt mittels Fahrradergometrie (niedrigere Werte) und Laufbandergometrie (zu bevorzugen). Spitzenausdauerathleten weisen eine maximale Sauerstoffaufnahme von 85 ml/kg Körpergewicht (KG) auf, Untrainierte mit überwiegend sitzender Lebensweise erreichen 44 ml/kg KG, und Spielsportler bewegen sich im Bereich von 60 ml/kg KG.

Als ebenso verlässlicher Parameter zur Beurteilung der aeroben Ausdauerleistungsfähigkeit gilt die Ermittlung der anaeroben Schwelle.[87] (Siehe Seite 114)

Der respiratorische Quotient (RQ) errechnet sich aus der Kohlendioxidabgabe (Zähler) und der Sauerstoffaufnahme (Nenner). Er erlaubt eine Beurteilung des Ausbelastungsgrades bei ergometrischen Untersuchungen. Ebenso ist eine zuverlässige Abschätzung der quantitativen Inanspruchnahme von Kohlenhydrat- und Fettstoffwechsel während Dauerbelastungen möglich.[88]

87 J. Weineck, Optimales Training, Spitta Verlag Balingen, 15. Auflage 2007, ISBN 978-3-938509-15-9.
88 T. Meyer, Dtsch. Z. Sportmed. 2003, 54 (1), 29-30.

Und so können Sie mit Schüßler-Salzen die Adaption im Atemtrakt und die Sauerstoffaufnahme unterstützen:

➢ **Einzelmittel**

Nr. 1 Calcium fluoratum
Elastizität der Lungenalveolen und Kapillaren, um die Gasaustauschfläche zu vergrößern

Nr. 3 Ferrum phosphoricum
Bringt den Sauerstoff bis zur Zelle

Nr. 4 Kalium chloratum
Bildung des Schleims, Funktionsmittel der Becherzellen der Lunge

Nr. 6 Kalium sulfuricum
Bringt den Sauerstoff in die Zelle und hält ihn dort

Nr. 7 Magnesium phosphoricum
Unwillkürliche Muskulatur der Atmung, Stressbewältigung

Nr. 8 Natrium chloratum
Schleimhautbildung in den Atemwegen

Nr. 17 Manganum sulfuricum
Unterstützung des Eisenhaushaltes, Ökonomisierung des Sauerstoffverbrauches

Nr. 19 Cuprum arsenicosum
Eisenhaushalt, weiches Bronchienbindegewebe

Nr. 26 Selenium
Setzt den Sauerstoffverbrauch der Gewebe herab

➢ **Bewährte Mischung**: optimale Sauerstoffaufnahme durch die Atmung

Mineralstoff	**Spezieller Bedarf**	**Stück/Tag**
Nr. 1 Calcium fluoratum	Elastizität des gesamten Atemtraktes	10
Nr. 2 Calcium phosphoricum	Muskelkontraktion der willkürlichen Atemmuskulatur	7
Nr. 3 Ferrum phosphoricum	Sauerstofftransport, antioxidativer Schutz	20
Nr. 4 Kalium chloratum	Drüsenmittel der Becherzellen	20
Nr. 5 Kalium phosphoricum	Energie	10-20
Nr. 7 Magnesium phosphoricum	Stressbewältigung, unwillkürliche Muskulatur der Atmung	10-20
Nr. 8 Natrium chloratum	Befeuchtung der Atemwege	10
Nr. 9 Natrium phosphoricum	Regulierung der Säure	7
Nr. 11 Silicea	Bindegewebsstärkung bzw. –straffung	7-10
Nr. 17 Manganum sulfuricum	Eisenhaushalt	7
Nr. 19 Cuprum arsenicosum	Eisenhaushalt, Kollagenaufbau, weiches Bindegewebe der Bronchien	7
Nr. 26 Selenium	Reduzierung des Sauerstoffverbrauches	10

Tipp: Es sollte in diesem Zusammenhang zusätzlich an die äußere Anwendung gedacht werden: Salbe H (Husten), die wertvolle Betriebsstoffe für den angegebenen Bereich bringt.

➢ Siehe auch Kapitel Stabilisierung des Immunsystems, Atemwegserkrankungen Seite 88.

Die Veränderungen des Stoffwechsels – im engeren Sinn die Energiebereitstellung unter

Ruhe und Belastung – werden im Kapitel Energiebereitstellung besprochen, siehe Seite 70.

Die adaptiven Vorteile in Bezug auf das Nervensystem sowie viele weitere positive Veränderungen infolge der sportlichen Betätigung finden sich im Einleitungskapitel Seite 8.

Kinder und Jugendliche machen die gleichen adaptiven Veränderungen durch wie Erwachsene. Wichtig ist – wie bei den Erwachsenen auch – der Faktor Freude!

Einstieg in ein Trainingsprogramm

Wer sich einer Sportdisziplin verschrieben hat, wird sehr gerne und häufig diesem Hobby nachgehen. Man spricht von aktiver Freizeitgestaltung. Und wer, wie im Einleitungskapitel skizziert, seinen Sport zur Gesunderhaltung ausübt, wird sich ebenfalls regelmäßig Zeit nehmen. Jeder Trainingswillige muß sich darüber im Klaren sein, dass sich das Training gemäß dem Trainingsprinzip der kontinuierlichen Belastung über einen längeren Zeitraum erstrecken muss. Nur durch wiederholte Trainingsreize werden sich verschiedene Organsysteme wie Herz und Kreislauf oder die Lunge funktionell zu höherwertigen Parametern entwickeln lassen, wodurch sich die Gesamtleistungsfähigkeit des Körpers verbessert.[89]

Damit Trainingsreize die funktionelle Anpassung des Organismus auslösen und ihn in einen trainierten Zustand versetzen können, müssen die gesetzten Reize trainingswirksam sein, d.h. der Belastungsreiz muss auf das aktuelle Leistungsniveau abgestimmt sein. Einstufungstests helfen, die nötige Intensität des trainingswirksamen Reizes auszuloten. Die beiden genannten Trainingsprinzipien gehen Hand in Hand mit dem Prinzip der ansteigenden Belastung. Das bedeutet, dass immer, wenn sich der Organismus an eine bestimmte Trainingsbelastung gewöhnt hat, eine Erhöhung der Belastung erfolgen muss.

Die Erhöhung der Trainingsbelastung erfolgt in der Reihenfolge Dauer, Umfang, Häufigkeit und Intensität.

- Dauer: Zeitliche Einwirkung einzelner Trainingsreize auf den Organismus.
- Umfang: Zeitliche Summierung aller Trainingsreize während einer Trainingseinheit.
- Dichte: Beschreibt die Pausen zwischen den einzelnen Belastungsreizen.
- Häufigkeit: Anzahl der Trainingseinheiten pro Woche.
- Intensität: Maß für die Reizstärke, Parameter zur Abschätzung. Als Korrelate gelten die Herzfrequenz, das Tempo, das durchgehalten werden kann oder der eingestellte Widerstand auf einem Laufband.

Zunächst muss die konditionelle Verfassung des Sportlers, also der körperliche Ist-Zustand des Sportaspiranten geklärt werden. Die Frage ist: Was wurde bisher gemacht?

Hier wäre eine gut geführte Trainingsdokumentation von großem Nutzen. Gibt es keine zufrieden stellenden Unterlagen, könnte die konditionelle Ausgangslage des Sportlers mittels eines Tests geklärt werden. Besonders geeignet wäre an dieser Stelle ein Trainingstest wie die Lactatergometrie. Alternative Methoden zur Leistungseinstufung sind der PWC170-Test, bei dem die Wattleistung bei einer Herzfrequenz von 170 ermittelt wird oder der Cooper Feldtest, bei dem gemessen wird, welche Strecke ein Sportwilliger in 12 Minu-

89 Die Kapitel Ausdauertraining, Krafttraining und Regeneration orientieren sich an den Ausführungen von Prof. Hans Holdhaus, dem Gründer und Leiter des Instituts für medizinische und sportwissenschaftliche Beratung, Olympia-Stützpunkt Wien-Südstadt, sowie dessen Mitarbeitern, allen voran Mag. Harald Horschinegg, Jänner + Oktober 2001, November 2003, April 2007, April 2008. Thomas Riedl erhielt im Lauf der vergangenen Jahre in stets spannenden Kursen fundierte Einblicke in die Sportwissenschaften. Das Projekt Wellness-Coach, neuerdings Fitness-Coach, wurde von Michael Stanzig, S.A.M. Pharma, ins Leben gerufen.

ten zurücklegen kann. Der Conconi-Schwellentest ist eine Methode zur annäherungsweisen Ermittlung der anaeroben Schwelle.

Die Trainingsgestaltung sollte natürlich auf die Interessen und Bedürfnisse des Sportlers abgestimmt sein – im Klartext: Es sollte Spaß machen, den Trainingsplan in Angriff zu nehmen. Das Training kann zu Hause oder in Fitnessstudios absolviert werden, alleine oder in der Gruppe (Fitnessgruppe), auch die Gemeinde könnte benötigte Infrastruktur zur Verfügung stellen, z. B. den Turnsaal einer Schule oder einen anderen Gemeinschaftsraum.

Insbesondere ist das Zeitbudget zu erfragen: An wie vielen Tagen der Woche kann zu welcher Tageszeit eine vernünftige Trainingseinheit abgearbeitet werden?

Was die Trainingsinhalte betrifft, können prinzipiell

- Ausdauer,
- Kraft,
- Beweglichkeit oder
- Koordination

trainiert werden.

Die Gestaltung eines Krafttrainings sollte aber ausgebildeten Fachleuten überlassen bleiben.

Stehen keinerlei Einstufungstests zur Verfügung, kann die Trainingsintensität auch mit Hilfe der Pulsformel abgeschätzt werden.

$$TP = RP + (MP - RP) \times I$$

TP = Trainingspuls, RP = Ruhepuls, MP = Maximalpuls, I = Intensitätsstufe

Der Ruhepuls wird ermittelt, indem eine Woche lang morgens vor dem Aufstehen die Pulszahl gemessen wird. Für den Maximalpuls gilt in guter Näherung bei einigermaßen trainierten Personen 220 minus Lebensalter. Bei schlecht trainierten Personen ist die Formel nur eingeschränkt gültig.

Die Intensitätsstufe wird dann entsprechend den jeweiligen Trainingsschwerpunkten gewählt:

Tabelle 19: Abschätzung der Intensitätsbereiche, in denen ein Ausdauertraining gestaltet werden kann.

Intensitätsbereich	Faktor	Belastung	Zeit (min)	Stoffwechsel, Energieaufbringung
I-1	60-70%	Kompensatorische Belastung, Einstiegsbelastung	20-45, zu Beginn auch nur 10 min	Aerobes Fettstoffwechseltraining
I-2	70-80%	Moderates Training, entspricht dem extensiven Ausdauertraining	30-145	Aerobes Training mit Fetten und Kohlenhydraten als Energiespender
I-3	80-90%	Intensives Ausdauertraining	30-70	Aerobes Training mit Kohlenhydraten als bevorzugte Energiequelle, eventuell Ausreizung der Schwelle zum anaeroben Training
I-4	90-100%	Training im Extrembereich, Verbesserung der Lactattoleranz, anaerobes Training	20-30	Anaerobes Schwellentraining, Kohlenhydrate

Wer sich mit Fragen der Gewichtsreduktion und des Körperfettabbaus beschäftigt, sollte sich praktisch ausschließlich im Intensitätsbereich 1 aufhalten. Der typische Breitensportler trainiert im Intensitätsbereich 2, in dem er seine Grundlagenausdauer aufbaut. Der Faktor und die Prozentangaben in Spalte 2 beziehen sich näherungsweise auf 100% der maximalen Sauerstoffaufnahme (VO_{2max}) bzw. Leistungsfähigkeit.

Beispiel: RP = 58, MP = 170, I-2

TP = 58 + (170 – 58) x 0,75

TP = 142

Für die Zwecke des Ausdauertrainings kann hier zwischen der Intervallmethode und der Dauermethode gewählt werden. Als Einstieg in ein Trainingsprogramm eignet sich insbesondere für untrainierte oder korpulente Personen die Intervallmethode, d.h. die Absolvierung einer Trainingseinheit mit kurzdauernden Belastungen und (großzügig gewährten) Pausen.

Beispiel: Zu Beginn eine Minute laufen und eine Minute Pause im Wechsel. Bei 30 Wiederholungen beträgt der Zeitaufwand 60 Minuten, davon sind 30 Minuten trainingswirksame Belastungszeiten.

Die erste Steigerung ist es, diesen Rhythmus an ein höherwertiges Trainings-Pausen-Intervall von beispielsweise drei Minuten Belastung und einer Minute Pause heranzubringen. Bei 10 Wiederholungen beträgt die Belastung wie im ersten Fall 30 Minuten. Da die Erholungszeiten kürzer sind, verkürzt sich der Zeitaufwand auf 40 Minuten bei gleicher Trainingsleistung.

Das Ziel ist die Dauermethode, d.h. die Bewältigung der Trainingseinheit in einem Stück.

In der Folgezeit eines begonnenen Trainings soll zunächst der Trainingsumfang vergrößert werden, z. B. vier anstelle von drei Trainingseinheiten pro Woche, nicht jedoch die Intensität!

Die Steuerung erfolgt am sichersten über den Puls. Empfehlenswert ist die Verwendung eines Pulsmessgerätes, das unter Belastung die Pulszahl präzise angibt. Es ist also nicht notwendig, stehen zu bleiben, den Puls zu tasten, 10 sec lang die Herzschläge zu zählen und dann mit 6 zu multiplizieren; man erhält auf diese Weise immer nur Näherungswerte.

Eine „lohnende Pause“ ist jedenfalls einzulegen, wenn sich die Pulszahl für 2-3 min im submaximalen Bereich aufhält, z. B. 170 Schläge/min und mehr. Beruhigt sich der Puls innerhalb von 2-3 min wieder auf deutlich langsamere Werte, z. B. 130-140, hat man gleichzeitig die Kontrolle, dass die vorgeschlagene bzw. gewählte Trainingsintensität stimmt.

Dauert die Erholung des Pulses länger, muss die Intensität des Trainings zurückgenommen werden – keinesfalls sollten die Pausen verlängert werden!

Eine für die Praxis ebenso einfache wie zielführende Devise ist „Laufen ohne Schnaufen“, d.h. der Trainierende soll sich stets mit seinem Trainingspartner unterhalten können. Solange jemand reden kann, kommt er auch nicht außer Atem – die Trainingsintensität passt.

Die Frage nach der Häufigkeit der Trainingseinheiten (TE) ist eng verknüpft mit dem Zeitkontingent des Trainierenden.

Zweckmäßigerweise wird in Wochenrhythmen gedacht. Das Ziel sind 3-5 TE pro Woche. Eine einzige wöchentliche TE bringt nichts, das Minimum sind zwei TE, drei TE wären wünschenswert.

Eine Grundlagenausdauer kann in 2-3 Monaten erarbeitet werden.

Ein untrainierter Anfänger wird in den ersten 4 Wochen praktisch keine Fortschritte bemerken; es ist wichtig, ihm Mut zuzusprechen und zu kleinen Tests zur Überprüfung der Fortschritte anzuregen.

Beispiel 1: Ein Trainingsanfänger soll in 3, 5 oder 10 min eine bestimmte Strecke pulskontrolliert zurücklegen. Bei regelmäßigen Wiederholungen dieses Tests wird er feststellen, dass die Herzfrequenz am Ende der Wegstrekke geringer ist bzw. dass er mit dem Ausgangspuls zu Beginn des Trainings schneller laufen kann, d.h. er legt die Distanz in kürzerer Zeit zurück. Gerade solche positiven Erfahrungen motivieren den Trainierenden enorm, und die Idee, die Trainingsanforderungen zu erhöhen, wird sich rasch einstellen.

Beispiel 2: War die erste Trainingsphase auf 3-mal 30 min Lauf im flachen Gelände eingestellt, so betrug die Wochenleistung bei angenommenen 4-5 Kilometer pro TE 12-15 Kilometer. Die Steigerung der Trainingsbelastung könnte nun so ausschauen, dass die Strecke auf 20 km pro Woche erhöht wird. Die 3 TE werden also auf etwa 45 min verlängert werden müssen. Zu einem noch späteren Zeitpunkt könnte eine 4. TE pro Woche vorgeschlagen werden.

Ist das Gelände hügelig, ist die Pulskonstanz im Allgemeinen nicht so einfach zu halten. Entweder das Tempo wird zurückgenommen (Wechseltempo) oder der Organismus ist gezwungen, bei konstantem Tempo auf andere Formen der Energiebereitstellung umzuschalten (anaerobe Belastung).

In einem Spezialtraining könnte man in Anlehnung an die Intervallmethode bergauf anaerob trainieren, d.h. ohne Beachtung des Pulses hinauf sprinten, um dann in der Erholungspause langsam hinunter zu joggen. Die Steigung sollte nicht mehr als 5% betragen, die Streckenlänge sollte maximal ein Kilometer sein.

Was die Teilnahme an Bewerben betrifft, so gilt als Faustregel, dass die als Wochenleistung zurückgelegte Strecke im Wettkampf in einem Stück bewältigt werden kann. Legt der Trainierende pro Woche insgesamt beispielsweise 25 km zurück, kann er sich getrost zu einem Halbmarathon (21,1 km) anmelden: Erfahrungsgemäß wird er die Wettkampfdistanz problemlos meistern.

Ausdauertraining für Fortgeschrittene

Arten der Ausdauer

Methodisch und trainingstechnisch gibt es mehrere Zugänge zum Begriff „Ausdauer“. Eine lokale Ausdauer beschreibt beispielsweise die Kapillarisierung definierter Muskelgruppen. Eine allgemeine Ausdauer beschreibt Veränderungen des Gesamtorganismus, z. B. Herz-Kreislaufwirkungen oder das Ausmaß der Fettreduktion. Weitere gegensätzliche Paare rund um den Begriff Ausdauer sind aerobe und anaerobe Ausdauer oder statische und dynamische Ausdauer, gleichbedeutend mit Haltearbeit und Bewegungsausdauer.

Trainingswissenschaftlich werden vier Arten der Ausdauer unterschieden:

- Allgemeine Ausdauer, gleichbedeutend mit aerober Ausdauer und Grundlagenausdauer,
- Schnelligkeitsausdauer, schnell *und* lang, z. B. 400-800 m-Sprints,
- Schnellkraftausdauer, z. B. mehrere Sprünge hintereinander oder Schifahren,
- Kraftausdauer, Ausdauerarbeit gegen einen Widerstand, z. B. Rudern über 2000 m.

Bei den drei letztgenannten Ausdauerformen erfolgt die Energiebereitstellung mit zunehmender Anstrengung in wachsendem Ausmaß anaerob, Lactat wird zum limitierenden Faktor.

Schließlich ist der zeitliche Aspekt bei Abschätzung von Ausdauerleistungen interessant:

- Schnelligkeitsausdauer, 45 - 60 Sekunden, typischerweise ein 400 m-Sprint,
- Kurzzeitausdauer, 1 - 3 min,
- Mittelzeitausdauer, 3 - 8 min,
- Langzeitausdauer, > 8 min.

Trainingsmethoden für Ausdauer

Prinzipiell unterscheidet man, wie im Punkt „Einstieg in ein Trainingsprogramm" bereits skizziert,

- Dauermethode,
- Intervallmethode und
- Wiederholungsmethode.

Dauermethode

Der Kern der Dauermethode ist, dass die Trainingseinheit bzw. die Belastung ohne Pause vollzogen wird. Drei Möglichkeiten, diese Auflage zu erfüllen, sind gebräuchlich:

- Konstantes Tempo, bei dem die Trainingseinheit mehr oder weniger maschinenartig abgespult wird,
- Wechseltempo, bei dem systematische Wechsel zwischen schneller und langsamer erfolgen (allerdings ohne stehen zu bleiben!),
- Fahrtspiel, bei dem das Tempo nicht vorprogrammiert ist, sondern dem Gelände entsprechend gestaltet wird. Die Leistung wird lustbetont erbracht, und es ist auch erlaubt, bergauf zu gehen.

Irgendwann ist in jedem Fall das Leistungsziel erreicht oder es kommt zum vorzeitigen Leistungsabbruch bei großer Müdigkeit.

Vielfach wird Ausdauertraining mit der Dauermethode im extensiven Bereich gleichgestellt, was in Bezug auf den Breitensport einen durchaus sinnvollen Kompromiss zwischen dem Wunsch nach Fitness und Vermeidung von gesundheitlichen Schäden durch falsches Training darstellt.

Vorgangsweise:

- Dauermethode, extensiv

Dauer 30-120 min, Herzfrequenz (HF) 120-140, Lactat 1,0-2,5 mmol/l

Es gilt die Faustregel: Laufen ohne Schnaufen!

- Dauermethode, intensiv

Dauer 30-60 min, HF 140-160, Lactat 2,5-4,0 mmol/l

- Dauermethode, Entwicklungsbereich (für den Breitensportler wenig geeignet)

Dauer 15-30 min, HF 170-180, Lactat > 4 mmol/l

Intervallmethode

Die Intervallmethode gibt systematische Wechsel zwischen Belastung und Erholung vor. Die Pause soll lohnend sein (mindestens 1,5-2 min), d.h. es wird wieder die Herzfrequenz vor der Belastung/nach dem Aufwärmen erreicht. Die Intensität ist somit sehr gut steuerbar. Die Intervallmethode in ihrer mildesten Ausgestaltung ist daher hervorragend als Einstieg in ein Fitnessprogramm geeignet, siehe oben Seite 124.

Bezüglich der Intensität gilt, dass die Intervallmethode in ihrer Belastung um eine Stufe höher liegt als die Ausdauermethode. Im extensiven Bereich werden bereits Lactatwerte zwischen 3 und 7 mmol/l erreicht, bei intensivem Training liegen sie jenseits von 8 mmol/l. Das Trainingsziel ist hier vielfach die Verbesserung der Lactattoleranz. Dennoch darf nicht über das Ziel geschossen werden.

Reicht die Erholungspause von beispielsweise 2 min nicht aus, muss die Intensität zurückgenommen werden – und nicht die Pause verlängert werden. Die Dauer der Belastung oder deren Intensität darf erst erhöht werden, wenn die Erholungszeiten sehr kurz geworden sind, z. B. weniger als 30 sec.

Vorgangsweise:

➢ Intervallmethode, extensiv

Dauer 1-5 min, Dichte 1-3 min, 6-15 Wiederholungen

Intensität 3,0-7,0 mmol/l Lactat

Beispiel: 10 x 400 m laufen, dabei 120 sec (2 min)/400 m, WP = 2 min

➢ Intervallmethode, intensiv

Dauer 20-30 sec, Dichte 1-2 min, 6-12 Wiederholungen in Serien

Intensität > 8,0 mmol/l Lactat

Beispiel: 2 x 4 x 200 m laufen, dabei 30 sec/200 m, WP = 1 min, SP = 10 min

Die intensive Intervallmethode kommt praktisch nur mehr im Leistungssport zum Einsatz. Das primäre Ziel ist die Verbesserung der Lactattoleranz. Im angeführten Beispiel müssen die 100 m immerhin in nur 15 sec bewältigt werden, die gesamte Belastung beträgt 1600 m Schnelllauf eingebettet in 16 min Erholungspausen.

Wiederholungsmethode

Auch die Wiederholungsmethode, deren Intensität im submaximalen bis maximalen Bereich angesiedelt ist, betrifft ausschließlich Leistungssportler. Es können Wiederholungspausen bis zu 30 min erforderlich sein.

Das Training im submaximalen bis maximalen Bereich stellt insofern eine Ausnahme dar, als bei abfallender Leistung nicht die Intensität zurück genommen werden darf (diese muss mindestens submaximal sein). Hier müsste man mehr Pausenzeit zugestehen. Indikatoren für den Leistungsabfall sind deutlich schlechtere Zeiten oder wenn sich die Lactatwerte während der Pausen nicht mehr erholen.

Vorgangsweise:

➢ Training im submaximalen bis maximalen Bereich

Dauer 20-180 sec, 3-6 Wiederholungen, Pause unvollständig

Beispiel : 3 x 300 m Sprint, WP = 10 min

Und so können Sie mit Schüßler-Salzen ein Ausdauertraining begleiten:

➢ **Einzelmittel**

Nr. 3 Ferrum phosphoricum

Sauerstofftransport zur Zelle

Nr. 4 Kalium chloratum

Regeneration der Muskelfasern

Nr. 5 Kalium phosphoricum

Energie

Nr. 8 Natrium chloratum

Regeneration in Kombination mit Nr. 5

Hinweis: Die Mineralstoffe Nr. 3, Nr. 5 und Nr. 8 bilden in der Biochemie nach Dr. Schüßler die so genannte „Energiemischung" bzw. „Powermischung".

Wird sie um einen weiteren Mineralstoff, Nr. 7 Magnesium phosphoricum erweitert, wird die Dauerleistung der Muskulatur unterstützt.

Nr. 7 Magnesium phosphoricum ist in den Zellen an den Energieträger ATP gebunden und ermöglicht so eine bessere Umsetzung dieser am raschesten verfügbaren Arbeitsenergie und unterstützt dadurch die Koordination der Muskelzelltätigkeit.

➢ **Bewährte Mischung:** „Erweiterte Powermischung"

Mineralstoff	Spezieller Bedarf	Stück/Tag
Nr. 3 Ferrum phosphoricum	Sauerstofftransport, antioxidativer Schutz	10
Nr. 4 Kalium chloratum	Regeneration der Muskelfasern	10
Nr. 5 Kalium phosphoricum	Energie	10-20
Nr. 7 Magnesium phosphoricum	Koordination der Muskelzelltätigkeit, ATP-Bindung	10-20
Nr. 8 Natrium chloratum	Regeneration in Kombination mit Nr. 5	10
Nr. 17 Manganum sulfuricum	Mitochondriale Energiebereitstellung, Kohlenhydratverwertung	10

Zusätzlich zur angegebenen Mineralstoffmischung empfehlen wir eine geeignete Nährstoffkombination wie Adler Ortho Nr. 3 und Adler Ortho Nr. 5.

➢ Praxisbeispiel: Ein Marathonläufer, der genau diese Vierermischung, wie bei den Einzelmittel angeführt, erhielt:

Seit zwei Saisonen konnte er seine Leistung nicht mehr steigern, was ihn frustrierte. Obwohl er noch im Training zu seiner heurigen – letzten – Wettkampfsaison bezüglich eines unmittelbar spürbaren Erfolges Zweifel äußerte, behielt er die Mineralstoffmischung in seinem Supplementierungsplan. Umso überraschender und erfreulicher war es daher, als er eines Tages folgende E-Mail versenden konnte:

„Hallo Tom, obwohl ich subjektiv von der „Energie-Mischung" null spüre (weder bessere Regeneration noch bessere Leistung im Training) kann ich von einer signifikant besseren Wettkampf-Leistung berichten. Habe am Sonntag meine Halbmarathon-Bestzeit von 1:18:06 auf 1:16:37 verbessern können. *90 sec in dem Leistungsbereich sind nicht alltäglich*. Vielleicht ist die Steigerung ja wirklich auf Schüßler zurückzuführen. Schönen Tag, dein N."

Schnelligkeit

Schnelligkeit ist die Fähigkeit, Bewegungen mit höchster Geschwindigkeit bzw. in einem minimalen Zeitabschnitt durchzuführen.

An Formen der Schnelligkeit werden

- ➢ Reaktionsschnelligkeit,
- ➢ azyklische Schnelligkeit, z. B. Sprünge, Richtungswechsel und
- ➢ zyklische Schnelligkeit, z. B. ein Sprintlauf (Bewegungswiederholung!)

unterschieden.

Über die maßgebliche Zusammensetzung der Muskelfaserstruktur wird ausführlich im Kapitel Krafttraining referiert.

Ein weiteres Kriterium ist die Koordination vom Nerv zum Muskel und die Koordination innerhalb der Muskeln. Da viele Schnelligkeitsbewerbe mit anaerober Energie bestritten werden, sind Richtwerte zur Verfügbarkeit von ATP und Kreatinphosphat (KP) nützlich. Die 6 mmol/kg Muskelgewebe ATP und 25 mmol/kg Muskelfeuchtgewebe KP stellen Energie für maximal schnelle Bewegungen im Ausmaß von nur 6-8 sec bereit. (Siehe Kapitel Energiebereitstellung)

Bei einem 100 m-Lauf werden beispielsweise Lactatwerte zwischen 8 und 12 mmol/l erreicht, was ein klar limitierender Faktor ist. Es genügt daher nicht, im Training Schnelligkeit allein zu trainieren. Auch auf die Entwicklung der Schnelligkeitsausdauer, was im Wesentlichen wieder eine Erhöhung der Lactattoleranz bedeutet, ist Augenmerk zu legen.

Zur Methodik des Schnelligkeitstrainings kann allgemein angemerkt werden, dass Schnelligkeit nur mit bestens aufgewärmter Muskulatur trainiert werden darf. Die neuromuskuläre Erregungszeit durch Acetylcholin muss von 1/100 sec auf 1/3000 sec gesteigert werden. Die Koordinationsentwicklung muss optimiert werden, es gilt exakte Bewegungen mit höchster Intensität durchzuführen. Beispielsweise muss bei einem 100 m-Lauf explosiv gestartet werden. Die ersten Schritte sind Trittschritte, mit denen eine maximale Beschleunigung erzielt werden soll. Ist das Maximaltempo erreicht, kommt es zur Umstellung auf einen Schwunglauf. Es müssen daher Antritte und Sprints jeweils mit Maximaltempo getrennt trainiert werden. Bezüglich der Intensität wird vielfach nicht mehr mit dem submaximalen und maximalen Bereich das Auslangen gefunden. Beispiele für das Training im supramaximalen Bereich sind bergab laufen (Gefälle 1%), die Verwendung von Zugmaschinen oder das Herlaufen hinter bewegten Objekten.

Die elementaren Schnelligkeitseigenschaften werden bereits im Volksschulalter entwickelt. Die wichtigste und ungezwungenste Art,

- Reaktionsschnelligkeit,
- Aktionsschnelligkeit und
- Frequenzschnelligkeit

zu trainieren, ist das Spiel.

Und so können Sie mit den Schüßler-Salzen ein Schnelligkeitstraining unterstützen:

- **Bewährte Mischung** bei Muskelschwäche, für Schnelligkeit

Mineralstoff	Spezieller Bedarf	Stück/Tag
Nr. 1 Calcium fluoratum	Elastizität, Spritzigkeit	7-10
Nr. 3 Ferrum phosphoricum	Sauerstofftransport, Muskelkatervorbeugung	10
Nr. 4 Kalium chloratum	Regeneration der Muskelfasern	10
Nr. 5 Kalium phosphoricum	Energiebereitstellung	10-20
Nr. 6 Kalium sulfuricum	Sauerstoff in der Zelle, Zellatmung	10
Nr. 7 Magnesium phosphoricum	Signalübermittlung i. d. Nerven, Muskelkraft	10-20
Nr. 8 Natrium chloratum	Flüssigkeitshaushalt, Regeneration in Kombination mit Nr. 5	10
Nr. 10 Natrium sulfuricum	Schadstoffausscheidung (wegen Nr. 6)	10

Wir empfehlen, die angegebene Mineralstoffmischung äußerlich als Cremegelmischung oder eine fertige Mischung wie das Pre Sport Gel anzuwenden. Zusätzlich zur angegebenen Mineralstoffmischung empfehlen wir eine geeignete Nährstoffkombination wie Adler Ortho Nr. 5.

Beweglichkeit, Koordination

Spiel ist eng verknüpft mit Beweglichkeit, und diese wiederum mit Koordination. Die Koordination wurde bereits als Bewegungsschatz umschrieben. Der Organismus speichert Bewegungsabläufe in den Assoziationszentren, die dann jederzeit in Sekundenschnelle abrufbar sind. Der Pool für das Erlernen von Bewegungen ist sehr groß, bei entsprechendem Üben sind feinste Koordinationsabläufe trainier- und erlernbar. Die Information wird aufgenommen und programmiert, beim Abrufen der Steuerimpulse wird die erlernte Bewegung eingeleitet und ausgeführt. Der abschließende Ist-Soll-Vergleich lässt eventuell blitzartige Korrekturen zu.

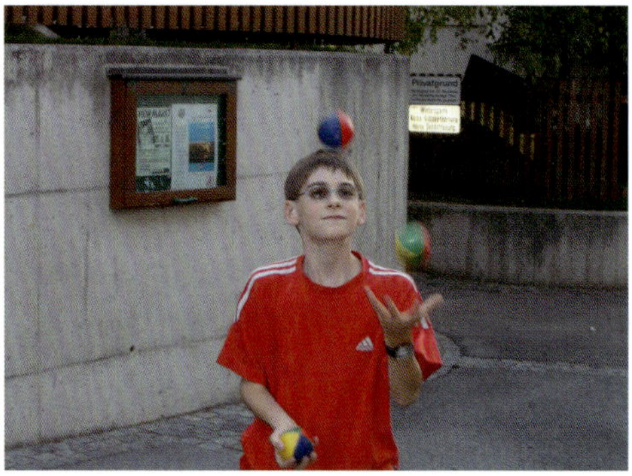

Abbildung 14: Koordinationstraining einer anderen Art. Ähnliches gilt für das Erlernen eines Musikinstrumentes.

Der gesamte Bewegungsablauf lässt sich in drei prinzipielle Phasen aufspalten:

- Reaktionsfähigkeit,
- Orientierungsfähigkeit, z. B. beim Schlagen eines Saltos oder bei komplizierten Sprüngen ins Wasser, und
- Gleichgewichtsfähigkeit.

Die Koordination lässt sich weiter verfeinern in Hinblick auf

- Rhythmisierungsfähigkeit,
- Kopplungsfähigkeit (Verbindung von Teilbewegungen) und
- Umstellungsfähigkeit (plötzlich erforderliche Bewegungskorrekturen).

An methodischen Hinweisen ist zu erwähnen, dass Koordination ebenfalls nur im gut aufgewärmten Zustand trainiert werden soll. Bei neu zu erlernenden Bewegungen ist die erforderliche Perfektionszeit mit 1-2 Wochen zu veranschlagen. Der berühmte Schulschikurs ist also durchaus geeignet, zunächst unkundigen, eventuell ungelenken Personen/Kindern ein gewisses Mindestkönnen beizubringen.

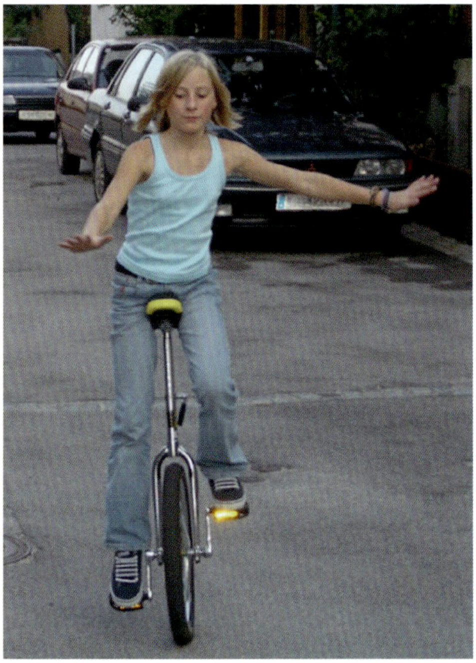

Abbildung 15: Das Training von Beweglichkeit und Koordination muss in der Kindheit begonnen werden. Einmal mehr gilt hier: „Was Hänschen nicht lernt,…“

Der stille Schatz der Koordinationsschulung besteht darin, dass neue Bewegungen auf der Grundlage bereits erlernter Bewegungsabläufe ausgeführt werden. Ein Bewegungsmuster lässt sich also multifunktionell und polysportiv zur Anwendung bringen. Jede Bewegungseinschränkung wirkt sich negativ auf die Entwicklung aus. Man kann daher Kinder in Hinblick auf Bewegungen nie überfordern. Die koordinative Grundlage für spätere Höchstleistungen, aber auch für Lebensqualität, wird im frühen und späten Schulkindalter gelegt. Das kindliche Gehirn saugt Bewegungsmuster auf wie ein Schwamm. Was während des 6.-12. Lebensjahres an koordinativer Schulung verabsäumt wird, lässt sich nie wieder aufholen. Im Erwachsenenalter wird jede Einschränkung der Beweglichkeit als Verlust empfunden, z. B. Zeiten der Rehabilitation. Beweglichkeit bedeutet auch Prävention von Verletzungen, vor allem von Sturzverletzungen.

Und so können Sie mit den Schüßler-Salzen Ihr Beweglichkeits- und Koordinationstraining unterstützen:

➢ **Bewährte Mischung** für Wachheit und Aufmerksamkeit

Mineralstoff	Spezieller Bedarf	Stück/Tag
Nr. 1 Calcium fluoratum	Elastizität, Spritzigkeit	7-10
Nr. 3 Ferrum phosphoricum	Sauerstofftransport, Antioxidans	10
Nr. 5 Kalium phosphoricum	Energiebereitstellung, Kaliumspender - Nervenstärke	10-20
Nr. 6 Kalium sulfuricum	Sauerstoff in der Zelle	10
Nr. 7 Magnesium phosphoricum	Signalübermittlung i. d. Nerven,	10-20
Nr. 8 Natrium chloratum	Bildung der Liquorflüssigkeit	10
Nr. 10 Natrium sulfuricum	Schadstoffausscheidung (wegen Nr. 6)	10
Nr. 13 Kalium arsenicosum	Hypophyse, Stressbewältigung, Stärkung	10
Nr. 17 Manganum sulfuricum	Mitochondriale Energiegewinnung, Gehirnstoffwechsel	10
Nr. 19 Cuprum arsenicosum	Zentrales Nervensystem	10
Nr. 21 Zincum chloratum	Hippocampus Region - Gehirn, kognitive Fähigkeiten	10

➢ **Bewährte Mischung** bei Muskelverhärtung

Mineralstoff	Spezieller Bedarf	Stück/Tag
Nr. 1 Calcium fluoratum	Elastizität der Muskelfasern	7-10
Nr. 2 Calcium phosphoricum	Muskelspannung	10-20
Nr. 3 Ferrum phosphoricum	Sauerstofftransport	10
Nr. 4 Kalium chloratum	Bindegewebserneuerung	10-15
Nr. 5 Kalium phosphoricum	Energie für Regeneration	10-20
Nr. 8 Natrium chloratum	Flüssigkeitshaushalt, Regeneration	10
Nr. 9 Natrium phosphoricum	Säureabbau	10
Nr. 10 Natrium sulfuricum	Schadstoffausscheidung	10
Nr. 11 Silicea	Säureabbau im Bindegewebe, Bindegewebsstruktur	7
Nr. 12 Calcium sulfuricum	Macht das Gewebe auf	10
Nr. 19 Cuprum arsenicosum	Quervernetzung der Bindegewebsfasern	10-15

Als fertige Schüßler-Salz Mischung kommt auch die Einnahme des Zell Basic in Betracht.

Wir empfehlen, die angegebene Mineralstoffmischung äußerlich als Cremegelmischung anzuwenden oder eine fertige Mischung zum Abbau der Verhärtung wie Evocell. Zum Wiederaufbau der Muskulatur ist die Gelenkecreme Regidol empfehlenswert.

➢ **Bewährte Mischung** bei Muskelschwund

Mineralstoff	Spezieller Bedarf	Stück/Tag
Nr. 1 Calcium fluoratum	Elastizität	7-10
Nr. 2 Calcium phosphoricum	Eiweißstoffwechsel, Muskelaufbau	10-20
Nr. 3 Ferrum phosphoricum	Sauerstofftransport, Antioxidans	10
Nr. 4 Kalium chloratum	Bindegewebsaufbau	10
Nr. 5 Kalium phosphoricum	Energiebereitstellung, Regeneration	10-20
Nr. 7 Magnesium phosphoricum	Muskelkraft, Energiehaushalt	10-20
Nr. 8 Natrium chloratum	Flüssigkeitshaushalt, Regeneration	10
Nr. 9 Natrium phosphoricum	Säureabbau	10-20
Nr. 11 Silicea	Bindegewebsstruktur	7
Nr. 19 Cuprum arsenicosum	Kollagen - Elastin - Aufbau, Quervernetzung weicher Bindegewebsstrukturen	7
Nr. 21 Zincum chloratum	Kollagen - Elastin - Aufbau, Quervernetzung der Bindegewebsfasern	7

Wir empfehlen, die angegebene Mineralstoffmischung äußerlich als Cremegelmischung anzuwenden oder eine fertige Mischung wie Gelenkecreme Regidol.

Zusätzlich sollten noch Nährstoffe eingenommen werden, wie z. B. Adler Ortho Nr. 3 und Adler Ortho Nr. 5.

Gelenkigkeit, Dehnungsfähigkeit, Entspannungsfähigkeit der Muskulatur

Für die Praxis gibt es synonyme Begriffe für Beweglichkeit wie Gelenkigkeit und Dehnfähigkeit. Gerade der zuletzt verwendete Begriff leitet zum Sport über, wo neben der allgemeinen Beweglichkeit mit normalen, möglichst vielseitigen Bewegungsmustern auch eine spezielle Beweglichkeit antrainiert werden muss. Der Bewegungsumfang wird überdurchschnittlich, was aber für Gelenke, Bandapparat und Sehnen nicht immer von Vorteil sein muss. Der Schlüssel liegt in der Vergrößerung der Dehnungsfähigkeit der Muskeln, womit gelenkspezifische Beweglichkeiten erzielt werden, ohne das Gelenk selbst zu schädigen.

Das ganzheitliche funktionelle Bewegungstraining bietet die Möglichkeit, Belastungen des Bewegungsapparats abzufedern, muskulären Dysbalancen vorzubeugen und in weiterer Folge Haltungsschäden zu vermeiden.

Der Begriff Funktionsgymnastik umfasst im Wesentlichen vier Arbeitsbereiche:

- Mobilisierung von Gelenken und Wirbelsäulenabschnitten mit eingeschränkter Beweglichkeit,
- Kräftigung von abgeschwächten oder zur Abschwächung neigenden Muskelpartien,
- Dehnung von verkürzten oder zur Verkürzung neigenden Muskelpartien,
- Entspannung und Lösung von verkrampften Muskelpartien.[90]

Während Mobilisierung und Kräftigung eher im Bereich der Prävention und Sportmedizin angesiedelt sind, kommt der Dehnung und Entspannung von Muskeln in Zusammenhang mit Training und Wettkampf eine enorme

90 G. Horschinegg, H. Horschinegg, Allgemeine Funktionsgymnastik, Arbeitsbehelf herausgegeben vom Institut für medizinische und sportwissenschaftliche Beratung (IMSB), 2001.

praktische Bedeutung zu. Jeder Fitnessaspirant sollte sich mit diesen Begriffen auseinandersetzen und für seine Bewegungsabläufe geeignete Übungen bereithaben.

Beweglichkeit kann

- aktiv oder
- passiv sein.

Passive Beweglichkeit bedeutet das Ausreizen einer maximalen Bewegungsamplitude durch äußere Kräfte, z. B. im Rahmen eines Muskelfunktionstests. Sie wird auch mit Entspannungsfähigkeit gleichgesetzt. Die limitierenden Faktoren der Beweglichkeit sind die Mechanik der Gelenke, die Bänder und Sehnen sowie die Muskelspindeln. Beim Dehnen werden die Muskelspindeln mitgedehnt und leiten reflexartig die Anspannung des Muskels ein. Dehnen irritiert die Muskelspindeln, sie nehmen die Sollwerte als neue Ausgangswerte an, was bedeutet, dass Dehnen diese Schutzreaktion des Organismus vor Überdehnung unterdrückt.

Aktive Beweglichkeit erzeugt eine maximale Bewegungsamplitude durch Kontraktion des Antagonisten zum gedehnten Muskel. Gemeint ist eine Dehnungsfähigkeit, die mit Kraft aufgebracht werden kann.

Eine andere Einteilung der Beweglichkeit unterscheidet

- statische und
- dynamische Beweglichkeit.

Für die Sportpraxis wichtiger sind die statischen Dehnungsmethoden, besser unter dem Begriff Stretching bekannt, bei denen die zu dehnenden Muskeln in eine Dehnstellung gebracht und in dieser für 15-30 Sekunden gehalten werden. Letztlich wird wieder die Entspannungsfähigkeit der Muskulatur ausgereizt. Ein sportartspezifisches Dehnungsprogramm ist eine hoch geeignete Methode, den Körper auf die Belastung behutsam vorzubereiten und Verletzungen durch plötzliche anstrengende Übungen zu vermeiden. Die Pulsfrequenz steigt dabei an. Eine Möglichkeit sich aufzuwärmen besteht in schnellem, rhythmischem Gehen.

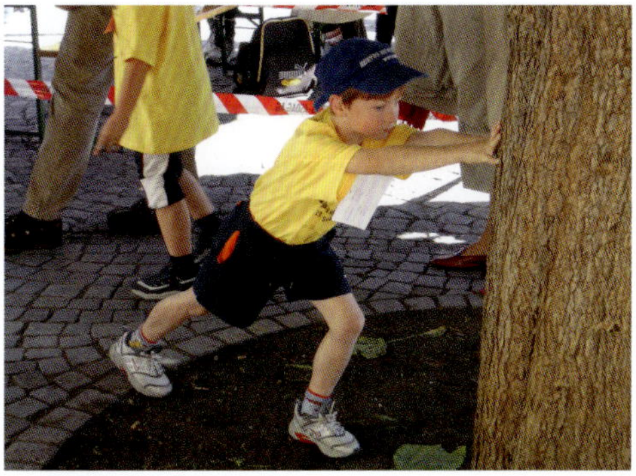

Abbildung 16: Präzise Vorbereitung auf den Wettkampf auch bei den Jüngsten.

Ein kalter Muskel soll nicht plötzlich gedehnt werden, daher langsam, einschleichend beginnen, die Endstellung soll spürbar sein, es soll aber nicht schmerzen. Position entspannt halten, ruhig weiteratmen (Atem nicht anhalten), 15 sec halten während dieser Zeit kommt es zu einer Gewöhnung des Muskels an die Dehnstellung, dann sanft, d.h. bis zum neuerlichen spürbaren Dehnungsreiz nachdehnen und Spannung für weitere 15 sec halten: Dehnung ja, es soll sich immer gerade noch angenehm, anfühlen, Schmerz nein! 2-3 W (Wiederholungen) jeweils nach Entspannungspausen. Die Übungen sollen genau erklärt werden, sportartspezifische, anatomische Kenntnisse sind nützlich.

Die Vorteile des statischen Dehnens bestehen darin, dass der Energieaufwand gering ist und im Allgemeinen keine Verletzungsgefahr besteht. Die Kapillaren weiten sich allerdings nur wenig. Ebenfalls nicht verbessert werden koordinative Elemente.

Stretching im Anschluss an eine Belastung ist regenerationsfördernd, weil der Tonus der Muskulatur sinkt, und sollte daher in keiner Trainingseinheit fehlen.

Beim aktiven dynamischen Dehnen werden weiche, rhythmisch ausgeführte Bewegungen mit meist kleinem Bewegungsumfang ausgeführt. Besser vorstellbar ist der Begriff der Schwunggymnastik. Die Dehnung eines Muskels erfolgt im Wechselspiel Kontraktion und Dehnung mit seinem Gegenspieler.

Dynamische Beweglichkeit wird am einprägsamsten durch Gymnastik erzielt. Mittels Federn und Wippen wird eine maximale Bewegungsamplitude erreicht.

An allgemeiner Methodik ist zu empfehlen, dass insbesondere dynamische Dehnungsübungen nur mit sehr gut durchwärmter Muskulatur und in ermüdungsfreiem Zustand gemacht werden sollen, z. B. morgens nach dem Verlassen des Bettes. Stets ist behutsam zu beginnen, um sich nicht dem Risiko von Verletzungen auszusetzen.

Vorgangsweise:

➤ Dynamisches Dehnen

Federnd, wippend, schwingend, 10-15-30 W pro Serie, 3-5 Serien

Summe: 60-200-1000 W pro Woche

Die Vorteile bestehen im Mitüben der inter- und intramuskulären Koordination, in einer verstärkten Muskeldurchblutung und in einem gewissen Kräftigungseffekt. Auf die mögliche Gefahr der Überwindung des Dehnungsreflexes wurde bereits hingewiesen.

➤ Eine Sonderform ist das Anspannungs-Entspannungsdehnen: Ein Muskel wird 8-10 Sekunden lang maximal isometrisch kontrahiert. Es folgt eine 2-3 Sekunden dauernde Entspannung, ehe der Muskel wieder für 10-20 Sekunden maximal angespannt wird. Das Prinzip dieser Methode ist, dass sich ein Muskel umso mehr entspannt, je stärker die vorangehende Kontraktion war. Ein Beispiel für eine isometrische Kontraktion ist, wenn man sich etwa in eine Tür stellt und mit aller Kraft gegen den Rahmen drückt; die Kontraktionsarbeit erfolgt also gegen einen unüberwindlichen Widerstand. Übungen dieser Art führen auch zu einer Vergrößerung der Maximalkraft des Muskels.

Und so können Sie mit den Schüßler-Salzen Ihre Gelenkigkeit und Entspannungsfähigkeit der Muskulatur unterstützen:

➤ **Einzelmittel**

Nr. 1 Calcium fluoratum

Elastizitätssalz, bewährt bei Steifheit des Bewegungsapparates

Nr. 2 Calcium phosphoricum

Hoher Muskeltonus

Nr. 11 Silicea

Muskelzuckungen, v. a. vor dem Einschlafen und im Halbschlaf

➤ **Bewährte Mischung** bei Verspannungen, z. B. im Nacken oder in der Lendenwirbelsäule

Mineralstoff	Spezieller Bedarf	Stück/Tag
Nr. 1 Calcium fluoratum	Elastizität, Spritzigkeit	7-10
Nr. 2 Calcium phosphoricum	Kontraktion der willkürlichen Muskulatur	20
Nr. 3 Ferrum phosphoricum	Sauerstofftransport, Muskelkatervorbeugung	10
Nr. 5 Kalium phosphoricum	Energie für Regeneration	10-20

Nr. 8 Natrium chloratum	Flüssigkeitshaushalt, Regeneration	10
Nr. 9 Natrium phosphoricum	Säureabbau	10-20
Nr. 10 Natrium sulfuricum	Schadstoffausscheidung, Schweregefühl	10
Nr. 11 Silicea	Entlastung der Nerven	10

Wir empfehlen, die angegebene Mineralstoffmischung äußerlich als Cremegelmischung anzuwenden oder eine fertige Mischung wie Gelenkecreme Regidol oder Pre Sport Gel.

➢ **Bewährte Mischung** bei Muskelverhärtung, siehe Beweglichkeits- und Koordinationstraining Seite 131.

➢ **Bewährte Mischung** bei Restless Legs-Syndrom, siehe Entspannungstechniken, Schlaf Seite 171.

Muskulatur, Kraft und Krafttraining

Ein moderates Krafttraining ist für jeden sportlich ambitionierten Menschen zu empfehlen, weil durch eine geschickte Wahl der Übungen und Geräte genau jene Muskeln ergänzend trainiert werden, die gerade beim lieb gewonnenen Ausdauertraining der Breitensportler auf der Strecke bleiben.

Ein bisschen Anatomie...

Muskelfasern enthalten im Unterschied zu anderen Körperzellen zahlreiche Zellkerne. Weitere Markenzeichen der Muskelfasern sind der Energiebereitstellung dienende Elemente in ihrem Sarkoplasma, z. B. Glykogendepots, Fetttröpfchen und viele Mitochondrien. Außerdem verfügen Skelettmuskelfasern über zahlreiche dicht gepackte, parallele Myofibrillen, das sind 1 Mikrometer (1 Tausendstel Millimeter, Abkürzung µm) große zylindrische Gebilde, die der Zelle die bereits im Lichtmikroskop erkennbare Querstreifung geben. Die Myofibrillen sind von sarkoplasmatischem Retikulum umgeben, das Calciumionen speichert und sie nach deren Freisetzung möglichst nahe an die kontraktilen Einheiten heranbringt. Die Querstreifung ist die Folge von unterschiedlichen Brechungseigenschaften entlang der Myofibrillen. Die Brechungseigenschaften wiederum sind eine Folge der Filamentzusammensetzung.

Der Abschnitt, der dicke Myosin- und dünne Aktinfilamente enthält, heißt A-Band. Der Abschnitt, der nur dünne Aktinfilamente enthält, heißt I-Band. Die Aktinfilamente werden durch die Strukturen der Z-Scheibe („Zwischenscheibe") in ihrer Lage gehalten. Der Bereich einer Fibrille zwischen zwei Z-Scheiben heißt Sarkomer und bildet die funktionelle Grundeinheit für die Kontraktion. Man könnte in der Z-Scheibe eine Symmetrieebene durch die Aktinfilamente zwischen zwei benachbarten Sarkomeren sehen. Beiderseits einer gedachten Symmetrieebene durch die Sarkomerenmitte gibt es einen vom Dehnungszustand der Muskelfaser abhängigen Bereich, das H-Band, das ausschließlich Myosinfilamente enthält.

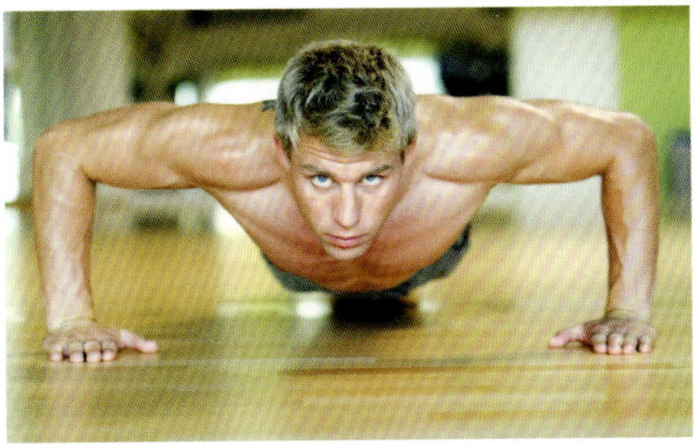

Abbildung 17: Feinbau der kleinsten funktionellen Einheiten der mechanischen Krafterzeugung im Muskel. Die Myofibrillen liegen als hochgeordnete Bündel dichtgepackt in den Skelettmuskelzellen vor und erzeugen in ihrer Summe die im Mikroskop erkennbare Querstreifung der Skelettmuskeln.

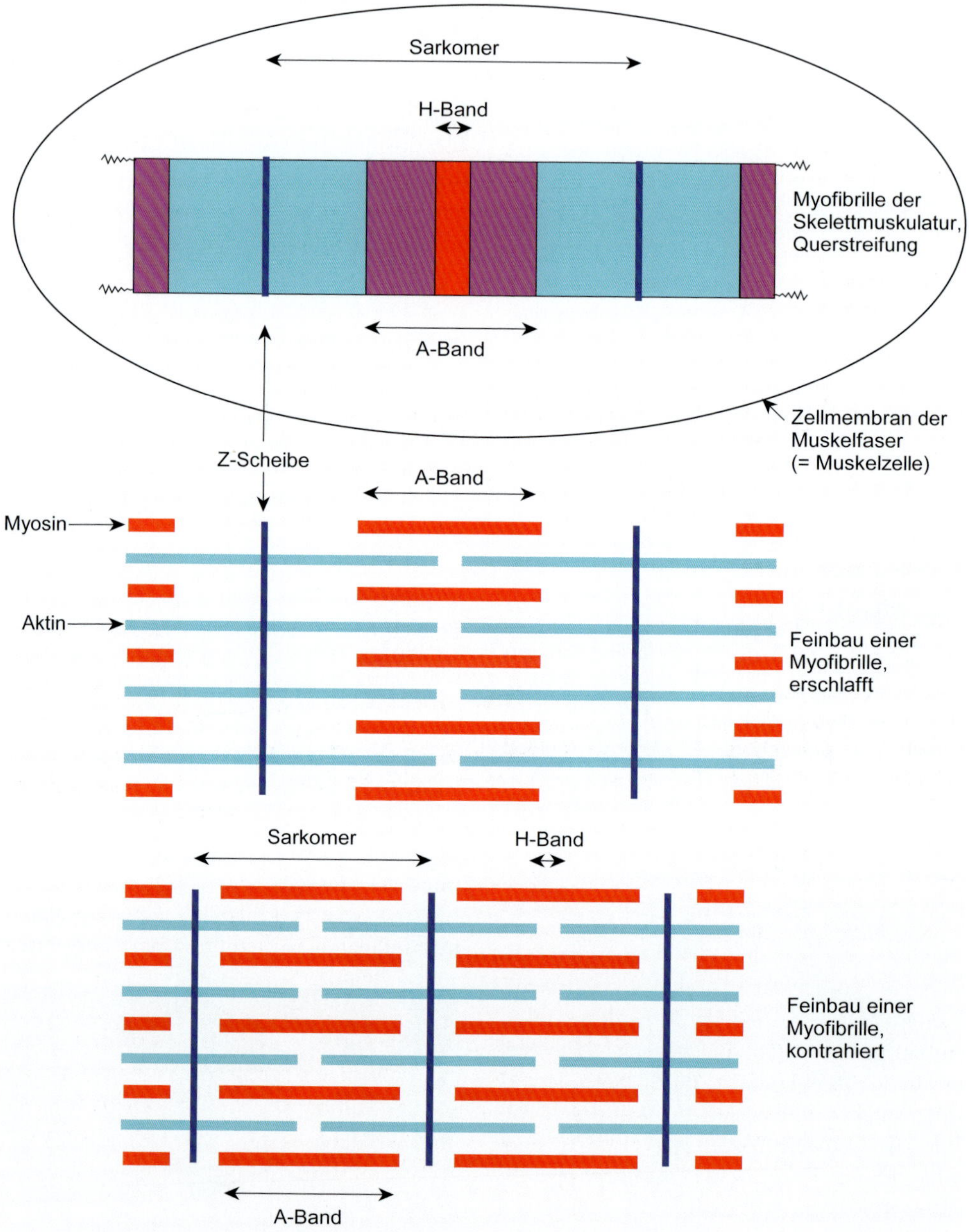

Kontraktile Proteine und andere muskelspezifische Proteine

Das Zytoskelett, auch Zellskelett genannt, ist ein Stütz- und Bewegungsapparat im Zytoplasma aller eukaryontischen Zellen. Ein wesentliches gemeinsames Merkmal der verschiedenen Systeme von Strukturproteinen ist die Fähigkeit zur Selbstassoziation: Durch Aneinanderlagerung (Polymerisation) von Proteinuntereinheiten entstehen dünne Proteinfasern (Filamente), die als feine Netzwerke das Zytoplasma strukturieren. Neben dem bekannten Beispiel der Mikrotubuli gehört auch das für die Muskelkontraktion bedeutsame Aktin zu diesen Filamentsystemen.

Das Monomer ist ein globuläres Protein und wird als G-Aktin abgekürzt. Durch Selbstaggregation entstehen fibrilläre Proteinmoleküle, die eigentlichen Aktinfilamente, in der Kurzform F-Aktin genannt. Ihre erste Aufgabe ist die Stabilisierung der Zellform. In Assoziation mit Myosin bilden sie die dünnen Myofibrillen.

Myosin ist ein stabförmiger Eiweißkörper der Muskelfaser. Es besteht aus zwei langen, miteinander verwundenen Proteinketten, die an einem Ende zwei Kopfteile bilden. Diese Myosinköpfe bestehen aus je zwei kurzen Polypeptidketten und ragen aus der Oberfläche heraus. In einer Untereinheit des Myosins, genannt schweres Myosin oder H-Meromyosin, ist die ATPase-Aktivität lokalisiert, die durch Kalium-, Calcium- und Ammoniumionen aktiviert und durch Magnesiumionen gehemmt wird.

Was das Ganze mit den Schüßler-Salzen zu tun hat? Nun, wir machen uns Gedanken über einen ganz elementaren Bildungsprozess von Körpergewebe, bei dem Mineralstoffe in der einen oder anderen Form eine wichtige Rolle spielen. Die kontraktilen[91] Filamente bilden die Einheit der Kraftentwicklung der Muskulatur.

91 Fähig sich zusammenzuziehen, zusammenziehbar, verkürzungsfähig

Und so können Sie mit Schüßler-Salzen den Bildungsprozess der Muskulatur unterstützen:

➢ Siehe Kapitel Eiweißsynthese Seite 82.

➢ **Bewährte Mischung** bei Muskelschwund, siehe Kapitel Trainingslehre, Beweglichkeit, Koordination Seite 131.

In ihrem Reifungsprozess erzeugen die Muskelzellen eine Vielfalt von unterschiedlichen Muskelproteinen, und zwar in Abhängigkeit von der Lebensphase (Embryo, Neugeborenes, Erwachsener) und vom Bedarf (Geschwindigkeit der Kontraktion, Kraftentwicklung, Ausdauerleistung).

Beim Erwachsenen finden sich zwei unterschiedliche Fasertypen, die bereits mit dem bloßen Auge unterschieden werden können.

Rote und weiße Muskelzellen

„Rote Muskelzellen“, gemäß den neueren Einteilungen langsame Muskelfasern, „Slow Twitch Fibres“, ST-Fasern oder Typ-I-Fasern genannt, verfügen über eine hohe Konzentration an Sauerstoff bindendem Myoglobin und über viele Mitochondrien. Als Substratquelle nutzen sie in Form von Fetttröpfchen eingelagerte Triglyceride, die sie mit einer sehr aktiven Triglyceridlipase (= Enzym, das Fette in Fettsäuren und Glycerin spaltet) und raschem intrazellulären Sauerstofftransport aufbereiten. Metabolisch (= was den Stoffwechsel und die Energiebereitstellung betrifft) sind sie auf die oxidative Phosphorylierung spezialisiert. Dank der soliden energetischen Abdeckung ihrer Kontraktionsarbeit haben sie eine höhere Müdigkeitsschwelle und sind in der Lage, fortgesetzt Kraft zu entwickeln.

Ihre Kontraktions- und Erschlaffungszeiten sind vergleichsweise langsam (100 Millisekunden, 1 Millisekunde = 1 Tausendstel Sekunde, Abkürzung ms), eine Schlagwortbeschreibung wäre die einer dauerleistungsfähigen Tonusfaser. Ihr Durchmesser ist eher klein, die Kapillarisierung (= Durchwachsung mit Blutgefäßen) ist hoch. Ausdauersportler benötigen in jedem Fall gut trainierte ST-Fasern, diese schaffen aber auch günstige Voraussetzungen für die Haltearbeit, etwa bei Gewichthebern. Durch gezieltes Krafttraining nehmen die Querschnitte der Fasern um bis zu 15% zu, aerobes Ausdauertraining – die wichtigste Trainingsform der Breitensportler – baut das oxidative Potenzial noch weiter aus. Die Innervation (= Versorgung mit erregenden Nervenzuleitungen) erfolgt durch langsam leitende Neuriten von kleinen Alpha-Motoneuronen, deren kontinuierliches Impulsmuster stützmotorische Aufgaben begünstigt.

„Weiße Muskelzellen", präziser als schnelle Muskelfasern, „Fast Twitch Fibres", FT-Fasern oder Typ-II-Fasern bezeichnet, haben viel weniger Myoglobin. Durch eine hohe Myosin-ATPase-Aktivität sind sie zu schnellen Kontraktionen fähig („Zuckungsfasern"). Ihre Energie beziehen sie hauptsächlich aus der anaeroben Glykolyse, weswegen sie rasch ermüden. Durch die kurzen Ansprechzeiten ermöglichen sie unmittelbare Reaktionsbewegungen und Bewegungswechsel. FT-Fasern haben von vorn herein große Durchmesser. Krafttraining, insbesondere dynamisches Krafttraining vermag den Querschnitt der Fasern um bis zu 14% zu vergrößern. Ein aerobes Ausdauertraining stärkt auch die aerobe Energiebereitstellung in den schnellen Fasern. Die Innervation der FT-Fasern erfolgt durch schnell leitende Neuriten großer Alpha-Motoneuronen. Sie feuern diskontinuierlich, wodurch blitzschnelle Reaktionen und die Zielmotorik möglich werden.

Biochemisch sind die Unterschiede zwischen ST- und FT-Fasern durch das unterschiedliche Vorhandensein schwerer und leichter Myosinketten begründet. Je nach Kettenkombination lassen sich die Typ II-Fasern noch in drei Untergruppen aufspalten.

Die Typ IIc-Fasern sind intermediäre Fasern zwischen den Typ I- und Typ IIa-Fasern. Ihr Anteil ist zunächst gering, kann aber durch Training erhöht werden.

Die Typ IIa-Fasern verfügen über mehr Mitochondrien und somit über eine relativ höhere aerobe Kapazität als die übrigen schnellen Fasern, was ihnen eine höhere Ermüdungsschwelle verleiht. Trotzdem erholen sie sich rasch.

Fasern vom Typ IIb sind die FT-Fasern mit der schnellsten Kontraktionszeit (40 ms[92]). Sie ermüden vergleichsweise rascher, weil die ATP-Resynthese mit der ATP-Spaltung durch die Myosin-ATPase nicht Schritt halten kann. Sprintsportler können davon nicht genug haben bzw. sind von Geburt an diesbezüglich begünstigt.[93,94]

Motorische Einheiten (Begriffsklärung siehe Kapitel Muskelkontraktion) setzen sich stets aus einer Faserart zusammen.

92 Millisekunden = 1/1000 s

93 B. Alberts, D. Bray, J. Lewis, M. Raff, K. Roberts, J. D. Watson, Molecular Biology Of The Cell, Garland Publishing, Inc. 2. Auflage 1989, ISBN 0-8240-3696-4.

94 H. Ehlenz, M. Grosser, E. Zimmermann, Krafttraining – Grundlagen, Methoden, Übungen, Leistungssteuerung, Trainingsprogramme, BLV Verlagsgesellschaft München, Serie Sportwissen, 7. Auflage 2003, ISBN 3-405-16488-5.

Muskelkontraktion

Abbildung 18: Schema der Muskelkontraktion. Einzelheiten siehe folgender Text.

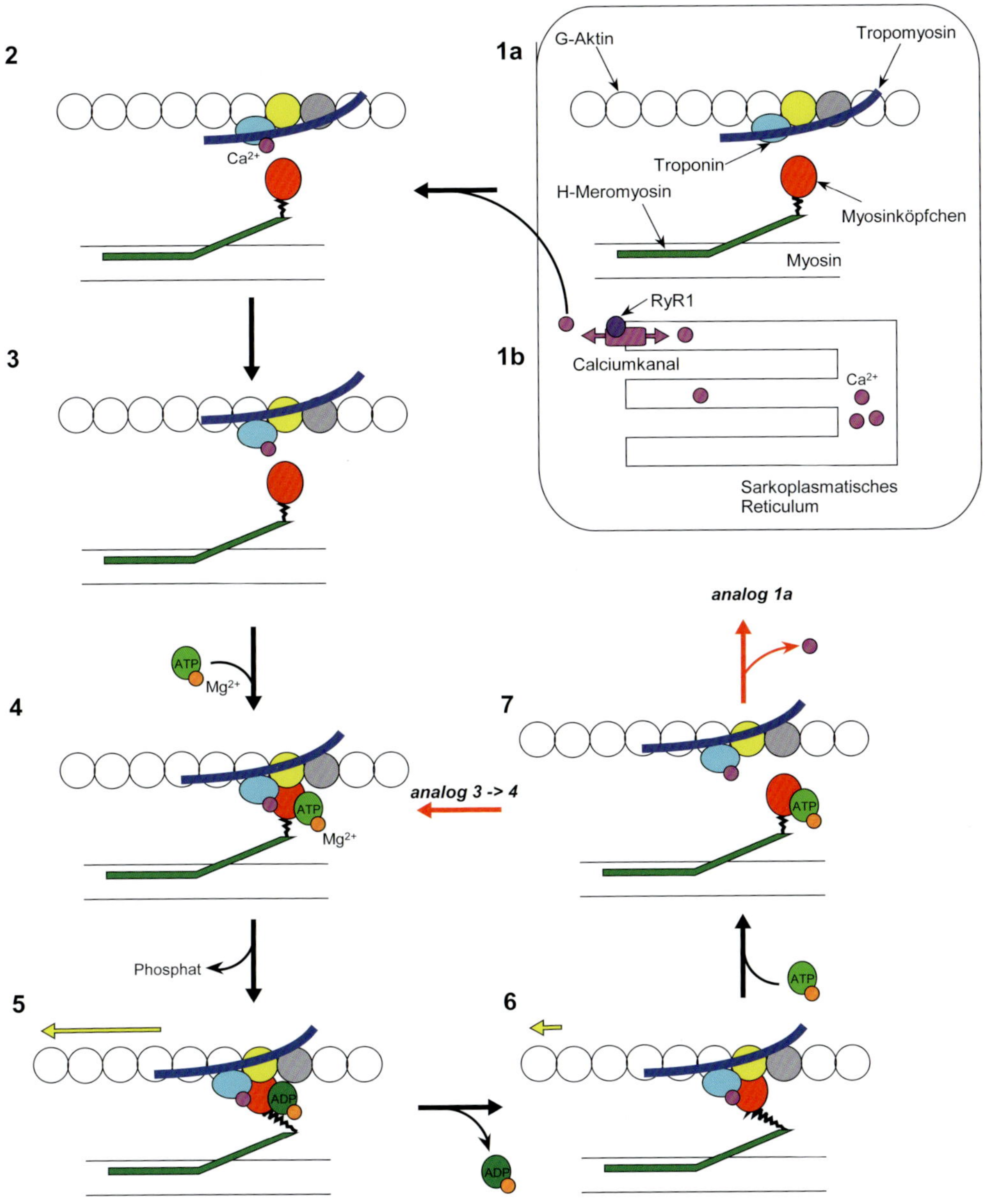

Um auf die feinst geregelten Vorgänge bei der Muskelkontraktion überzuleiten, müssen noch zwei Regulatorproteine erklärt werden (Abb. 18.1a). Troponin ist ein in den dünnen Aktinfilamenten des Muskels enthaltenes Regulatorprotein, das für die Calcium-Sensitivität der kontraktilen Proteine verantwortlich ist.

Ca^{2+}-Ionen, die aus ihren Speicherorten im sarkoplasmatischen Retikulum freigesetzt werden, verbinden sich mit Troponin (Abb. 18.2). Dies führt zu einer Verlagerung eines weiteren Regulatorproteins, des Tropomyosins, wodurch am Aktinfilament der Angriffsort für das Myosin frei wird (gelb eingefärbte Kugel, Abb. 18.3). Unter Aufnahme von Adenosintriphosphat (ATP, hellgrün) lagern sich die Myosinköpfe an die Aktinfilamente an (Abb. 18.4).

Hier kommt jetzt auch Magnesium ins Spiel, denn die sich am Myosinköpfchen vollziehende ATPase-Aktivität arbeitet Magnesium-abhängig.[95,96] Unter Abspaltung des Phosphatrestes und unter Ausnutzung der freiwerdenden Energie ermöglicht eine Knickstelle in der Proteinkette des Myosins eine Schubbewegung des Myosinköpfchens um etwa 40°, wodurch die Aktin- und Myosinfilamente im Sinne der Verkürzung des Sarkomers gegeneinander verschoben werden – eine Kontraktionsbewegung um ca. 10 Nanometer (1 Tausendstel Mikrometer, 1 Millionstel Millimeter, Abkürzung nm) ist vollzogen (Abb. 18.5).

Im nächsten Schritt wird Adenosindiphosphat (ADP, dunkelgrün) abgespalten, was die Aktin-Myosinköpfe in die Endstellung der Kontraktion bringt (insgesamt 45° Rotationsbewegung). Unter Aufnahme von ATP (Abb. 18.6) löst sich das Myosinköpfchen von seiner Andockstelle am Aktin und kippt in seine Ausgangsposition zurück (Abb. 18.7).

Der Kontraktionsvorgang ist wiederholbar, solange Aktinbindungsstellen freiliegen und ATP vorhanden ist (Wiedereintritt in analoge Ausgangsposition zur Kontraktion, Abb. 18.4, Verbindung des Myosinköpfchens mit dem grau gefärbten Actinabschnitt). Da eine normale Zuckung den Muskel maximal um 30% verkürzt, ein Abknicken der Querbrücken das Sarkomer aber nur um ca. 1% seiner Länge verkürzt, muss der Gleitzyklus vielfach durchlaufen werden, wobei sich die molekularen Vorgänge in den zahlreich hintereinander liegenden Sarkomeren zur makroskopischen Muskelkontraktion addieren.[97] Die Präsenz von Magnesium in Form des Komplexes mit ATP trägt also zu einer verzögerungsfreien Kontraktionsbewegung wesentlich bei. Normalerweise wird ATP innerhalb von 2 Millisekunden wieder nachgeliefert.

Die Relaxation der Muskelfaser erfolgt schließlich durch die Ablösung von Ca^{2+} von Troponin (Rückkehr in den Ausgangszustand analog Abb. 18.1a) und die Wiederaufnahme von Ca^{2+} in das sarkoplasmatische Retikulum.

Die Calciumionenströme während der Muskeltätigkeit stehen übrigens im Zentrum jüngster Untersuchungen. Lange Zeit galt Lactat, das bei relativem Sauerstoffmangel im Muskel anfällt, als die wichtigste Ursache der Muskelermüdung bei Ausdauersportarten. Mittlerweile weiß man, dass Muskelschwäche auch die Folge einer gestörten Ca^{2+}-Freigabe ist. Wie bereits beschrieben werden Calciumionen durch Calciumkanäle aus dem sarkoplasmatischen Retikulum freigesetzt. Diese Kanäle werden über den so genannten Ryanodinrezeptor (RyR1) gesteuert (Abb. 18.1b). Der Rezeptor muss dabei mit einer weiteren Untereinheit, genannt Calstabin 1, verbunden bleiben.

Bei längeren Ausdauerbelastungen scheint es so zu sein, dass die Untereinheit dem Rezeptor nach und nach verloren geht. Die Folge ist, dass der Calciumkanal undicht wird. Es kommt zu einer unkontrollierten Calciumfreisetzung und zur erwähnten Muskelermüdung. Gelingt es hingegen den Rezeptor zu stabilisieren, kann die Ausdauerleistungsfähigkeit um bis zu 30% gesteigert werden. Entsprechende Wirkstoffe sind in Erprobung. Das Ziel wäre es, ein Mittel gegen eine unzureichende Pumpleistung des Herzens

95 A. A. Tulub, Biofizika 2008, 53 (5), 778-786.

96 J. Mendlein, G. Sachs, J. Biol. Chem. 1989, 264 (31), 18512-18519.

97 S. Silbernagl, A. Despopoulos, Taschenatlas der Physiologie, Deutscher Taschenbuch Verlag 2001, Seite 64-65, DTV-Atlas Biologie 1983, Seite 389.

zu entwickeln. Es versteht sich von selbst, dass die Dopingwächter bereits alarmiert sind, mit entsprechenden Verboten für die Anwendung dieser Wirkstoffe im Sport ist zu rechnen.[98] Siehe auch Kapitel Muskelkater Seite 186.

Um den Kreis zu schließen, müssen noch jene Vorgänge erwähnt werden, die zur Aktivierung der Skelettmuskelzelle führen und die Kontraktion einleiten. Die motorische Endplatte ist das Endorgan für die Erregungsübertragung von cholinergen motorischen Nervenfasern somatomotorischer Nerven auf die postsynaptische Membran des quergestreiften Muskels. Um eine möglichst große Angriffsfläche zu haben und möglichst viele Muskelzellen zu depolarisieren, verzweigen sich die Nervenfasern an ihren Enden und bilden viele motorische Endplatten aus. Eine Nervenzelle hat so Kontakt zu bis zu 2000 Muskelfasern. Man spricht von einer motorischen Einheit.

Der elektrische Impuls setzt Acetylcholin aus Bläschen der endständigen Auftreibungen der Nervenzellen in den synaptischen Spalt frei. die entsprechenden postsynaptischen Bindungsstellen dazu sind die n-Cholinozeptoren. Die Anbindung löst ein Endplattenpotential aus, und die Erregung springt auf die postsynaptische Membran – also auf die Muskelzelle – über. Dies wiederum setzt dann Ca^{2+}-Ionen aus den intrazellulären Speichern frei, die an Troponin binden (Abb. 3.2). Die Verschaltung elektrischer Impulse mit der Kraft erzeugenden Kontraktion der Muskelfasern hat zum Begriff „elektromechanische Kopplung" geführt.

Kurz sollen auch die Muskelspindeln angesprochen werden, das sind Dehnungsrezeptoren im Skelettmuskel, die Bewegungen und Lage des Muskels im Raum erkennen und die Motorik mitregulieren. Sie liegen parallel zu den Arbeitsmuskelzellen. Der sensorische Mittelabschnitt registriert über den Dehnungszustand der Spindel die Dehnung des Gesamtmuskels, liefert afferente (sensorische)Signale an das Rückenmark, wo sie auf efferente (ableitende) Alpha-Motoneuronen umgeschaltet und den Arbeitsmuskelzellen zugeleitet werden. Es kommt zu reflektorischen Muskelkontraktionen. Obendrein unterliegen die Muskelspindeln einer ständigen zentralnervösen Kontrolle über Gamma-Motoneuronen und langsame A-gamma-Nervenfasern, die an die Polabschnitte der Spindeln herantreten.

Durch die Veränderung ihres Kontraktionszustandes werden die Mittelabschnitte mehr oder weniger stark gedehnt. Damit wird ihre Empfindlichkeit gegenüber äußeren Dehnungsreizen verändert. Kontraktionen im Polbereich führen zu Dehnungen der Spindelmitte und können Reflexe bei gleicher Länge des Gesamtmuskels erzeugen.

Und so können Sie mit Schüßler-Salzen die Muskelkontraktion unterstützen:

➢ **Einzelmittel**

Nr. 2 Calcium phosphoricum

Willkürliche Muskelkontraktion, Filamentgleiten

Nr. 5 Kalium phosphoricum

Bereitstellung der Energie

Nr. 7 Magnesium phosphoricum

Zusammenwirken von Magnesium und dem Energieträger ATP, bzw. der ATP-ase Aktivität bei der Muskelkontraktion

Bewährte Mischung: Muskelschwäche, Seite 131, siehe auch Kapitel Schnelligkeitstraining Seite 131

Empfehlenswerte Nährstoffkombination
Adler Ortho Nr. 5

98 Deutsches Ärzteblatt: Nachrichten vom 12.02.2008; Pharmazeutische Zeitung online: Nachrichten vom 14.01.2009.

Muskeladaption durch Training

In einem vollwertig arbeitenden Muskel sind alle Fasertypen zu finden, und zwar in jenem Verhältnis, wie es für die erforderliche Kontraktionsarbeit am günstigsten ist. Dies schließt mit ein, dass der Gesamtmuskel zur Adaption fähig ist. Wird unter experimentellen Bedingungen beispielsweise eine langsam kontrahierende Muskelfaser in einer Art und Weise elektrisch stimuliert, wie es für schnell kontrahierende Fasern passend wäre, entwickelt sie zum Teil Merkmale schnell kontrahierender Fasern. In der Praxis ist aber die Umwandlung von ST- in FT-Fasern – vor allem IIb-Fasern – unmöglich, weil die Schnelligkeit nicht über vergleichbar lange Trainingseinwirkungszeiten mit verändertem Impulsmuster trainiert werden kann wie die Ausdauer. (Weineck 2007)

Man vermutet, dass durch entsprechendes Training nur ca. 20% der Muskelfaserzusammensetzung veränderbar sind. Offenbar ist die Rolle des Erbgutes erheblich. Training, vor allem Krafttraining, verändert nicht so sehr die Umwandlung von langsamen Muskelfasern in schnelle und umgekehrt, sondern vergrößert den Querschnitt einer Muskelfaserart.

Ein besonderes Interesse gilt stets den FT-Fasern, die mit zunehmendem Alter von selbst atrophieren (sich zurückbilden). Ein Krafttraining kann zu einer signifikanten Reduktion der IIb-Fasern zugunsten der IIa-Fasern und der ST-Fasern führen, bzw. kann fortgesetztes Hypertrophietraining die IIb-Fasern zum Verschwinden bringen.

Nur ein spezifisches Schnellkrafttraining im Anschluss daran oder eine mehrwöchige Trainingspause schaffen eine Rückbildung. Bezüglich der embryonalen Reifung von ST-Fasern konnte bei Zebrafischen gezeigt werden, dass dafür der Transkriptionsrepressor Blimp1 benötigt wird.[99]

99 S. M. Hughes, Curr. Biol. 2004, 14 (4), R156-R157.

Muskelwachstum

Diese Feststellungen leiten uns auch direkt zur Frage des Muskelwachstums. Prinzipiell hat ein Muskel drei Möglichkeiten zu wachsen, indem die Muskelzellen entweder in der Anzahl, in der Größe (Länge) oder im Umfang zunehmen.

Da die Muskelzellen die Fähigkeit zur Zellteilung eingebüßt haben, können mehr davon nur durch die Fusion (= Zusammenschluss) und Ausreifung von Myoblasten (= Vorläuferzellen) zu Muskelzellen nachgeliefert werden. Man spricht von Hyperplasie, die aber in der Praxis nur selten gesehen wird.[100] Beim Menschen wird die spätere Anzahl der vielkernigen Muskelzellen im Muskel eines Erwachsenen bereits vor der Geburt erreicht. Die nachfolgende enorme Zunahme an Muskelmasse geschieht durch simple Vergrößerung der Zellen. Man spricht von Hypertrophie, der üblichen Art des Muskelwachstums durch Vermehrung der Myofibrillen.

Längenwachstum geschieht durch die Eingliederung weiterer Myoblasten vorzugsweise an den Faserenden, was auch die Anzahl der Zellkerne erhöht. Ein Dickenwachstum, wie es sich beispielsweise Gewichtheber wünschen, hängt von der Größe und Anzahl der kontraktilen Myofibrillen ab, die jede einzelne Muskelzelle enthält. Die Gesamtzahl der Muskelzellen oder die Anzahl ihrer Zellkerne ist diesbezüglich nicht relevant.

Satellitenzellen und Muskelregeneration

Beim Erwachsenen gibt es Myoblasten mit Sonderfunktion, und zwar in Form kleiner, abgeflachter Zellen, die sich an Muskelzellen

100 W. Hollmann, T. Hettinger, unter Mitarbeit von H. K. Strüder, Sportmedizin, Grundlagen für Arbeit, Training und Präventivmedizin, Schattauer Verlag, 4. Auflage 2000, ISBN 3-7945-1672-9 bzw. W. Hollmann, H. K. Strüder, Sportmedizin für körperliche Aktivität, Training und Präventivmedizin, Schattauer Verlag, 5. Auflage 2009, ISBN 978-3-7945-2546-1.

anschmiegen und mit diesen nach außen eine gemeinsame Basalmembran haben, sodass sie regelrecht in die Muskelzellen eingebettet erscheinen. Sie werden Satellitenzellen genannt. Der die beiden Zellen nach innen voneinander abgrenzende interzelluläre Raum ist sehr schmal. Satellitenzellen sind in Bezug auf die Muskeltätigkeit inaktiv. Wenn der Muskel verletzt wird, können sie durch verschiedene Stimuli in die Phase der Proliferation gelangen und die Tochterzellen zu neuen Muskelzellen fusionieren.

Die kontinuierliche Produktion der daraus hervorgehenden muskulären Proteine ist ein Basisvorgang, um Hypertrophie und möglicherweise auch Hyperplasie eines Muskels zu erzielen.[101] Satellitenzellen sind daher gewissermaßen die Stammzellen des reifen Skelettmuskels, die in einer Warteschleife verharren und im Bedarfsfall zur erneuernden Quelle ausdifferenzierter Zellen werden: Der Muskel wächst.[102]

Mit zunehmendem Alter nimmt die Anzahl der Satellitenzellen bei gesunden Männern und Frauen ab, erkennbar an einem signifikant geringeren Quotienten zwischen der Anzahl der Satellitenzellen und der Gesamtzahl der Zellkerne in den Muskelfasern im Vergleich zu jüngeren Menschen. Die Gesamtzahl an Zellkernen in der Muskelzelle ist bei Älteren höher.[103]

Bei Erwachsenen geschieht die Aktivierung von Satellitenzellen durch eine Störung der Integrität von Muskelfasern, sei es durch akute Verletzungen, durch Training oder durch Denervierung (= Funktionsausfall von Nerven, z. B. infolge Abtrennung). Alle genannten Einflüsse auf die Muskelfunktion führen dazu, dass die ruhenden Satellitenzellen unter dem Einfluss verschiedener Reifungsfaktoren wieder in den Zellzyklus eintreten und einen Pool von Muskelvorläuferzellen aufrichten. Ist dieser Nachbildungsprozess abgeschlossen, fusionieren die Myoblasten zu neu zu bildenden Muskelzellen aber auch mit bereits existierenden Muskelzellen. Dies alles ist Teil des Reparaturprogramms.

Eines der hervorstechenden Merkmale des Reifungsprozesses neuer Muskelfasern ist die Verlagerung der Zellkerne aus der geometrischen Mitte der neu entstandenen vielkernigen Zelle in die Peripherie. Im Übrigen scheint der wiederholte Wechsel aus Verletzung und Regeneration nicht Raubbau an den Satellitenzellen zu betreiben, vielmehr wohnt diesen Zellen eine hohe Kraft zur Selbsterneuerung inne.

Und so können Sie mit den Schüßler-Salzen die Reifung der Satellitenzellen und Muskelregeneration unterstützen:

➢ **Einzelmittel**

Nr. 1 Calcium fluoratum und Nr. 11 Silicea

in Kombination für Bindegewebselastizität und -strukturerhalt

Nr. 2 Calcium phosphoricum und Nr. 4 Kalium chloratum

in Kombination bedeutsam für die Eiweißsynthese

Nr. 5 Kalium phosphoricum und Nr. 8 Natrium chloratum

beide in Kombination bedeutend für Regeneration und Gewebsaufbau

101 M. Ishido, K. Kami, M. Masuhara, Acta Physiol. Scand. 2004, 180 (3), 281-289.
102 U. Cheema, R. Brown, V. Mudera, S. Y. Yang, G. McGrouther, G. Goldspink, J. Cell Physiol. 2005, 202 (1), 67-75.
103 F. Kadi, N. Charifi, C. Denis, J. Lexell, Muscle Nerve 2004, 29 (1), 120-127.

➢ **Bewährte Mischung:** Muskelregeneration

Mineralstoff	Spezieller Bedarf	Stück/Tag
Nr. 1 Calcium fluoratum	Elastische Fasern	7-10
Nr. 2 Calcium phosphoricum	Aufbau der notwendigen Eiweißstrukturen	10
Nr. 3 Ferrum phosphoricum	Transporterfordernisse, Stoffwechselaktivität	10
Nr. 4 Kalium chloratum	Eiweißsynthese, Faserstoffbildner	10
Nr. 5 Kalium phosphoricum	Energie für Regeneration	10-20
Nr. 8 Natrium chloratum	Flüssigkeitshaushalt, Regeneration	10
Nr. 11 Silicea	Bindegewebsstruktur	10

Wir empfehlen, die angegebene Mineralstoffmischung äußerlich als Cremegelmischung anzuwenden oder eine fertige Mischung, wie das Massageöl der Adler Pharma.

➢ Siehe auch das Kapitel Eiweißsynthese Seite 82.

Ein paar Definitionen rund um Kraft und Krafttraining...

Rund um die Themen „Kraft“ und „Muskelaufbau“ rankt sich eine Fülle von Grundbegriffen, die im Folgenden kurz angesprochen werden sollen. Ihre Kenntnis ist Grundvoraussetzung, um sich über Art und Methodik eines Krafttrainings unterhalten zu können. Keinesfalls geht es um die Klärung des Begriffes Kraft im physikalischen Sinn, wiewohl ein Krafttraining mit den Gesetzmäßigkeiten der Physik beschrieben werden könnte.

An Arten der Kraft unterscheiden wir

- Maximalkraft,
- Schnellkraft und
- Kraftausdauer.

Die Maximalkraft wird auch als Rohkraft oder „Stärke“ schlechthin bezeichnet. Sie hängt ab von der Größe des Muskelquerschnitts, sowie von der intramuskulären und intermuskulären Koordination ab.

Bei der Schnellkraft geht es um Kraft, die in Abhängigkeit von Auslösesignalen blitzartig zur Verfügung steht. Sie hängt von der Faserstruktur der für die Sportart maßgeblichen Muskeln ab.

Wie oben erwähnt, haben Weltklassesprinter von Natur aus einen hohen Anteil von FT-IIb-Fasern, der nicht durch Training erworben werden kann. Im Training können aber die Koordination Nerv – Muskel, Reaktionsschnelligkeit sowie die Automatisierung von Bewegungen geschult werden.

Kraftausdauer ist das Vermögen der Ermüdung der Muskulatur möglichst lange zu trotzen. Im Training wird die Lactattoleranz der Muskeln erhöht.

Isometrisch – isotonisch – auxotonisch

An Kontraktionsformen sind als wichtigste Beispiele die isometrische, die isotonische und die auxotonische Kraftentwicklung zu nennen. Der Begriff Kontraktionsform bezieht sich auf die Muskulatur.

Eine isometrische Kontraktion bedeutet Spannungsveränderung ohne Längenveränderung. Bekannte Beispiele sind die Übung, bei der gegen den Widerstand eines Türrahmens nach außen gedrückt wird, weiters ein Gewichtheber, der sein Gewicht in der Luft mit gestreckten Armen ruhig hält oder das Halten einer fixierten, gedehnten Feder.

Isotonische Kontraktionen, also Längenveränderungen der beteiligten Muskeln ohne Spannungsveränderung, werden nur unter Laborbedingungen erreicht. Ein Beispiel ist das Aufnehmen und Heben eines Massestücks, das an einer Feder hängt. Das Massestück dehnt, wenn es an die Feder gehängt wird, diese aus. Anschließend wird das Gewicht unter Verkürzung der Muskulatur übernommen; die Federdehnung bleibt dabei unverändert.

Für die Praxis am wichtigsten sind auxotonische Kontraktionen, die gewöhnlich bei jeder Bewegung im Spiel sind. Sie sind eine Mischform aus den beiden zuvor genannten Kraftentwicklungsformen und gehen daher mit Spannungs- und Längenveränderungen einher, die Summenarbeit des Muskels besteht in einer Verkürzung bei gleichzeitiger Spannungszunahme. Will man beispielsweise einen Gegenstand aufheben, erfolgt zunächst eine isometrische Muskelbeanspruchung, bis die aufgewendete Kraft die Masse des zu hebenden Gewichts einschließlich der mitzubewegenden Gliedmaße überwindet. In diesem Moment geht das statische Aufnehmen von Spannung in eine dynamische Muskelbeanspruchung über, die isometrische und isotonische Anteile enthält. Die beschriebene Abfolge der Kontraktionsformen wird auch Unterstützungskontraktion genannt. Zunächst wird eine Spannung aufgebaut, dann kommt es zur Verkürzung des Muskels.

Umgekehrt verhält es sich bei der Anschlagskontraktion: Dabei wird ein Gummiseil gedehnt, bis die Elastizität des Seils erschöpft ist. Diese maximale Spannung wird nun isometrisch möglichst lange gehalten, d. h. es kommt zuerst zu einer Verkürzung des Muskels und dann zur Zunahme der Spannung.

Statisch – dynamisch

Vielfach werden für die Begriffe isometrisch und isotonisch auch die Begriffe statisch und dynamisch synonym verwendet. Im engeren Sinn werden damit aber Arbeitsformen beschrieben, die die Trainingsarbeit ausmachen.

Statische Arbeitsformen sind im Allgemeinen einfach durchzuführen, der Kraftzuwachs ist hoch. Nachteilig ist vor allem das Fehlen von Bewegungen, sodass die koordinative Komponente des Trainings wegfällt. Weiters fehlt die Kreislaufbelastung, die für das Erreichen einer allgemeinen Fitness essenziell ist. Statisches (isometrisches) Training ist schwierig zu dosieren. Beispielsweise wird gegen unüberwindlichen Widerstand 4-6 Sekunden mit 2-3 Wiederholungen angehalten oder es wird bis zum Abbruch in einer Position verharrt, z. B. in der Hocke der Schifahrer.

Dem gegenüber stehen die dynamischen Arbeitsformen, die in

- konzentrische,
- exzentrische und
- reaktive Trainingsarbeit unterteilt werden.

Bei konzentrischen Arbeitsformen steht die überwindende Kraft im Mittelpunkt, der Kraftzuwachs ist ebenfalls sehr hoch, man spricht auch von Hypertrophietraining. Die Vorteile bestehen insbesondere im Einschließen koordinativer Elemente in die Trainingsarbeit und in der guten Dosierbarkeit, die an den Trainingsstatus und an die Zielsetzungen des Trainings perfekt angepasst werden kann. Ein einprägsames Bild ist der Gewichtheber, der seine Last vom Boden in die Höhe bringt.

Im Unterschied zum konzentrischen Training ist das exzentrische Krafttraining durch eine dynamisch-nachgebende Muskelarbeitsweise gekennzeichnet. Als Bild möge ein Gewichtheber dienen, der sein Gewicht hochgehoben hat und langsam absinken lässt. Für das exzentrische Training sind immer Hilfestellung und Sicherheitsvorkehrungen notwendig, denn es wird mit supramaximalen Lasten gearbeitet,

3-5 W (Wiederholung), 3-4 Serien, SP (Serienpause) jeweils 3 min.

Sportliche Bewegungen beginnen vielfach mit einer Ausholphase, an deren Ende diese Bewegung abgebremst und eine Bewegungsumkehr zur Erbringung der eigentlichen sportlichen Leistung eingeleitet wird. In diesem Moment erfährt die Muskulatur eine erhöhte Spannung und in den meisten Fällen gleichzeitig eine stärkere Dehnung, die einer isometrisch-exzentrischen Muskelkontraktion entspricht. Ein anschauliches Beispiel ist der Moment des Absprungs in Sprungdisziplinen, in dem das Sprungbein gegen die Sprungrichtung gestemmt wird, woraus ein Bremsstoß mit hoher isometrisch-konzentrischer Muskelkontraktion resultiert.

In diesem Zusammenhang ist schließlich noch die Reaktivkraft zu erwähnen, die als Fähigkeit definiert wird, in einem Dehnungs-Verkürzungszyklus der Muskulatur einen Impuls zur nächsten Bewegung zu erzeugen. Als Beispiel möge ein Trainierender dienen, der von einer erhöhten Position herunter springt. Sobald er Bodenkontakt hat, muss er die Wucht des Sprunges abfangen, er leitet eine exzentrische Bremsbewegung ein.

Das Ziel der Übung ist aber das möglichst rasche Wiederhochspringen, also eine konzentrische Bewegung. Um den Bodenkontakt möglichst kurz zu halten, muss in den Sekundenbruchteilen der Bewegungsumkehr eine Art Vorspannung aufgebaut sein, die man als Reaktivkraft bezeichnet. Diese ist eine Funktion der Anspannungsgeschwindigkeit in den weißen Muskelfasern und einer hohen Fähigkeit zur intermuskulären Koordination. Die Trainingsform heißt auch plyometrisches Training. In der Praxis ist damit in aller Regel ein Sprungtraining gemeint, das z. B. aus Nieder- und Hochsprüngen im Wechsel besteht (3-6 Wiederholungen, 3-5 S (Serien), SP 3 min). Oft wird es auch als Elastizitästraining bezeichnet. Es kommt zu einer Zunahme des Muskelquerschnitts, der Muskelkraft und der Kraftausdauer des Muskels in allen Muskelfasertypen (Weineck 2007).

Maximalkrafttraining

Oft wird Krafttraining mit der Entwicklung der Maximalkraft gleichgesetzt bzw. verwechselt. Maximalkrafttraining ist aber nur eine Form des Krafttrainings. Zunächst muss dafür natürlich die momentane Maximalkraft ermittelt werden, also z. B. jenes Gewicht, das gerade einmal gehoben wird.

Der Anfänger würde dann mit 70% dieser Kraft zwei Serien (S) zu je 10 Wiederholungen (W) zügig trainieren. Als Serienpause (SP) werden 2 Minuten zugestanden.

Ein fortgeschrittener Sportler trainiert mit 80% seiner Maximalkraft ebenfalls zügig und zwar 3 S zu je 10 W und 3 min SP (Serienpause).

Der Leistungssportler trainiert mit 100% seiner Maximalkraft 5 S zu je 3 W, seine SP ist 5 min lang. Bei 70% Krafteinsatz überwiegt die Hypertrophiewirkung, bei 100% Krafteinsatz werden vor allem die Geschwindigkeit des Krafteinsatzes und die dafür erforderliche Koordination der Muskulatur trainiert.

Sehr beliebt ist auch die Pyramidenmethode, wobei die Trainingszeiten an einem bestimmten Gerät allerdings relativ lang werden. Das Prinzip sind wechselnde Serien mit beispielsweise 2 min SP. Dabei werden die beiden beschriebenen Eckpunkte des Maximalkrafttrainings, nämlich Serien mit vornehmlicher Hypertrophiewirkung und Serien mit vorrangiger intramuskulärer Koordination, vereint. Es beginnt beispielsweise mit 9 W mit 80%, steigert sich über 7 W mit 85%, 5 W mit 90%, 3 W mit 95%, 1 W mit 97,5% bis zu 1 Versuch mit 100% der Maximalkraft. Es ist recht beliebt, aus der ansteigenden Belastung eine Doppelpyramide zu machen und nach dem umgekehrten Schema wieder „abzusteigen".

Tabelle 20: Beispiel für ein Pyramidentraining. Man beachte: das gestemmte Gesamtgewicht beträgt über 4,2 Tonnen! (v. Loeffelholz 2008)

50 kg	x	12
60 kg	x	10
80 kg	x	5
100 kg	x	6
120 kg	x	4
127 kg	x	3
120 kg	x	3
100 kg	x	8

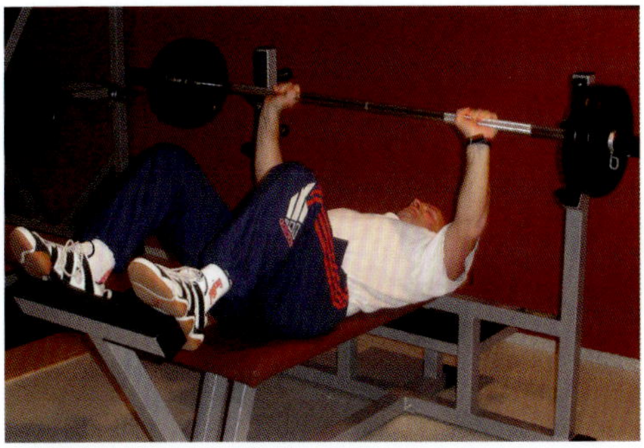

Abbildung 19: Das Bankdrücken ist die Paradetrainingsform für Kraftsportler.

Schnellkrafttraining

Das Prinzip des Schnellkrafttrainings besteht darin, mit einer eher geringeren Intensität von 30-50% der Maximalkraft und nur 6-8 Wiederholungen die Übungen explosionsartig auszuführen. Unter der Annahme, dass ein Kraftakt etwa eine Sekunde dauert, bedeuten die 6-8 Wiederholungen, dass die gesamte Serie energetisch anaerob durch den Zerfall von ATP abgedeckt ist – eine für Schnellkraftsportarten hoch geeignete Simulation. Trainiert werden 5 Serien, die SP betragen 3-5 min.

Kraftausdauertraining

Kraftausdauer wird trainiert, indem ebenfalls wieder im eher niedrigen Intensitätsbereich (30-40% der Maximalkraft) die Anzahl der Wiederholungen auf 20-30 erweitert wird, die zügig absolviert werden sollen, 3-5 S, SP jeweils 1-2 min. Das Ziel ist die Erhöhung der Lactattoleranz. Übrigens kann Kraftausdauer auch mit simplem Stiegensteigen trainiert werden, z. B. jede 2. Stufe nehmen und das über 5 Stockwerke – aber wer akzeptiert schon, dass Training und Gesunderhaltung auch im täglichen Leben stattfinden und nicht nur in den Kraftkammern?

Krafttraining zu Hause und im Fitnessstudio

Ein moderates Krafttraining ist bereits vom Kindes- und Jugendalter an zu empfehlen, denn ein kräftiges Muskelkorsett verbessert die Belastbarkeit des Bewegungsapparates und schützt die Gelenke vor Überdehnung. Es wird Haltungsschwächen, z. B. im Bereich der Wirbelsäule, vorgebeugt. Vielfach wird unter Krafttraining ein Training mit Hanteln und Kraftgeräten verstanden, doch es gibt auch alternative Gymnastik zum Kraftaufbau. Dennoch: Wie schwer fällt es nicht den meisten, nur das eigene Körpergewicht ein paar Mal hintereinander in die Höhe zu ziehen (Stangenklettern, Klimmzüge)? Das Spektrum erweitert sich (selbst für Allgemeinsportler), wenn Koordinationsschulung und Schnellkrafttraining, wie Sprung- und Wurfschulung, in das Übungsprogramm aufgenommen werden. Für Leistungssportler in allen Disziplinen gibt es natürlich sportartspezifische Bewegungsabläufe, die auch im Krafttraining ihren Niederschlag finden.

Ein regelmäßiges Krafttraining ist gerade auch für Läufer sehr wichtig. Zum einen schafft es die Basis für einen effizienten Laufstil, zum anderen werden Muskelgruppen gekräftigt, die beim Laufen zu kurz kommen. Wie die Dehnungsübungen sollte auch ein moderates Muskel- und Krafttraining zum Fixbestandteil des kontinuierlichen Fitnessprogramms werden.[104,105]

---

104 M. Buchleitner, Marathon Diary 2002.

105 W. Feil, T. Wessinghage, Ernährung und Training, WESSP, 4. Auflage 2003, ISBN 3-934651-02-X.

Der sportliche Anfänger sollte sich jedenfalls weniger den möglichst schnellen Kraftzuwachs zum Ziel setzen, sondern eine breite Kraftbasis schaffen. Als Intensitätsbereich genügen 65% der Maximallast. In einer Trainingseinheit werden möglichst viele Muskelgruppen und dabei jeweils Agonisten und Antagonisten belastet. Die Übungen sollen einfach sein und zügig absolviert werden. Die Arbeitsform soll bevorzugt konzentrisch bleiben. Als Zeitrahmen sind 6-9 Monate bei anfangs zwei, später vier Trainingseinheiten pro Woche zu veranschlagen, insgesamt 75-100 Trainingseinheiten.

Die Übungszusammenstellung soll nach 20-25 Trainingseinheiten geändert werden, die Steigerung von Last und Wiederholungszahl soll moderat ausfallen. Die Trainingswirkungen sind Hypertrophie, Kapillarisierung und eine Verbesserung des aerob-anaeroben Stoffwechsels.

Das Krafttraining für Fortgeschrittene steigert sich in der Weise, dass bei Belastungen ab 70% mit einer ermüdenden Wiederholungszahl trainiert wird. Wird zu Beginn einer Serie auf explosiven Krafteinsatz und schnelle Bewegungsausführung geachtet, kommen zu den Trainingswirkungen Verbesserungen der Koordination dazu.

Krafttraining muss nicht notwendigerweise in Kraftkammern und Fitnessstudios stattfinden. Für das Training zu Hause gibt es empfehlenswerte Möglichkeiten, um sich auf die Tennissaison im Sommer oder die Schneesportarten im Winter vorzubereiten. Die speziellen Kraftgeräte können sie zwar nicht ersetzen, aber zum Aufbau und Erhalt einer trainierten Grundkraft im Breitensport leisten sie gute Dienste.

Besondere Beanspruchungen des Stoffwechsels durch spezielle Belastungen

Belastung I: Säure

Entsprechend der Zusammensetzung des Organismus aus 80% basenbildenden und 20% säurebildenden chemischen Verbindungen sollte die Ernährung ebenfalls 80% basische und 20% saure Valenzen (= Wertigkeit, Summe chemischer Gruppen, z. B. Basengruppen oder Säuregruppen) liefern.[106,107] Dies ist in der Praxis nur mit einer rein vegetarischen Ernährung umzusetzen und würde beim Sportler möglicher Weise zu Mangelerscheinungen führen.

Man unterscheidet Basenspender, Nahrungsmittel im Säure-Basen-Gleichgewicht, Säurespender/Säurebildner (führen direkt Säure zu oder werden sauer verstoffwechselt) und Säureförderer durch Basenentzug. Eine überwiegend säurebildende Ernährung stellt große Anforderungen an den Stoffwechsel dar, daher sollte der Anteil von Nahrungsmitteln mit Säurewirkung nicht mehr als 25% betragen. Der regelmäßige Besuch einer Sauna unterstützt den Säureabbau.

Die metabolische Acidose ist ein ganz natürlicher Vorgang bei Muskelarbeit. Bei intensiven Belastungen sinkt der pH-Wert des Blutes deutlich bis auf Werte unter 6,9. Ursachen sind die belastungsbedingt erhöhte Kohlendioxid- (CO_2) und Milchsäurefreisetzung aus der arbeitenden Muskulatur ins venöse Blut, sowie Protonentransporte in den Extrazellulärraum (EZR). Verschiedene Puffersysteme begrenzen die Veränderung des pH-Werts. Da sind zum einen die Nichthydrogencarbonatpuffer – im engeren Sinn Phosphat, die Serumproteine und Hämoglobin – und zum anderen das am meisten beanspruchte Hydrogencarbonat/Kohlendioxid-System (HCO_3^-/CO_2), auf das bei Belastung vor allem die Atmung Einfluss nimmt.

106 E.-M. Kraske, Säure-Basen-Balance, Gräfe und Unzer Verlag München, 2. Auflage 2000, ISBN 3-7742-3208-3.
107 N. Fuchs, Mit Nährstoffen heilen – Eine Einführung in die komplexe Orthomolekulare Nährstoff-Therapie, Ralf Reglin Verlag Köln , 3. Auflage 2007, ISBN 3-930620-51-0.

Tabelle 21: Nahrungsmittel können säure- oder basenbildend sein.

„Top Ten Sauer"	Nahrungs-mittelgruppen	„Top Ten Basisch"
	Kohlenhydrate (Getreide)	Hirse, Sojamehl, Amaranth
Fleisch, Geflügel, Wurstwaren, Geselchtes, Speck, Innereien, Eier, manche Fischsorten, Hülsenfrüchte	Eiweiß (Fleisch)	Austern
Aufstriche, Mayonnaise	Fett	
Saure Milch, Frischkäse, Käse	Milchprodukte	Frische Molke
	Gemüse	Kartoffeln (nicht frittiert!), Kartoffelsaft, Blattsalate, grüne Bohnen, Kohl, Karotten, Rote Rüben, Spinat, Sellerie, naturbelassene Gemüsesorten
Unreife Früchte, Beeren, Citrusfrüchte, Kernobst, Steinobst	Obst, Nüsse, Samen	Bananen, Melonen, Kastanien, Mandeln, Paranüsse, Dörrobst
Ketchup, Senf, Pommes frites, Schokolade, Erdnüsse, Kaffee, Zucker, alkoholische Getränke (Sekt), Fruchtsäfte, Essig	Sonstige	Gewürze
Limonaden, Wein	Getränke	Stille Mineralwässer

Die freigesetzten Säuren werden von den basischen Komponenten der Puffer im Blut neutralisiert, es kommt zu einem Abfall des Hydrogencarbonatgehalts.[108] Über eine verstärkte Abatmung von CO_2 kann der Organismus Säureäquivalente eliminieren, um die Pufferkomponentenkonzentrationen im Blut nachzustellen. Direkte Einflüsse des pH-Werts auf Atmung, Koordination, Leistungsfähigkeit und muskuläre Ermüdung werden aber häufig überschätzt. Eine muskuläre Ermüdung könnte durch Potenzialänderungen an den Muskelzellmembranen durch einen erhöhten extrazellulären Kaliumspiegel unter Belastung hervorgerufen sein. Positive Effekte, z. B. der Anstieg der Sauerstoffbindungseigenschaften des Blutes, werden oft übersehen.

108 N. Maassen, Dtsch. Z. Sportmed. 2000, 51 (3) 113.

Für Sportler nicht uninteressant ist die Tatsache, dass bei einer Verschiebung zu saureren Werten die Sauerstoffabgabe an das Muskelgewebe vermindert ist.

Die Supplementierungsempfehlung aus naturwissenschaftlicher Sicht wäre die Zufuhr von basischen Formulierungen, z. B. in Form von Basenpulvern oder Basenkapseln, gewissermaßen das logische Antidot (= hier gemeint ist eine Gegenmaßnahme) zur Säure und somit das Mittel der Wahl. Für Sportler kann auch das Trinken von basischen Mineralwässern empfohlen werden, weil so zum einen die Flüssigkeitsbilanz unterstützt und zum anderen dem sauren Stoffwechselgeschehen entgegengewirkt werden soll.

Der einfachste Vertreter aller basischen Mineralstoffe ist Speisesoda (Natriumhydrogencarbonat), doch sind auch andere Salze in Verwendung. Sie alle haben gemeinsam, dass sie Säure mehr oder weniger direkt neutralisieren können, was uns auch ganz rasch an den Kern des Problems bringt.

Die Frage ist nämlich, **wo** die basischen Stoffe auf die Säure treffen. Bei den typischen Mischungen wird dies in erster Linie der Magen-Darmtrakt sein. Die Gewebsgängigkeit und damit die Neutralisierung von Säuren, die in den Muskelzellen unter Belastung entsteht oder im Bindegewebe mangels funktionierender Entsorgungswege endgelagert wurde, bleiben fraglich.

Damit geht aber der Versuch, mit basischen Formulierungen den Körper nachhaltig von der Gewebssäure zu befreien, ins Leere.

Aus der Sicht der Mineralstoffe nach Dr. Schüßler ergibt sich jedenfalls ein differenzierter Zugang zu den basischen Formulierungen.

Und so können Sie mit den Schüßler-Salzen der Gewebsdurchsäurerung entgegen wirken:

➤ **Einzelmittel**

Nr. 9 Natrium phosphoricum

Das biochemische Mittel zum Säureabbau, zur Säureausscheidung bzw. Säureregulierung.

Nr. 11 Silicea

Dieses biochemische Funktionsmittel ist Baustein des Bindegewebes und Funktionsmittel für die Bindegewebszellen.

Es unterstützt den Aufbau einer elastischen Raumstruktur des Bindegewebskolloids und verhindert dessen Brüchigkeit, Quervernetzung des Keratins.

Hinweis: Die Bindung von Säure im Bindegewebe verbraucht intrazelluläres Silicea, das Bindegewebe wird brüchig und schrumpft, Striae, Leistenbruch, brüchige Gefäßwände, Hämatome sind die Folge.

Nr. 11 Silicea wird zum Abfangen von Säureschüben aus dem Bindegewebe mit Nr. 9 Natrium phosphoricum kombiniert.

Dieser Mineralstoff hat in diesem Sinn Bedeutung bei allen Erkrankungen des gichtisch-rheumatischen Formenkreises.

Nr. 16 Lithium chloratum

Hilft Harnsäure zu lösen und die schädigende Wirkung bestimmter Stoffe im Zellinneren aufzuheben, Säureausscheidung in Kombination mit Nr. 9 Natrium phosphoricum. Ist ein bedeutender Betriebsstoff für die Nieren, gemeinsam mit Nr. 8 Natrium chloratum.

Nr. 23 Natrium bicarbonicum

Fängt eine starke Übersäuerung im Magen ab: Der saure Magensaft ist notwendig, um die gesamte Verdauung zu koordinieren. Nicht zu Ende verdaute Nahrung hinterlässt Stoffwechselschlacken, erkennbar an diffusen Verdauungsproblemen, Zungenbelag, Mundgeruch.

Es hat Einfluss auf die Tätigkeit der Bauchspeicheldrüse: Wird über einen längeren Zeitraum Säure mithilfe von Basenpulvern weggepuffert, fährt die irritierte Bauchspeicheldrüse die Bicarbonat-Produktion hoch.

Es beeinflusst außerdem die Gastrin-Freisetzung mit Bezug zur Gallen-Produktion und unterstützt den Abbau eines diffusen Harnsäureüberschusses in Blut und Gewebe.

➤ **Bewährte Mischung** bei Säurebelastung im Gewebe

Mineralstoff	Spezieller Bedarf	Stück/Tag
Nr. 8 Natrium chloratum	Stärkung der Nieren	10
Nr. 9 Natrium phosphoricum	Säureregulierung	20
Nr. 11 Silicea	Bringt Säure in Fluss	10
Nr. 12 Calcium sulfuricum	Macht die Wege frei - Säureabbau im Bindegewebe	10
Nr. 16 Lithium chloratum	Abbau der punktuellen Säurebelastung	7-10
Nr. 21 Zincum chloratum	Säure/Basenhaushaltssteuerung der Niere	7
Nr. 23 Natrium bicarbonicum	Abbau der diffusen Säurebelastung	10

Wir empfehlen, die angegebene Mineralstoffmischung zusätzlich äußerlich als Bad anzuwenden. Zur angegebenen Mineralstoffmischung empfehlen wir die Kombination mit einer geeigneten Nährstoffkombination wie Adler Ortho Nr. 9. Als besonders effektive entsäuernde Maßnahme ist das Baden im basischem Bad, dem BaseCare der Adler Pharma zu empfehlen. Auch mit dem Zell Basic, einer Mischung von Schüßler-Salzen, kann eine effiziente Entsäuerung durchgeführt werden. Siehe Seite 222

Belastung II: Freie Radikale

Der arbeitende Organismus erzeugt Abfallprodukte auf zellulärer Ebene, die in ihrem vermehrten Auftreten Alarmsituationen im Stoffwechsel wiederspiegeln, z. B. beruflicher oder privater Stress und sportliche Betätigung. Gerade bei der letztgenannten kann jeder mühelos nachvollziehen, dass bei der mitunter heftigen Atemtätigkeit bezogen auf körperliche Ruhe ein Vielfaches an Sauerstoff umgesetzt wird. Es passieren dabei Fehler, d.h. die biochemischen Reaktionen laufen unvollständig ab und es entstehen chemische Defektverbindungen.

Diese sind dadurch charakterisiert, dass ihnen ein Elektron fehlt, das sie sich mit aller Macht zurückholen wollen, weswegen sie Radikale genannt werden. Sie vervollständigen also ihre Elektronenhülle und geben dabei den Schaden an jene biologischen Strukturen, z. B. Phospholipide der Zellmembran, Proteine und Nukleinsäuren, weiter, indem sie sich das fehlende Elektron holen.

Die Sauerstoffradikale werden auch mit einer Reihe von Erkrankungen in Zusammenhang gebracht. Der Hauptentstehungsort sind die Mitochondrien, in denen zur Bereitstellung der dringend benötigten Energie die Atmungskette durchlaufen wird.

Eine andere Quelle für Radikale ist die Autooxidation von Fetten bzw. die Peroxidation (mehrfach) ungesättigter Fettsäuren.[109]

Das vermehrte Auftreten von Freien Radikalen bezeichnet man oxidativen Stress. Er ist langfristig mit negativen Folgen für die Gesundheit assoziiert. Das Spektrum reicht dabei von entzündlichen Erkrankungen, Allergien, nicht fassbaren Schmerzzustände bis hin zu neurodegenerativen Erkrankungen wie multipler Sklerose und Demenzen. Auf zellulärer Ebene kommt es zu Schädigungen der Biomembranen der Zellen und der Zellbestandteile (Zellorganellen), sodass Schadstoffe ins Zellinnere freigesetzt werden. Das schädigt die Zelle nachhaltig.[110]

Auf der anderen Seite ist das Paradebeispiel einer erwünschten, weil lebensnotwendigen, Radikalreaktion die Atmungskette. Die darin

109 B. Bahadori, Stoffwechsel-Ambulanz des LKH Mürzzuschlag, Vortrag „Sinn und Unsinn der Antioxidanzien-Therapie" bei den Südtiroler Herbsttagen der Apotheker, Oktober 2000.

110 S. Niedan-Feichtinger, Schüßler Journal 2009, Nr. 30, 12-15.

zu ATP gebündelte Energie wird aus der präzise ablaufenden Vorbereitung und Vereinigung zweier Wasserstoffatome mit einem Sauerstoffatom zu der harmlosen Verbindung Wasser gewonnen. Welche Leistung, diese aus der Chemie als Knallgasreaktion bekannte, ihrem Namen alle Ehre erweisende Umsetzung so elegant und gewinnbringend abzufedern! Im Rahmen der Atmungskette werden dafür Elektronentransfers und radikalische Zwischenstufen durchlaufen, aber eben hochkontrolliert.

Es ist daher zu erwarten, dass der Organismus im Lauf der Evolution gelernt hat, auch mit den anderen unerwünschten, hochtoxischen Zwischenprodukten umzugehen. In der Tat verfügt er über ein Regiment von Enzymen und nutzt zudem körpereigene und von außen zugeführte so genannte Antioxidanzien zur Eliminierung der Radikale.

Abbildung 20: Antioxidative Kaskade.

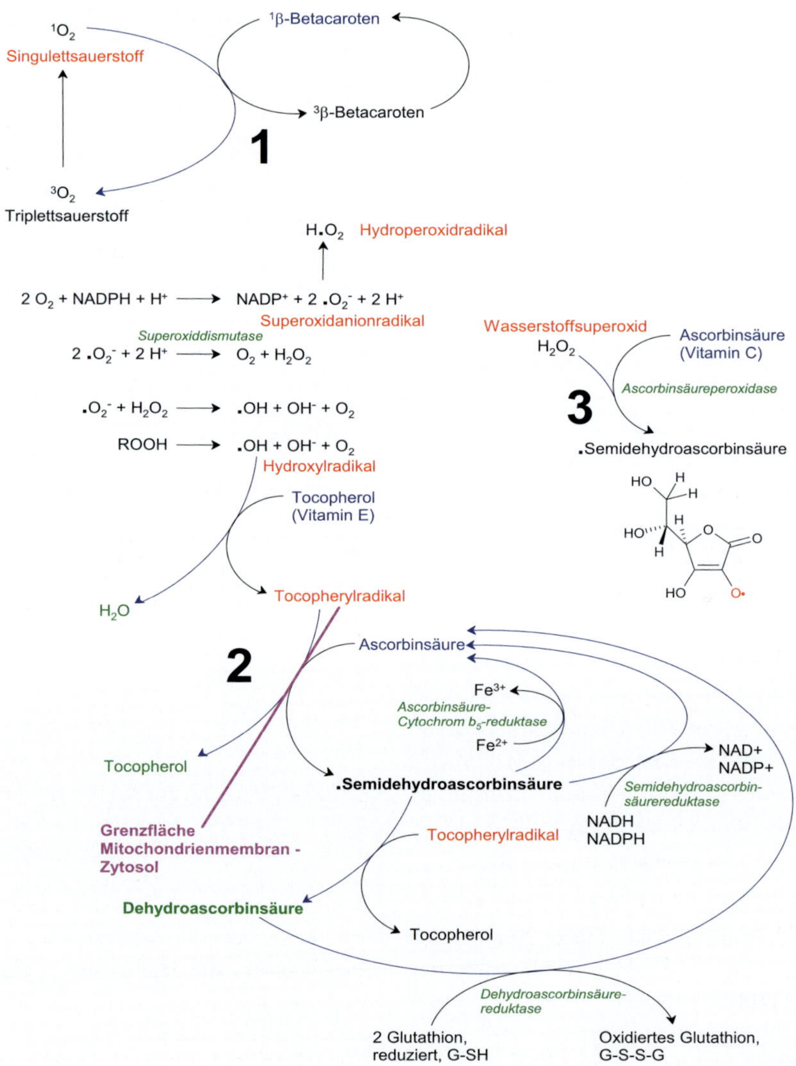

Die Summe aller Interventionsmöglichkeiten, die dem Organismus zur Verfügung stehen, um Sauerstoffradikale zu eliminieren, ergibt letztlich ein umfassendes, äußerst flexibel reagierendes Abwehrsystem aus enzymatischen und nicht enzymatischen Komponenten. Die Grenzfläche Mitochondrienmembran – Zytosol repräsentiert das lipophile (fettaffine) und das hydrophile (wässrige) Milieu. Der Hauptantioxidans des Fettgewebes ist Vitamin E, der Hauptschutzstoff der wässrigen Medien ist Vitamin C. Schon allein aus dieser Überlegung ergibt sich, dass Antioxidanzien eigentlich nie für sich betrachtet und gegeben werden dürfen. Einzelheiten siehe im Text zu den Freien Radikalen Seite 153.

Vor allem Vitamin E (Alpha-Tocopherol) und Betacaroten (in geringerem Ausmaß auch Ascorbinsäure) desaktivieren den aggressiven Singulettsauerstoff ($^1O_2$, Abb. 20.1). Vitamin E kann aber auch Hydroxylradikale sowie Lipidperoxidradikale abfangen. Das dadurch entstehende Alpha-Tocopherylradikal wird durch Vitamin C (Ascorbinsäure) regeneriert, indem diese über Semidehydroascorbinsäure (= Monodehydroascorbinsäure) in Dehydroascorbinsäure übergeführt wird. Mit Hilfe des Glutathion-Reduktase-NADPH-Systems wird schließlich Ascorbinsäure regeneriert (Abb. 20.2).

Man beachte zum einen: Erst das Erreichen der Dehydroascorbinsäurestufe beschert uns aufgrund der innewohnenden Redoxeigenschaften eine chemisch und physiologisch untoxische Substanz. Während die Semidehydroascorbinsäure noch ein Sauerstoffradikal enthält, das sie etwa vom Alpha-Tocopherylradikal übernimmt, ist mit dem Erreichen der Dehydroascorbinsäurestufe das Radikal folgenlos entschärft.

Die Regeneration der Ascorbinsäure kann aber auf beiden biochemischen Stufen erfolgen: Von der Monodehydroascorbinsäure weg kann NADH bzw. NADPH den Wasserstoff übertragen (und wird dabei zu NAD^+ bzw. $NADP^+$). Die Dehydroascorbinsäure wird mit 2 Molekülen Glutathion regeneriert, die dabei zu Glutathiondisulfid (GS-SG) oxidiert werden (Abb. 20.2).[111]

Die Regeneration von GS-SG zu reduziertem Glutathion GS gelingt durch die Glutathionreduktase mit NADPH als Wasserstoffdonator. (Spender)

Hydroxylradikale können auch durch Glutathion selbst abgefangen werden. Dieses wird mittels Vitamin C oder Alpha-Liponsäure regeneriert.

Während die Reaktionen in Abb. 20.2 im fettliebenden Gewebe ihren Ausgang nehmen, zeigt Abb. 20.3, dass mittels Vitamin C Wasserstoffsuperoxid auch im wässrigen Medium entschärft werden kann.

Glutathion ist ein körpereigenes Antioxidans, das in allen Geweben und Zellen, vor allem in den roten Blutkörperchen, vorkommt. Es entsteht aus der Aminosäure Methionin, wobei Vitamin B_6 als Cofaktor beteiligt ist.

Von den Mineralstoffen nach Dr. Schüßler haben hier Nr. 6 Kalium sulfuricum und Nr. 26 Selenium eine besondere Bedeutung.

Man beachte zum anderen: Wie die Radikale sind auch die Radikalfänger (= Antioxidanzien) chemisch hoch reaktive Verbindungen, die selbst Schäden in den Geweben erzeugen können. Antioxidanzien können nur im gemeinsamen Wechselspiel aller an den radikalfangenden und regenerierenden Redoxreaktionen beteiligten Komponenten im gewünschten Sinn zur Wirkung kommen.

Diese Erkenntnis lag erstmals klar am Tisch, als man die Schutzwirkung vor Lungenkrebs bei Rauchern durch Betacaroten allein zeigen wollte. Das Krebsrisiko war – im Gegenteil – sogar erhöht, die Studie musste abgebrochen werden. Die Lungenkrebsinzidenz war aber

111 J. Bielenberg, VitaMinSpur 1998, 13, 131-138.

verringert, wenn zum Betacaroten Vitamin E verabreicht wurde. Als man schließlich Betacaroten mit Vitamin E und Selen kombinierte, konnte man eine allgemeine Reduktion der Krebsmortalität und im Besonderen das verminderte Auftreten von Magenkrebs eindrucksvoll bestätigen (Linxian-Studie).[112]

Dennoch wird die Rolle der Antioxidanzien im Sport eher restriktiv gesehen. Studien mit den folgenden Kombinationen können einen Gewebsschaden nicht überzeugend verhindern:

- Vitamin C (Ascorbinsäure) und Vitamin E (Tocopherol),
- Selen, Vitamin A (Retinol), Vitamin C und Vitamin E,
- Coenzym Q10 und Vitamin E.

Schadensindikatoren wie bestimmte Enzyme treten sowohl in der Supplementierungsgruppe als auch in der Placebogruppe auf.

Auf zellulärer Ebene liegen positive Ergebnisse in Bezug auf eine verringerte Lipidperoxidationsneigung und eine verringerte Anfälligkeit für Infektionen vor, doch unterscheiden sich die Präventionserfolge bei Sportlern nicht von jenen in der Gesamtbevölkerung.[113]

Es gibt noch einen weiteren Aspekt zu erwähnen. Unter großer körperlicher Belastung kommt es zu einem Abfall von Methylgruppen-übertragenden Aminosäuren wie Methionin (in Form von *S*-Adenosylmethionin), sodass die weitere Verstoffwechslung von Homocystein zum Erliegen kommt. Das artherogene Stoffwechselzwischenprodukt häuft sich an und kann nicht wie gewöhnlich zum körpereigenen Antioxidans Glutathion aufgebaut werden.

Wenn wir uns soeben die Rolle von Glutathion in der Beseitigung von Radikalen vergegenwärtigt haben, erkennen wir augenblicklich, dass dies ein doppelter Schaden für den menschlichen Organismus ist. Es sei hier noch einmal auf die Rolle der B-Vitamine verwiesen, deren Nutzen für Sportler bereits gebührend ausgelobt wurde. Die Vitamine B_6, B_{12} und Folsäure sind bei der Homocysteinbiotransformation als Coenzyme essenziell, und sorgen dafür, dass dieses aus den unerwünschten Ablagerungen, etwa in den Blutgefäßen, verschwindet.[114,115]

Die folgenden Wirkstoffe könnte man für Sportler empfehlen:

- Kombination von Vitamin E, Vitamin C und Betacaroten im Verhältnis 1:2:0,1, z. B. 30:60:3 mg (maximal 400:1.000:10 mg) pro Tag,
- Eine besondere Indikation besteht zum Beispiel bei Outdoorathleten an heißen Hochsommertagen und großen Belastungen, etwa Radfahrern. Sie können ihre Atemwege vor den schädlichen Wirkungen von Ozon durch Gaben von Vitamin C, Vitamin E und Acetylcystein schützen.

Zum Begriff des „oxidativen Stresses“ siehe auch Kapitel Belastung III, Eiweiß Seite 158.

Und so können Sie mit Schüßler-Salzen die schädliche Wirkung von Radikalen im Gewebe mildern:

➢ Einzelmittel

Antioxidanzien sollten nur in Kombination als Mischung verwendet werden, Einzelheiten siehe Seite 158.

112 H. Spreitzer, Arzneien für Gesunde, Österr. Apoth. Ztg. 2001, 55 (19), 906-911.
113 A. Berg, D. König, Dtsch. Z. Sportmed. 2000, 51 (5), 177-178.
114 M. Weiß, A. Schmid, M. Baum, H. Liesen, Dtsch. Z. Sportmed. 1999, 50 (5), 152-156.
115 J. Constans, A. D. Blann, F. Resplandy, F. Parrot, M. Renard, M. Seigneur, V. Guérin, M. Boisseau, C. Conri, Br. J. Haematol. 1999, 107, 776-778.

➢ **Antioxidanzienmischung**[116]

Nr. 3 Ferrum phosphoricum

Bestandteil u.a. des Cytochromkomplexes und daher ein wichtiger Bestandteil der Atmungskette, siehe Energiebereitstellung.

Es ist an der Regeneration des Glutathions beteiligt.

Nr. 6 Kalium sulfuricum

Besonders bedeutungsvoll für die Energiegewinnung der Zelle im Rahmen der Atmungskette.

Dieser Mineralstoff hängt mit der schwefelhaltigen Aminosäure Cystein zusammen, die wiederum in der Atmungskette eine wichtige Rolle spielt.

Nr. 10 Natrium sulfuricum

Ist der Hauptbetriebsstoff der Leber.

Hinweis: Es ist **der** Entschlackungsmineralstoff, der die Leber darin unterstützt, in so genannten Sulfatierungsreaktionen vor allem Fremdstoffe (Chemikalien) abzubauen und zu entgiften.

Ein dafür wichtiges Leberenzym ist die selenhaltige Glutathionperoxidase, die aber auch im übrigen Organismus der wichtigste Radikalfänger ist. Neben den Leberzellen enthalten Erythrozyten, Phagozyten (Fresszellen), Thrombozyten und die Zellen der Augenlinse dieses wichtige Enzym.

Hinweis: Eine wichtige Speicherform von Selen ist Selenmethionin, die ebenfalls schwefelhaltige Aminosäure Methionin ist über diesen Selentransport und über ihre Umwandlungsmöglichkeit in Cystein an der Regenerierung von Glutathion beteiligt.

Nr. 17 Manganum sulfuricum

Einer der Co-Faktoren der mitochondrialen Superoxiddismutase (SOD), welche die Mitochondrienmembran vor oxidativen Schäden schützt.

Gemeinsam mit Nr. 8 Natrium chloratum sollte es bei rheumatischen Erkrankungen eingesetzt werden, da dieser Mineralstoff im Knorpelstoffwechsel eingreift. Es kommt vor allem zum Einsatz bei oxidativ bedingter rheumatoider Arthritis.

Nr. 19 Cuprum arsenicosum

In Zellen der Darmwand wird Kupfer an Metallothionein gebunden, welches neben Kupfer auch Zink enthält.

Im Blut und Gewebe wird Kupfer in Form von Ceruloplasmin im Körper verteilt.

Hinweis: Verbindung zum Eisenstoffwechsel - Kupfer ist für die Bindung von Eisen an Plasmatransferrin erforderlich. Ceruloplasmin oxidiert freies Speichereisen, wodurch es für den Einbau in das Hämoglobinmolekül aufbereitet wird.

Kupfer ist Bestandteil der SOD (Superoxiddismutase – antioxidativ wirksam).

Schließlich ist Kupfer in der Atmungskette an Phosphorylierungsreaktionen beteiligt.

Nr. 21 Zincum chloratum

Zink ist gespeichert als Cystein-reiches Metallothionein. Zink kann daraus gegen Quecksilber, Cadmium und Blei ausgetauscht werden, die dann über die Niere ausgeschieden werden können.

Die Bedeutung von Zink im Organismus ist weit gestreut und umfasst den Immunstoffwechsel, die Fruchtbarkeit, die Hautanhangsgebilde (Haare, Nägel) und die Bauchspeicheldrüse mit der Insulinproduktion.

Nr. 26 Selenium

Selen ist im Körper an Methionin und Cystein gebunden. Die beiden Aminosäuren können wechselseitig ineinander umgewandelt werden.

In Form von Selenocystein ist es Bestandteil der Glutathionperoxidase, siehe oben.

116 Niedan-Feichtinger, Handbuch der Biochemie nach Dr. Schüßler, Seite 57, siehe Literaturliste Seite 234

➢ **Bewährte Mischung**: Antioxidanzienmischung

Mineralstoff	Spezieller Bedarf	Stück/Tag
Nr. 3 Ferrum phosphoricum	Stoffwechselaktivität	20
Nr. 6 Kalium sulfuricum	Aktivität der Atmungskette	10
Nr. 10 Natrium sulfuricum	Stärkung der Leber	20
Nr. 17 Manganum sulfuricum	Superoxiddismutase	10
Nr. 19 Cuprum arsenicosum	Atmungskette, SOD	10
Nr. 21 Zincum chloratum	Schwermetallbelastung	10
Nr. 26 Selenium	Glutathionperoxidase	10

Die Mischung muss über längere Zeit eingenommen werden. Sie fördert und stärkt auch das Immunfeld.

Belastung III: Eiweiß

Über die eventuelle Notwendigkeit einer vermehrten Eiweißzufuhr für Sportler, etwa für Zwecke des Muskelaufbaus und -erhalts, wurde bereits berichtet, aber es muss Augenmaß bewahrt werden. Eiweiß ist in Bezug auf einen kalorisch schlanken Speiseplan auf keinen Fall der Weisheit letzter Schluss.

Ein Zuviel an Fett bringt hohe Energiewerte ein – eine Gewichtszunahme ist vorprogrammiert. Bei einem Zuviel an Kohlenhydraten beschreitet der menschliche Organismus den Weg, dass er den Kohlenhydratüberschuss in Fett umwandelt, was uns über kurz oder lang wieder auf die Fettschiene bringt, wobei in diesem Zusammenhang auf die Fettdickleibigkeit verwiesen werden muss, worauf im Buch „Gesund abnehmen mit Schüßler-Salzen besonders eingegangen wird (siehe Literaturverzeichnis Seite 234).

Doch auch Eiweiß, das so gerne als Grundlage von Abnehmdiäten angepriesen wird, hat seinen Stoffwechsel.[117] Dabei geht es einerseits um den Ammoniak, der aus der für Eiweiß bzw. Aminosäuren charakteristischen Aminogruppen hervorgeht und andererseits um andere Abbauprodukte von Eiweiß, die überwiegend saure Valenzen (= Säuregruppen) einbringen.

Bei starken Belastungen entsteht Ammoniak direkt aus zerfallendem Adenosinmonophosphat (AMP). Bei mittleren Belastungen entsteht Ammoniak aus Aminosäuren, vor allem den verzweigtkettigen Aminosäuren (siehe Energiebereitstellung Seite 70). Für Sportler ist das insofern interessant, weil Ammoniak die Leistung auf mehreren Ebenen herabsetzen kann.

➢ Im Zentralnervensystem ruft Ammoniak Symptome der Ermüdung hervor, was zu Gleichgewichtsstörungen und Kollapsgefühl führen kann.

➢ Im Energiestoffwechsel hemmt Ammoniak den Citratzyklus und den Transport von bestimmten Botenstoffen (so genannten Neurotransmittern).

➢ Bei höheren Konzentrationen in den Muskelzellen während intensiver Ausdauerbelastungen kann er Krämpfe auslösen.[118]

Es gibt jedoch ein funktionierendes und steigerungsfähiges Entsorgungssystem: Ammoniak wird zunächst in Form von Glutamin und Alanin untoxisch gebunden und gelangt so in die Leber. Im so genannten Harnstoffzyklus wird

117 Es kommt bei vielen Menschen zu einem Stau an Eiweiß im Körper, der so genannten Eiweßdickleibigkeit, die von Prof. Lothar Wendt als Eiweißspeicherkrankheit bezeichnet wurde. Ausführlich dazu „Gesund abnehmen mit Schüßler-Salzen" siehe Literaturverzeichnis Seite 234

118 F. Brouns, E. Beckers, A. J. Wagenmakers, W. H. Saris, Int. J. Sports Med. 1990, 11 (Suppl. 2), S78-S84.

aus Kohlendioxid, Ammoniak und dem Alpha-Aminogruppen-Stickstoff der Asparaginsäure Harnstoff gebildet. Dieser wird im Harn ausgeschieden. Bei körperlicher Anstrengung finden sich daher auch erhöhte Harnstoffwerte.

Die Bestimmung des so genannten Reststickstoffs im Harn erlaubt Rückschlüsse auf die umgesetzte Eiweißmenge. 1 g Reststickstoff entspricht 6,25 g Eiweiß.

Es gibt einen weiteren Beitrag zur Versäuerung des Bindegewebes, wenn man sich vor Augen hält, dass die Atmungskette und der Citratzyklus in den Mitochondrien nur dann befriedigend ablaufen können, wenn ausreichend Atmungssauerstoff vorhanden ist. Das ist für Sportler relevant.

Wenn nämlich die Atmungskette nicht vollständig abläuft, bricht die Reaktion bei Enzymradikalen ab, und eine übermäßige Radikalbildung ist die Folge. Das führt, wie im Kapitel Schadstoff II, Radikale beschrieben, zum oxidativen Stress. Enzymatische Stoffwechselzwischenprodukte werden aus der Zelle entfernt und ins Bindegewebe gedrückt, wo sie allmählich den pH-Wert zu saureren Werten verschieben. Von der Chemie her handelt es sich um Proteinsäuren! Die Folge ist die Kompaktierung des Bindegewebes, Ausführungen im folgenden Text.

Und so können Sie mit Schüßler-Salzen die Ablagerung von Eiweißfolgeprodukten im Bindegewebe verringern und die Ammoniakausscheidung fördern:

➢ **Einzelmittel**

Nr. 12 Calcium sulfuricum

Hauptmittel, Betriebsstoff für die Durchlässigkeit des Bindegewebes und des abbauenden Eiweißstoffwechsel.

Siehe Kapitel Schadstoffbelastung.

Es ist der Betriebsstoff für die Durchlässigkeit des Bindegewebes und damit zuständig für alle Probleme, bei denen Abflussschwierigkeiten auftreten (innere Ergüsse, Eiter), es soll etwas in Fluss kommen. Alles, was der Organismus nach außen abgeben muss, weil er es nicht nach innen nehmen kann, um es auf diesem regulären Weg zu eliminieren („Schadstoffe, Schlacken, Säuren“).

Die Ursache hierfür ist ein kompaktiertes Bindegewebe, dem seine Flutungsfähigkeit wieder gegeben werden muss. Kompaktiertes Bindegewebe ist daran erkennbar, dass sich die darüber liegenden Hautbereiche nicht wie eine Ziehharmonika in kleiner Fältelung zusammen schieben lassen, sondern sich zu wenigen großen Falten aufwölben („verwölben“); eine gute Testregion ist der Unterarm.

Der Verlust der Elastizität des Bindegewebes betrifft die beiden großen Deponiebereiche des Organismus

- In den Zellen werden ausscheidungspflichtige Substanzen abgelagert.
- Im Bindegewebe selbst bleibt Säure liegen.

Säure im Bindegewebe fördert das Verkleben des Bindegewebes (eine Art Umkehrung der Gelreaktion). Alle Versorgung bricht zusammen, die Struktur des Bindegewebes wird verändert und verfestigt, man nennt das Kompaktierung.

Die Kombination mit Nr. 9 Natrium phosphoricum (Säurebelastung) und Nr. 10 Natrium sulfuricum (Schadstoffentlastung – „Müllabfuhr“) ist empfehlenswert.

Hinweis: Die Eiweißdickleibigkeit wird heute als Eiweißspeicherkrankheit gesehen (Begriff von Lothar Wendt). In der Folge kommt es zu einer Entkopplung des Bindegewebes aus dem Gesamtorganverband. Akute entzündliche Prozesse und chronisch-degenerative Erkrankungen haben hier ihre Wurzeln.

Nr. 17 Manganum sulfuricum

Mangan ist wichtig für den Harnstoffzyklus und ist daher am Ammoniakabbau in der Leber beteiligt.

Nr. 23 Natrium bicarbonicum

Ammoniak-Entgiftung in der Leber, Harnstoff-Produktion.

➢ **Bewährte Mischung** bei Eiweißabbau

Mineralstoff	Spezieller Bedarf	Stück/Tag
Nr. 2 Calcium phosphoricum	Eiweißstoffwechsel	10
Nr. 3 Ferrum phosphoricum	Stoffwechselaktivität	20
Nr. 4 Kalium chloratum	Regulierung der Faserstoffe	10
Nr. 9 Natrium phosphoricum	Abfangen von Säurefluten	10-20
Nr. 10 Natrium sulfuricum	Stärkung der Leber - Eiweißfabrik	20
Nr. 12 Calcium sulfuricum	Abbauender Eiweißstoffwechsel	10-20
Nr. 17 Manganum sulfuricum	Ammoniakabbau	10
Nr. 23 Natrium bicarbonicum	Ammoniakabbau	10

Zusätzlich zur angegebenen Mineralstoffmischung empfehlen wir eine geeignete Nährstoffkombination wie Adler Ortho Nr. 12.

In der Ernährung sollte auf eine verringerte Eiweißzufuhr geachtet werden. Die DGE (Deutsche Gesellschaft für Ernährung) empfiehlt maximal 0,8 Gramm Eiweiß pro Kilogramm Körpergewicht und Tag.

Belastung IV: Xenobiotika – Fremdstoffe

Der Begriff Xenobiotika leitet sich aus dem Griechischen ab. Man versteht darunter ganz allgemein Substanzen,

➢ die den Körper zu Abwehrreaktionen veranlassen, z. B. Antigene und Toxine oder

➢ für ein ökologisches System fremde Substanzen, z. B. Umweltgifte.

Die chemische Industrie beispielsweise produziert pro Jahr 3000 neue Stoffe, die der Organismus nicht kennt, mit denen er sich jedoch in der einen oder anderen Weise beschäftigen muss. Dazu gehören beispielsweise Farbstoffe, Pestizide, chlorierte Lösungsmittel, Medikamentenwirkstoffe, Drogen, Lebensmittelzusatzstoffe, Konservierungsmittel, Duftstoffe, Kosmetika, Waschmittelsubstanzen und Rohstoffe aus der Aufarbeitung von Erdöl.

Xenobiotika sind meist nur schwer biologisch abbaubar und entfalten unter Umständen eine (langfristige) toxische Wirkung. Sie können sich in bestimmten Organismen oder Geweben anreichern, wobei die Wege der Aufnahme bisweilen rätselhaft erschienen. Man denke nur an die in den hoch industrialisierten Ländern eingesetzten Pestizide, die sich durch Verbreitung über die Nahrungskette schließlich in den Pinguinen der Antarktis nachweisen ließen. Für Menschen, die im Arbeitsleben mit solchen chemischen Verbindungen hantieren müssen, versucht man durch Schutzbestimmungen Schadstoffexpositionen (Exposition = das Ausgesetztsein) möglichst gering zu halten.

Gefährliche Stoffe sind mit MAK-Werten versehen (MAK = Maximale Arbeitsplatz-Konzentration) oder erhalten einen verantwortbaren ADI-Wert (ADI = Acceptable Daily Intake = akzeptable aufgenommene Menge während eines achtstündigen Arbeitstages und hochgerechnet auf ein durchschnittliches Berufsleben). Berechtigte Sorge und daher außerordentliche Vorsicht ist aber allen Substanzen entgegen zu bringen, von denen bekannt ist, dass sie Krebserkrankungen auslösen oder bei denen man ein solches Gefahrenpotenzial vermuten darf. Auch diese Stoffe werden durch Kennzeichnung ausgewiesen, mit den entsprechenden Schutzanweisungen.

Alle unter uns, die die radioaktive Wolke von Tschernobyl bewusst erlebt haben, werden sich mit Schaudern an die Ohnmacht erinnern, in der sich die Menschen plötzlich angesichts dieser Bedrohung befanden. Niemand vermochte damals das Gefahrenpotenzial von radioaktivem Iod oder radioaktivem Strontium wirklich abzuschätzen. Abgesehen von den seinerzeit unmittelbar ausgelösten akuten Strahlenerkrankungen, wer vermag zu sagen, wie viele Schilddrüsenkrebserkrankungen und Leukämien als Spätfolge auf das Konto der Aufnahme der radioaktiven Substanzen über die Atemluft oder über kontaminierte Nahrungsmittel gehen?

Eine weitere Angst einflößende Eigenschaft von körperfremden Stoffen sind embryotoxische oder genverändernde Wirkungen, also schädliche Wirkungen auf das sich im Mutterleib entwickelnde Kind. Besonders vom 18. Schwangerschaftstag bis zur 8. Schwangerschaftswoche ist der Embryo gefährdet, weil in dieser Zeit die Organe angelegt werden. Die Embryotoxizität kann die Ausreifung der Organe und das Wachstum verzögern, Missbildungen hervorrufen (= teratogene Wirkung) oder im schlimmsten Fall zum Absterben des Embryos führen.

Wie immer die Aufnahme der Fremdstoffe in den Körper erfolgt, unser Organismus, allen voran unsere Leber, muss sich mit diesen beschäftigen. Schadensbegrenzung und möglichst rasche Ausscheidung sind angesagt. Man fasst alle Maßnahmen, die der Organismus setzt, um potenzielle Schadstoffe wieder loszuwerden, unter dem Begriff der Biotransformation zusammen. Sehr genau mit der Umsetzung und Ausscheidung von Stoffen befasst man sich in der Arzneimittelkunde. Man will ganz genaue Vorstellungen davon haben, wie ein Wirkstoff in den Körper und die Gewebe aufgenommen und darin verteilt wird, wie er sich an seinem Wirkort anreichert und diesen wieder verlässt. Von ganz besonderem Interesse sind dabei alle Umbau-, Abbau- und Ausscheidungsreaktionen, die in zwei Phasen eingeteilt werden.

Da viele Stoffe schlecht wasserlöslich sind, werden in Phase I chemische Gruppen in die Xenobiotika eingefügt, die die Substanzen besser wasserlöslich machen. In Phase II werden die neu eingefügten Gruppen mit körpereigenen, sehr gut wasserlöslichen Molekülen verbunden, man sagt konjugiert. Die so erhaltenen Konjugate werden über die Niere im Harn oder in der Gallenflüssigkeit mit dem Stuhl ausgeschieden. Beispiele für Kopplungspartner in Phase-II-Reaktionen sind Glucuronsäure und Schwefelsäure.

Die eigentliche Entgiftungsarbeit geschieht jedoch in den Phase-I-Reaktionen, wobei unsere Leber über ein stolzes Repertoire chemischer Umsetzungen verfügt. Die Bezeichnung chemisches Laboratorium trifft vollinhaltlich zu. Die Kunst besteht vielfach darin, Sauerstoff in die Fremdstoffe einzuschleusen, weil dieser die angestrebte Wasserlöslichkeit am besten einbringt. Einen körpereigenen Stoff, der eine solche chemische Reaktion bewerkstelligen kann, nennt man Enzym. Viele Vitamine sowie Mineralstoffe wie Selen, Kupfer, Zink und Eisen haben dabei eine Helferfunktion. Ohne ihr Vorhandensein geht nichts!

Ein Beispiel für eine sehr aktive Enzymfamilie sind die Cytochrome P450. Ein anderes wichtiges Beispiel in der Aufbereitung von Xenobiotika für die Ausscheidung ist die Bindung von Glutathion, das uns bereits als Antioxidans im Kapitel Radikale begegnet ist. Auch die Biotransformationsreaktionen nützen die hohe oxidative Kraft dieses Schutzstoffes. Das Enzym, das Glutathion dabei an die Fremdstoffe heranbringt, heißt Glutathion-S-Transferase.

Glutathion, das mit einem Fremdstoff abreagiert hat, muss später wieder regeneriert, d. h. in die reduzierte Form zurück geführt werden, um wieder biologisch aktiv zu sein. Hierfür werden bestimmte B-Vitamine benötigt. Selbstverständlich muss sich der Organismus auch ständig um die Neusynthese von Glutathion kümmern. In diesem Zusammenhang sei das Enzym Glutamatcysteinligase genannt, das den geschwindigkeitsbestimmenden Schritt in der körpereigenen Synthese von Glutathion vollzieht. Es ist damit maßgeblich an einem wirksamen Plasmaspiegel dieses so wichtigen Schutzstoffes verantwortlich.

Bei einer Überforderung der Schadstoffausscheidung und einer zusätzlichen Schadstoffzufuhr wird die Leberentgiftungskapazität überlastet und die Schadstoffe ins Bindegewebe und schließlich bis in die Zellen gedrückt. Schadstoffdickleibigkeit ist die Folge!

Abbildung 21: Glutathion besteht aus den drei Aminosäuren Glutaminsäure, Cystein und Glycin und ist mit durch seine freie SH-Gruppe (= Thiol-Gruppe) ein äußerst reaktives Antioxidans. Im Bemühen, den Organismus gegen Schädigungen durch Xenobiotika und Radikale zu schützen, werden zwei reduzierte Glutathion-Moleküle in die oxidierte Form übergeführt, in der die beiden Schwefel-Atome bilden eine Disulfid-Brücke bilden. Der dabei formal frei werdende Wasserstoff liegt natürlich nicht als solcher vor sondern wird durch bestimmte B-Vitamine abgefangen. Soll Glutathion wieder zur biologisch hoch aktiven reduzierten Form regeneriert werden, muss die Reaktion zurücklaufen, was mit Hilfe des Enzyms Glutathionperoxidase, Niacin und Vitamin B_2 geschieht.

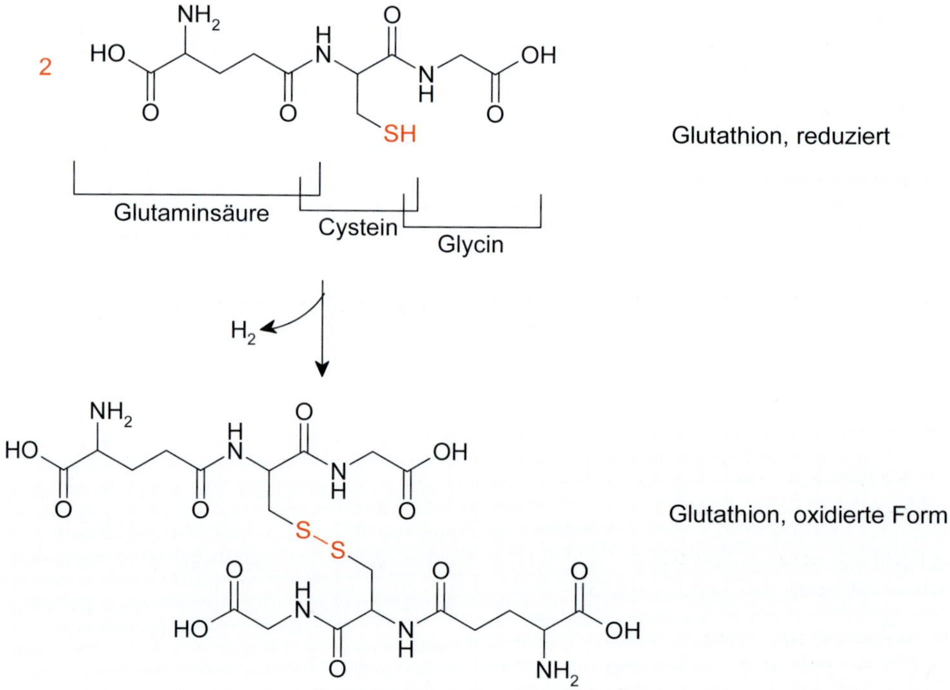

Siehe dazu auch das Buch „Gesund abnehmen mit Schüßler-Salzen“, Literaturverzeichnis Seite 234.

Und so können Sie mit den Schüßler-Salzen allgemeine Schadstoffausleitungen kurmäßig betreiben, z. B. im Rahmen von Frühjahrskuren oder während des Abtrainierens im Herbst:

➢ **Zell Basic Pulver** (Adler Pharma), Beschreibung Seite 222.

Komposition aus:

Nr. 3	Ferrum phosphoricum
Nr. 4	Kalium chloratum
Nr. 5	Kalium phosphoricum
Nr. 6	Kalium sulfuricum
Nr. 8	Natrium chloratum
Nr. 9	Natrium phosphoricum
Nr. 10	Natrium sulfuricum
Nr. 11	Silicea
Nr. 12	Calcium sulfuricum
Nr. 16	Lithium chloratum
Nr. 19	Cuprum arsenicosum
Nr. 21	Zincum chloratum
Nr. 23	Natrium bicarbonicum
Nr. 26	Selenium

Anwendung 1-2-mal jährlich über einen Zeitraum von ca. 8 Wochen einnehmen.

Auf ausreichenden Flüssigkeitsumsatz achten!

Ziele: zur Entsäuerung, Schadstoffeliminierung und zum Abnehmen.

Die Kombination mit BaseCare Bad und Stoffwechseltee wird empfohlen.

Gelegentlich treten **Reaktionen** auf (siehe auch den erläuternden Text Seite 223):

Das soll keinesfalls heißen, dass das Produkt nicht vertragen wird, sondern es ist – im Gegenteil – eher ein gutes Zeichen und ein Hinweis darauf, dass der Körper reagiert und die Schadstoffe mobilisiert wurden. Die Kur braucht nicht abgebrochen zu werden, die angegebenen Maßnahmen schaffen Abhilfe.

➢ Sodbrennen ⇨ zusätzlich 10-20 Tabletten Nr. 9 Natrium phosphoricum

➢ Müdigkeitsloch, Durchhänger ⇨ zusätzlich 10-20 Tabletten Nr. 9 Natrium phosphoricum

➢ vorübergehend angeschwollene Beine, Knöchel und Hände ⇨ zusätzlich 10-20 Tabletten Nr. 10 Natrium sulfuricum

➢ Katerkopfschmerzen ⇨ zusätzlich 10-20 Tabletten Nr. 10 Natrium sulfuricum

➢ Säureüberflutung ⇨ Bäder mit BaseCare

➢ Beschwerden in den Gelenken, die wieder akut werden ⇨ Zell Basic reduzieren, eventuell Nr. 9 Natrium phosphoricum, Nr. 16 Lithium chloratum zusätzlich

➢ Juckreiz auf der Haut ⇨ Bäder mit BaseCare

➢ Blasenprobleme, Brennen in der Harnröhre ⇨ zusätzlich Nr. 3 Ferrum phosphoricum, Nr. 8 Natrium chloratum, Nr. 9 Natrium phosphoricum, Teemenge erhöhen

Gelegentlich treten unangenehme Geruchs- und Geschmacksempfindungen auf. Das könnte ein Hinweis auf weitere Mineralstoffmängel sein - siehe dazu Seite 223.

➢ **BaseCare basisches Bad**, siehe Kapitel Regeneration Seite 164 und Beschreibung Seite 223.

➢ **Stoffwechseltee Adler Pharma**

Entscheidend ist hier die Zubereitung, weil auch beim Tee eine sehr hohe Verdünnung der Inhaltsstoffe angestrebt wird. siehe Seite 225.

In der hohen Verdünnung regt der Tee die abbauenden und ausscheidenden Stoffwechselvorgänge an.

Es gibt noch eine weitere Möglichkeit, mit einem fertigen Produkt den Körper von Belastungsstoffen zu entlasten.

➤ **Hepaxen Ausleitungsmischung**
(Adler Pharma), Beschreibung Seite 226

In erster Linie dient es zur Unterstützung der Entgiftungsfunktion der Leber (Nr. 6, Nr. 10, Nr. 18), Unterstützung der oxidativen Abbaureaktionen (Nr. 6, Nr. 10,Nr. 19, Nr. 21) und allgemein des Grundumsatzes (Nr. 15), schließlich Förderung der Schwermetallausleitung (Amalgam!, Nr. 18, Nr. 19, Nr. 21).

➤ **Bewährte Mischung** bei Schadstoffabbau

Mineralstoff	Spezieller Bedarf	Stück/Tag
Nr. 3 Ferrum phosphoricum	Stoffwechselaktivität	10
Nr. 6 Kalium sulfuricum	Zellreinigung	10
Nr. 10 Natrium sulfuricum	Leber-Biotransformation	15-20
Nr. 12 Calcium sulfuricum	Macht die Wege frei	10
Nr. 18 Calcium sulfuratum	Entlastung von Schadstoffen	10
Nr. 20 Zincum chloratum	Metallausscheidung	7
Nr. 26 Selenium	Leber-Entgiftungskapazität	10

Anstelle der angegebenen Mineralstoffkombination kann auch Zell Basic genommen werden.

Zusätzlich zur angegebenen Mineralstoffmischung empfehlen wir eine geeignete Nährstoffkombination wie Adler Ortho Nr. 10.

➤ Aus der Praxis: Ein semiprofessioneller Radfahrer, der alljährlich im Rahmen des Frühjahrstrainings auch seinem Winterspeck zu Leibe rücken muss: Heuer riet ich ihm neben einigen anderen Supplementen das Entschlakkungspaket der Adler Pharma, das im Konzept aus den drei Komponenten ZellBasic Pulver, dem BaseCare Bad und dem Stoffwechseltee der Adler Pharma besteht. Es ist davon auszugehen, dass Sportler, auch wenn sie um ausreichende Regeneration bemüht sind, im Laufe der Zeit Schadstoffhypotheken anlegen. Aus verschiedenen Gründen wollte unser Radfahrer jedoch nicht baden. Berichtenswert ist daher das Telefonat, in dem er mir seine unvoreingenommene Beobachtung mitteilte, dass *„der Schweiß stinkt"*. Das Stoffwechselpulver mobilisiert offenbar Schlackenstoffe aus dem Gewebe. Wenn jemand, wie vorgeschlagen, regelmäßig im BaseCare Bad leicht über der Körpertemperatur badet, zieht er den Schlackenstrom ins Badewasser und bemerkt weiter nichts. Wenn jemand wie unser Sportler nicht badet, gelangen die zur Ausscheidung vorbereiteten Schadstoffe mit dem nächsten Schweißausbruch, z. B. beim nächsten Training, an die Körperoberfläche, wo sie vom Athleten als übel riechend wahrgenommen werden.

➤ Aus meiner persönlichen Erfahrung (Thomas Riedl) darf ich anfügen, dass ich selbst meinen Schweiß während der ZellBasic Kur als klebriger als sonst empfand. Auch ich badete aus Zeitgründen nur unregelmäßig.

Regeneration

Im Kapitel Trainingslehre war die Rede davon, dass die Erholung des Organismus nach einer Trainingseinheit oder einem Bewerb ein integrativer Bestandteil der gesamten Belastungseinheit ist. Das Prinzip vom Wechsel von Belastung und Erholung fand, weil es so bedeutsam ist, in die Trainingsgesetze Eingang. Diese Nachbereitung der Belastung kann nun auf verschiedene Weise stattfinden:

Über die diätetischen Aspekte (zuerst trinken, dann Nahrungszufuhr breiig, fest) wurde in den entsprechenden Kapiteln ausführlich berichtet.

Der latenten und permanenten Schadstoffbelastung durch zu viel Eiweißzufuhr, durch Gewebsversäuerung und durch Radikale wurde besonders breiter Raum geschenkt, weil hier die Schüßler-Salze besonders gewinnbringend eingesetzt werden können.

Im gegenständlichen Kapitel geht es um die regenerativen Maßnahmen im engeren Sinn. Profisportler sind diesbezüglich natürlich wieder begünstigt, weil ihnen entsprechende Einrichtungen, spezielle Betreuer und die nötige Zeit zur Verfügung stehen, aber auch Breitensportler sollten im Rahmen ihrer Möglichkeiten und Zeit Gebrauch von den im Folgenden dargestellten Tipps machen.

Tabelle 22: Zeitlicher Ablauf der Regeneration nach sportlichen Belastungen. Körperliches Training stellt also einen massiven Eingriff in verschiedene Organsysteme unseres Körpers dar. Die Tabelle soll die große Bedeutung der Regeneration auch nach „nur kleinen" Trainingseinheiten und gerade für Breitensportler unterstreichen (v. Loeffelholz 2008).

4-6 min	Vollständige Auffüllung der Kreatinphosphat-Speicher in den belasteteten Muskeln
20 min	Rückkehr von Herzfrequenz und Blutdruck zum Ausgangswert
20-30 min	Ausgleich der niedrigen Blutzucker-Spiegel (in Abhängigkeit von der Ernährung nach der Belastung)
30 min	Gleichgewichtszustand im Säure-Basen-Haushalt, Lactat-Konzentration wieder unter 3 mmol/l
60 min	Der verminderte Eiweißaufbau in den belasteten Muskelgruppen normalisiert sich
90 min	Umschlag der katabolen (= abbauenden) in eine anabole (= aufbauende) Stoffwechsellage. Der Eiweiß-Stoffwechsel zur Regeneration verstärkt sich
120 min	Erste Funktionen der Muskulatur sind regeneriert und eine gewisse motorische Wiederbelastbarkeit erreicht
6 h bis 1 Tag	Ausgleich des Flüssigkeitshaushaltes im Blut und Gewebe (bei entsprechender Flüssigkeitszufuhr)
1 Tag	Auffüllung des Leberglykogens
2-7 Tage	Auffüllung des Muskelgykogens in stark beanspruchten Muskelgruppen
3-5 Tage	Regeneration der Fettspeicher in den Muskeln
3-10 Tage	Regeneration teilzerstörter Muskelfaserproteine
7-14 Tage	Wiederherstellung funktionsgestörter Mitochondrien, d. h. Wiederherstellung des vollwertigen Sauerstoff- und Energieumsatzes im Muskel

In der Praxis sollten Sie daher folgende Zeiten für eine optimale Regeneration veranschlagen (Geiger 1997):

Ausdauertraining

➢ Extensiv (Pulsbereich 180 minus Lebensalter, z. B. 1-2 h Joggen): 12-24 h

➢ Intensiv (Pulsbereich 200 minus Lebensalter, z. B. 30 min Tempodauerlauf, Bergauflauf): 24-48 h

Krafttraining

➢ Kraftausdauertraining (Hantelübungen mit 10-50 Wiederholungen aber geringen Widerständen): 24-48 h

- Maximalkrafttraining (1-5 Wiederholungen mit hohen Widerständen): 48-72 h

„Abwärmen"

Dehnen

Im vorangestellten Kapitel wurden Aufwärmtechniken und Dehnungsübungen als wichtige *vorbereitende* Maßnahme für Sportler dargestellt. Diese Übungen sind als regenerationsunterstützende Maßnahmen *nach* der Trainingseinheit bzw. nach dem Wettkampf ebenso wichtig.

Auslaufen, Schwimmen

In den ersten beiden Stunden der Nachbelastungsperiode versucht der Organismus wieder in die Homöostase zu gelangen. Diese Prozesse werden ebenfalls durch (höchstens halbmaximale) Aktivität in einem Zeitraum von 15-20 Minuten begünstigt. (Zintl und Eisenhut)

Gerade auch für den Breitensportler stellt das Auslaufen eine ebenso einfach durchzuführende wie zielführende Methode dar, den Organismus, d.h. das Herz-Kreislaufsystem wieder an die Ruhebedingungen heranzuführen. Durch die reduzierte Bewegung wird eine intensivere Durchblutung der Muskulatur aufrecht erhalten (bis 6-fach) als das in Ruhe der Fall wäre, oder durch eine passive Maßnahme wie eine Massage (bis 2-fach). Diese moderate Muskelarbeit führt zu einem schnelleren Abtransport von Schlackenstoffen aus den Muskeln. Es konnte gezeigt werden, dass der Lactatspiegel durch halbstündiges Auslaufen wesentlich rascher sinkt als in Ruhe. Auch der im Vergleich zu Ruhebedingungen intensivere Gasaustausch trägt zur Erholung bei.

Nicht zu unterschätzen sind schließlich Lockerungs- und Entspannungseffekte auf die Muskeln, sodass Schmerzzuständen und Steifigkeit vorgebeugt wird.

Schwimmen hat zum einen eine entspannende Wirkung auf den Bewegungsapparat, zum anderen fördert es den Lymphstrom und den venösen Rückstrom des Blutes. Jedoch sollte ermüdendes Leistungsschwimmen und ein Schwimmen bei Wassertemperaturen unter 26°C vermieden werden. Schwimmen stellt eine Zwischenlösung zwischen dem Warmwasserbad und dem Auslaufen dar.

Und so wärmen Sie richtig ab:

- Auslaufen: Herzfrequenz zwischen 100 und 120 pro Minute, Dauer 10-30 Minuten
- Moderates Schwimmen bei Wassertemperaturen über 26°C als Alternative zum Auslaufen

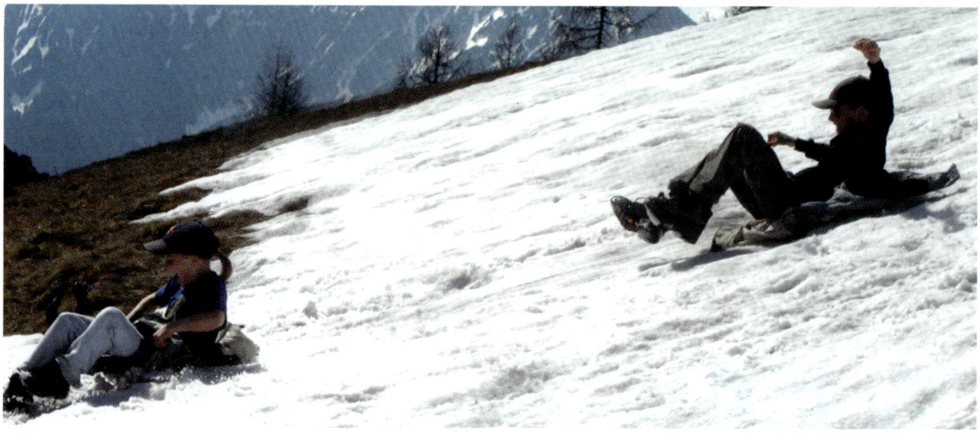

Abbildung 22: Das spielerische Element als Teil der Regeneration. Frühlingssonne, Schneefelder, die pure Freude – das füllt die Energietanks wieder auf.

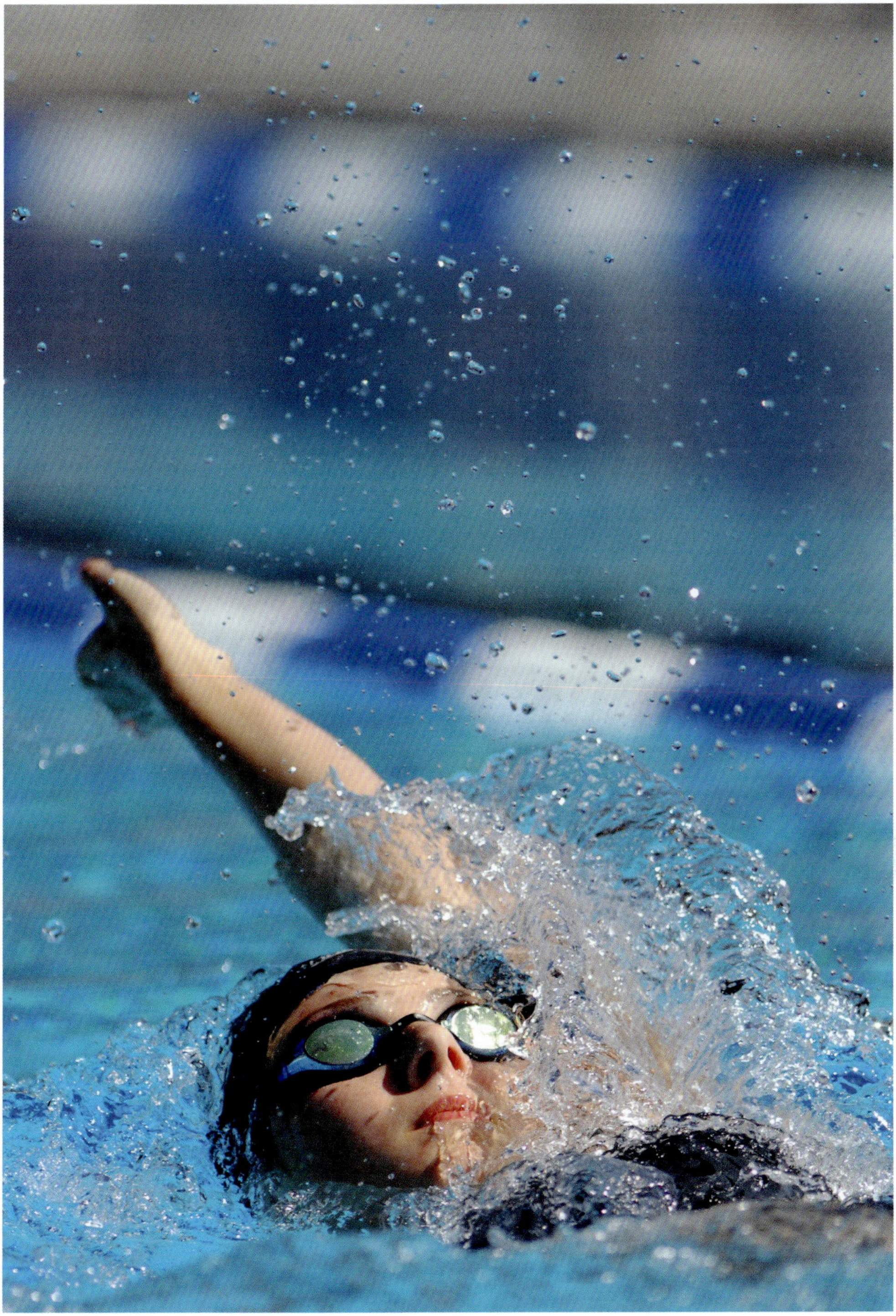

Massage

Die Wiederherstellungsmassage hat die Beseitigung von Stoffwechselschlacken, die Herabsetzung des Muskeltonus und die vegetative Umschaltung zum Ziel. Über die mechanische Reizung von sensiblen Nervenendigungen in der Haut kommt es zur Verschiebung der vegetativen Tonuslage zur Vagotonie (Senkung der Herzfrequenz, langsamere und tiefere Atmung). Die Wiederherstellungsmassage wird manuell oder mittels Vibrationsmassagegeräten durchgeführt, wobei die durchblutungsfördernde Wirkung bei der Handmassage viel stärker ist.

Bei Anwendung von Massageölen ist das enthaltene Öl in erster Linie das Gleitmittel, das nur langsam in die Haut aufgenommen werden soll. Pflanzenöle wie Oliven-, Sonnenblumen- und Erdnussöl sind von ihrer Struktur her dem Hautfett der oberen Schichten der Epidermis ähnlich. Heilpflanzenauszüge unterstützen die Entspannung der Muskulatur nach der Belastung.[119]

Und so wird eine Wiederherstellungsmassage zur Durchblutungsförderung richtig durchgeführt:

- Handmassage bevorzugen,
- Hochwertige Massageöle verwenden.

Und so können Sie Schüßler-Salze erfolgreich für Ihre Massage einsetzen:

- Mineralstoff Massageöl (Adler Pharma)

Enthält regenerierende, entspannende und entschlackende Mineralstoffe mit der Hauptölkomponente Olivenöl.

119 U. Söffker-Ziolkowski, Weleda Nachrichten 2003, Nr. 229, 15.

Die Hautelastizität wird gefördert und ebenso die Entspannung der Muskulatur.

Weitere Anwendungsmöglichkeit: Vorbeugung von Schwangerschaftsstreifen.

- After Sport Lotion Regidol (Adler Pharma), siehe Kapitel Muskelkater Seite 186.

Sauna

Saunaanwendungen können – in einem ausreichenden Abstand zum Trainings- oder Wettkampfende – Bestandteil der Erholung sein. Ähnlich wie bei den bisher genannten Regenerationsmaßnahmen stehen die Durchblutungsförderung und der Abtransport von Schlackenstoffen der Belastung im Vordergrund. Weitere Wirkungen sind Muskelentspannung und vegetative Umstellung. (Zintl und Eisenhut)

Der Besuch einer Sauna wird prinzipiell einmal wöchentlich empfohlen. Leistungssportler profitieren durchaus von mehrmaligen Saunabesuchen pro Woche. Vor Wettkämpfen sollte auf Saunagänge verzichtet werden (Mindestabstand 24 h).

Für die Regeneration im Sport soll unbedingt trocken geschwitzt werden, d.h. ohne Aufguss. Entscheidend ist die nur kurze Verweildauer („bis zum Anschwitzen"), meistens also 5-6 Minuten.

Der Aufguss selbst bewirkt nämlich einen kurzen, heißen Dampfstoß und löst eine Kaskade von Reaktionen aus: Die Hauttemperatur wird erhöht, der Körper erzeugt plötzlich mehr Adrenalin, es kommt zur Erweiterung der peripheren Blutgefäße und zur Anregung der Schweißdrüsen.

Diese neuerliche Belastung soll dem regenerationsbedürftigen Körper des Sportlers erspart bleiben. (Holdhaus)

Bei der auf eine Schwitzphase folgenden Abkühlung soll behutsam vorgegangen werden.

Bei Sprüngen ins Kaltwasserbecken kommt es zu Blutdruckspitzen von bis zu 300 mm/Hg. Daher sollte man zunächst in der Schwallbrause die Beine, Arme und zuletzt den Kopf kalt abduschen. Anschließend kann man sich langsam ins Kaltwasserbecken begeben; es genügt ein kurzer Kältereiz. Im Anschluss an die Abkühlung muss sich der Körper wieder erwärmen können. Unverzichtbar ist die Ruhephase am Schluss des Saunaganges.[120]

Beim Saunabesuch kommt es zu einem Verlust von wasserlöslichen Vitaminen, Elektrolyten und Mineralien über den Schweiß; dementsprechend kann der Konsum von handelsüblichen Sportlergetränken empfohlen werden.

Und so funktioniert das „regenerative Saunieren“:

- Kurze Verweildauer bis zum Anschwitzen, in der Regel höchstens 5-6 Minuten,
- Ohne Aufguss bis zum „Anschwitzen“, die optimale Temperatur liegt bei 70-80°C,
- Anschließend behutsame Abkühlung, z. B. Schwallbrause von den Beinen aufwärts, erst dann kurz ins Kaltwasserbecken,
- 2-3 Wiederholungen,
- Ruhephase am Schluss des Saunaganges,
- Vor Wettkämpfen sollte auf Saunagänge verzichtet werden.

Bewährte Mischung: Zum Saunagang kann auch ein unterstützender Schüßler Sauna Cocktail eingesetzt werden. Damit wird eventuellen Reaktionen vorgebeugt.

Mineralstoff	Spezieller Bedarf	Stück/Tag
Nr. 3 Ferrum phosphoricum	Durchblutung	10
Nr. 4 Kalium chloratum	Drüsenarbeit	10
Nr. 5 Kalium phosphoricum	Energie	10
Nr. 6 Kalium sulfuricum	Schadstoffabbau	10
Nr. 8 Natrium chloratum	Flüssigkeitsregulierung	10
Nr. 9 Natrium phosphoricum	Säureabbau	10
Nr. 10 Natrium sulfuricum	Schadstoffausscheidung	10

(In ½ Liter Wasser auflösen und während des Saunabesuches schluckweise trinken.)

Warmwasserbad, Dusche

Ein 36-38°C warmes Bad von 10-15 Minuten kann sich begünstigend auf die Regeneration auswirken. Auch hier erwartet man sich eine Detonisierungen der Muskulatur, eine verbesserte Durchblutung und eine beruhigende Wirkung im vegetativen Bereich. Nach dem Bad sollte eine Ruhezeit (Schlaf) eingeplant werden.

In Bezug auf die unmittelbare Wärmewirkung ist das Wannenbad intensiver als der Saunagang oder eine warme Dusche.

In Ermangelung eines Wannenbades kann auch eine möglichst heiße Dauerdusche über mehrere Minuten stattfinden. Besonders belastete Muskelgruppen sollen intensiv geduscht werden, bei entsprechender Strahlstärke kommt ein Massageeffekt dazu.

Und so wird Ihr Aufenthalt im Badezimmer zu einem regenerativen Erlebnis:

- 36-38°C warmes Wannenbad 15-20 Minuten lang innerhalb von 1-2 Stunden nach der Belastung,

120 A. Klement, Apotheker Krone vom Freitag, 2. Februar 2001, 9.

- Alternativ möglichst heiße Dauerdusche (drei Minuten),
- Ruhephase (Schlaf) am Schluss einplanen.

Und so können Sie Schüßler-Salze erfolgreich für Ihre regenerative Körperpflege einsetzen:

- **BaseCare basisches Bad** (Adler Pharma), vergleiche Kapitel Säurebelastung Seite 150 und Beschreibung Seite 223.

Enthält basische Mineralstoffe, keine Schüßler-Salze!

Pro Vollbad (180 l) 3 Esslöffel Pulver auflösen, es wird dadurch ein pH-Wert von ca. 8 erreicht.

Badetemperatur 37-38°C, möglichst über die gesamte Badedauer von 30-50 min konstant halten (Badethermometer!, man muss während der Badezeit öfter warmes Wasser ergänzen), Zeichen für die richtige Temperatur, wenn Schwitzen einsetzt (= passives Schwitzen, nach ca. 30 min Badedauer).

Zweck: der Körper soll vermehrt Säure ausscheiden, Schadstoffe gelangen mit dem Schweiß ins Badewasser.

Nach dem Bad Ruhezeit einplanen, dabei mit Nachschwitzen rechnen.

Die Säureausleitung kann durch Einnahme der Nr. 9 Natrium phosphoricum verstärkt werden.

Teilbäder (Fuß, Hand) und Masken sind möglich.

- **Entspannungsbad mit hochverdünnten Mineralstoffen**

Je 10-15 Tabletten von den Mineralstoffen
Nr. 1 Calcium fluoratum,
Nr. 4 Kalium chloratum,
Nr. 5 Kalium phosphoricum,
Nr. 7 Magnesium phosphoricum,
Nr. 8 Natrium chloratum und
Nr. 13 Kalium arsenicosum
in einem Vollbad auflösen.

Badetemperatur 36°C, weil der Körper die Mineralstoffe über die Haut aufnehmen soll.

Badedauer 10-15 min, für nachher Ruhezeit einplanen.

- **Mineralstoff Badesalz** (Adler Pharma)

Badetemperatur 36°C

Für Eilige, die nicht viel Zeit für die Regeneration aufbringen können: Badedauer 7-10 min.

Ableitung energetischer Überladung, Entspannung der Haut, Beruhigung des Nervensystems.

- **Dusch'n Fun** (Adler Pharma) siehe auch Seite 217.

Enthält hochverdünnte Mineralstoffe, wie Kalziumfluorid, Eisenphosphat, Kaliumchlorid, Kaliumphosphat, Natriumchlorid, Natriumphosphat, Silizium sowie natürlichen Orangenextrakt.

Das Dusch'n Fun ist für die tägliche Dusche aber auch für ein wohltuendes Schaumbad geeignet. Durch seine spezielle Zusammensetzung hat es bei einer Schaumpackung für die Kopfhaut positive Wirkungen im Sinne einer Entsäuerung des Haarbodens sowie der Regeneration der Haarwurzeln. Es hat auch einen intensivierenden Einfluss auf die Farbe der Haare.

- **Mineralstoff Körpercreme Regeneration** (Adler Pharma) Beschreibung Seite 216

Enthält Mineralstoffe in Originalverdünnung wie bei den Tabletten.

Kalziumfluorid
Festigt die Struktur der Oberhaut und des Bindegewebes (gemeinsam mit Silizium).

Kaliumchlorid
Hautgrieß und Neigung zu feinen Äderchen wird günstig beeinflusst.

Kaliumphosphat
Regt die Regenerationsfähigkeit der Haut an.

Kaliumsulfat
Reguliert den Melaninstoffwechsel der Haut, eine Aufhellung von Pigmentflecken wird gefördert.

Natriumchlorid
Reguliert den Feuchtigkeitshaushalt der Haut.

Natriumphosphat
Steuert den Fettstoffhaushalt der Haut.

Silizium
Festigt die Struktur der Oberhaut und des Bindegewebes (gemeinsam mit Kalziumfluorid).

Die Körpercreme Regeneration enthält außerdem Olivenöl und Jojobaöl.

Vor allem für fettarme und welke Haut ist diese Creme besonders geeignet.

➤ **Die Körperlotion Tendiva** ist für feuchtigkeitsarme Haut konzipiert und enthält die gleichen Mineralstoffe wie die Körpercreme Regeneration, zusätzlich jedoch einen NMF (natural moisturizing factor)-Komplex auf Harnstoffbasis, welcher der Haut besonders viel Feuchtigkeit zuführt. Beschreibung Seite 216.

➤ **Askinel** (Adler Pharma)
Beschreibung Seite 216

Für spezielle Behandlungen in der Regenerationsphase von Sehnen, Bändern und verhärteten Narben.

Mit der Creme wird die Struktur der Oberhaut und des Bindegewebes gefestigt. Sie kommt bei starker Hornhautbildung an Füßen und Händen, sowie bei rissigen Händen und Füßen zur Anwendung.

Die Durchblutung der Haut und Regeneration werden unterstützt. Der Flüssigkeitshaushalt wird reguliert und die Bindegewebsstruktur unterstützt.

Ursprünglich wurde sie als Fettcreme, und als Kälteschutzcreme im Winter konzipiert.

Ein weiteres Anwendungsgebiet für Askinel ist besonders die Pflege von verhärteten Narben, die weich und geschmeidig werden, aber auch die Pflege verhärteter oder überbeanspruchter Sehnen und Bänder. Siehe Kapitel Sportverletzungen ab Seite 176, Dupuytren'sche Kontraktur Seite 201 und Leistenbruch Seite 185.

Solarium

Die Bestrahlung im Solarium aktiviert enzymatische Kreisläufe, der Fett- und Eiweißstoffwechsel wird verbessert. Die Hormoninkretion aus Hypothalamus, Hypophyse und Nebennierenrinde ist erhöht, insbesondere soll die Ausschüttung von Testosteron erhöht sein. In kombinierter Anwendung mit Infrarotlicht (Wärmestrahlung) kann die Durchblutung zusätzlich angeregt und darüber hinaus ein beruhigender, harmonisierender Effekt im vegetativen Nervensystem erreicht werden. (Zintl und Eisenhut 2001) Die Infraroterwärmung behebt auch leichte Muskelverspannungen bei einer maximalen Anwendungszeit von 10 bis 15 Minuten!

Elektrotherapie

Aus der Stromanwendung in der Physiotherapie ist bekannt, dass galvanische Ströme (Gleichstrom) eine rasche Erholung der Muskulatur bewirken, wenn großflächige Elektroden auf Agonisten und Antagonisten der vorher strapazierten Muskeln angelegt werden. (Zintl und Eisenhut 2001).

Entspannungstechniken

Beim Entspannungstraining will man, wie es der Begriff nahe bringt, Spannungszustände physischer und auch psychischer Herkunft abbauen. Im Anschluss an ein intensives Trainingsprogramm unterstützt es die Regeneration.

Folgende Vorschläge können erwogen werden:

- Atemgymnastik,
- Phantasiereisen - Visualisierungsübungen,
- Muskelentspannung nach Jacobsen.

Sämtlichen Übungen ist gemeinsam, dass alle ablenkenden und die Konzentration beeinträchtigenden Faktoren wie Lärm, Licht oder Kälte ausgeschlossen sein müssen. Instrumentale Entspannungsmusik als Hintergrund ist zur Fokussierung der Konzentration auf die von einem Übungsleiter geführten Übungen nützlich. Eine bequeme Lage ist zu suchen, meist Liegen auf Matten; beengende Kleidung ist zu vermeiden. Geschlossene Augen und ruhiges Atmen (Einatmen durch die Nase, Ausatmen durch den Mund) tun ihr Übriges.

Atemübungen

Bei den Atemübungen soll sich der Übende sein Atmen bewusst machen, d.h. den Weg des Atemstroms vom Eintritt über die Nase über die maximale Dehnung der Brust- und Bauchorgane bis zum Ausblasen der Luft mit verfolgen. Die Hände werden auf die jeweiligen Zielorgane Brust, Bauch, Taillen oder unter die Lendenwirbelsäule gelegt, um das Aufweiten der jeweiligen Zielregion zu spüren.

Phantasiereisen - Visualisierungsübungen

Bei den Phantasiereisen werden vom Übungsleiter mit betont langsamer und ruhiger Stimme Geschichten, z. B. über einen Sandstrand, Sonne und Meer, vorgetragen. Die Teilnehmer sollen sich die skizzierten Bilder lebhaft vorstellen; wiederum verstärkt Musik den Erfolg.

Muskelentspannung nach Jacobsen

Bei der progressiven Muskelentspannung nach Jacobsen ist es das Ziel, Spannungszustände in der Muskulatur zu lokalisieren und durch bewusstes Entspannen zu beheben. Der Muskeltonus soll gesenkt werden.

Die Muskeln werden in einer bestimmten Reihenfolge nacheinander angespannt und wieder entspannt. Ähnlich wie bei der oben beschriebenen Technik des Anspannungs-Entspannungsdehnens ist der Entspannungseffekt umso größer, je stärker die vorhergehende Anspannung erfolgt. Am günstigsten liegt man dabei auf dem Rücken, sodass die meisten Muskelgruppen behandelt werden können.

Beispiel Bein: In der Anspannungsphase wird das gestreckte Bein auf die Matte oder den Boden gedrückt. Dabei wird während 4-7 Sekunden der Spannungsgrad gesteigert, wobei die Muskelspannung keinesfalls als unangenehm oder gar schmerzhaft empfunden werden soll. Gleichmäßiges Atmen ist der Garant für eine erfolgreiche Übung. In der anschließenden Entspannungsphase wird die Spannung abrupt gelöst und die Entspannung der Beinmuskulatur bewusst wahrgenommen.

Analoge Übungen werden mit den Armen, der Schulter-Rumpf-Region oder der Hals-Nacken-Region gemacht.

Selbst die Gesichtsmuskulatur lässt sich mittels Zusammenbeißen der Zähne, Aufeinanderpressen der Lippen oder Stirnrunzeln bewusst spüren.

Schlaf

Eine erquickliche Nachtruhe mit ausreichend Schlaf ist die letzte regenerative Maßnahme, die der Sportler anstreben muss. Selbstdisziplin in Bezug auf einen *sehr* geregelten Tagesablauf während der Trainingszyklen oder während der Wettkampfzeit ist ohnedies Voraussetzung für Spitzenleistungen.

Insbesondere Kraftsportler sind auf einen 8 bis 10-stündigen Nachtschlaf angewiesen, weil das Krafttraining nicht nur die Skelettmuskulatur, sondern auch das Nerven- und Zentralnervensystem ermüdet. Bekannte Symptome ungenügenden Schlafes sind verminderte Konzentrationsfähigkeit, vermindertes Reaktionsvermögen, Kraftlosigkeit und Aggressivität.

Und so können Sie Schüßler-Salze erfolgreich für Ihren erholsamen Schlaf einsetzen:

➤ **Einzelmittel**

➤ Basismischung:

Nr. 2 Calcium phosphoricum
Entspannt die Muskeln

Nr. 7 Magnesium phosphoricum
Entspannt die Nerven

Erweiterung I:

Nr. 14 Kalium bromatum
Reduziert Unruhe und Rastlosigkeit

Am Abend werden je 7 bis 10 Tabletten vor dem Schlafengehen entweder einzeln oder aufgelöst eingenommen.

Erweiterung II:

Nr. 21 Zincum chloratum
Hell-Dunkeladaption, Nerven beruhigend

Nr. 25 Aurum chloratum natronatum
Melatonin – Zirbeldrüse, Schlafrhythmus
(Siehe dazu die Beschreibung zu diesem Mineralstoff Seite 49.)

➤ Bewährte erweiterte Einschlafmischung, wenn es sich um „hartnäckige" Fälle handelt.

Mineralstoff	Spezieller Bedarf	Stück/Tag
Nr. 2 Calcium phosphoricum	Entspannung der Muskeln	10
Nr. 7 Magnesium phosphoricum	Entspannung der Nerven	10
Nr. 13 Kalium arsenicosum	Harmonisierung, Hypophyse/Hypothalamus, Stärkung	10
Nr. 14 Kalium bromatum	Unruhe und Rastlosigkeit	10
Nr. 21 Zincum chloratum	Entlastung der Nerven	10
Nr. 22 Calcium	Durch übermäßige Überwindung herbeigeführte tiefgreifende Erschöpfung	7-10
Nr. 25 Aurum chloratum natronatum	Steuerung des Melatoninhaushaltes - Tag-Nacht-Rhythmus	10

➤ BaseCare Bad (Adler Pharma), vergleiche Kapitel Säurebelastung Seite 223.

➤ **Bewährte Mischung** bei Müdigkeit durch Erschöpfung, siehe Kapitel Übertraining Seite 210.

➤ **Bewährte Mischung** bei „sportlichem Burnout", siehe Kapitel Übertraining Seite 21.

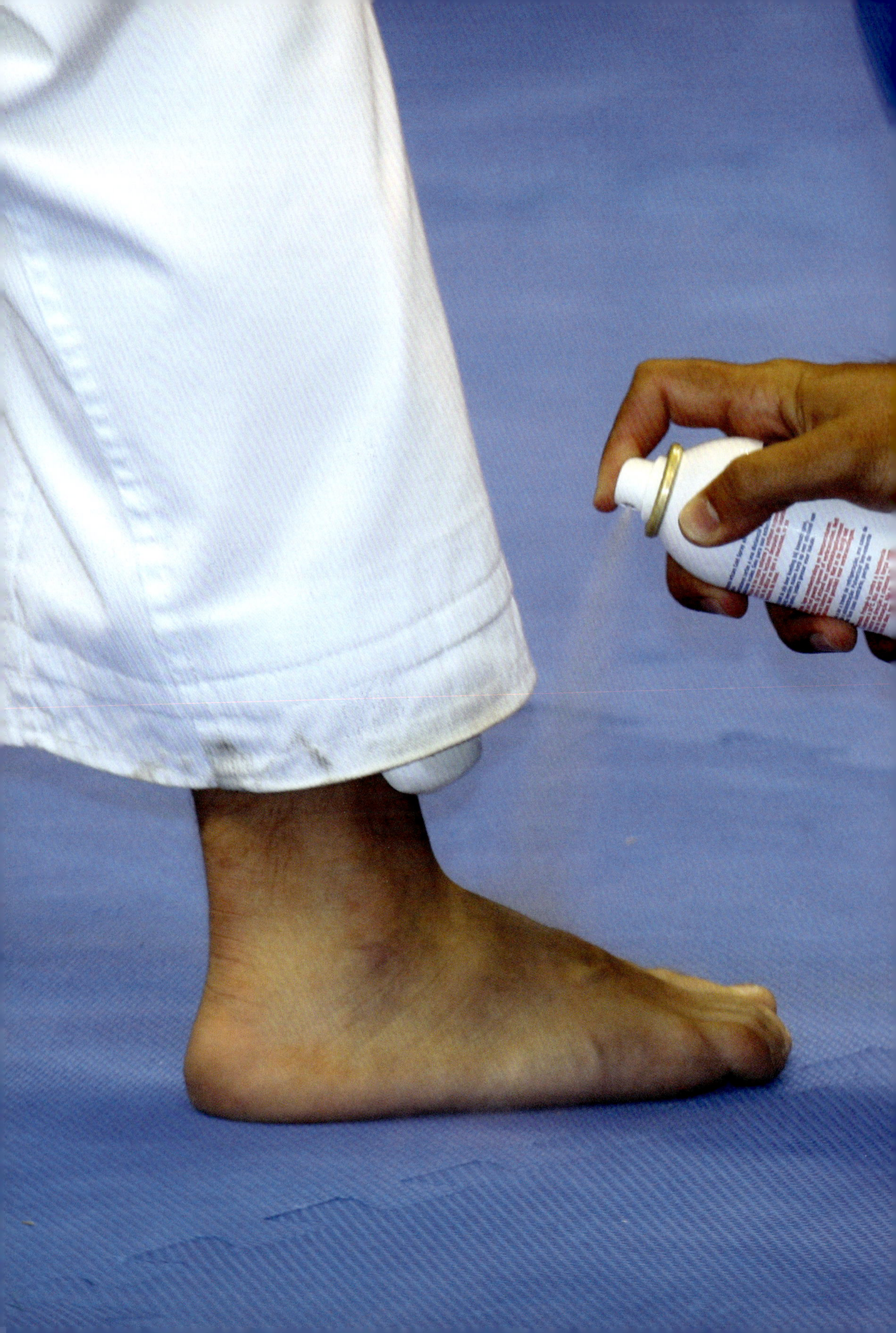

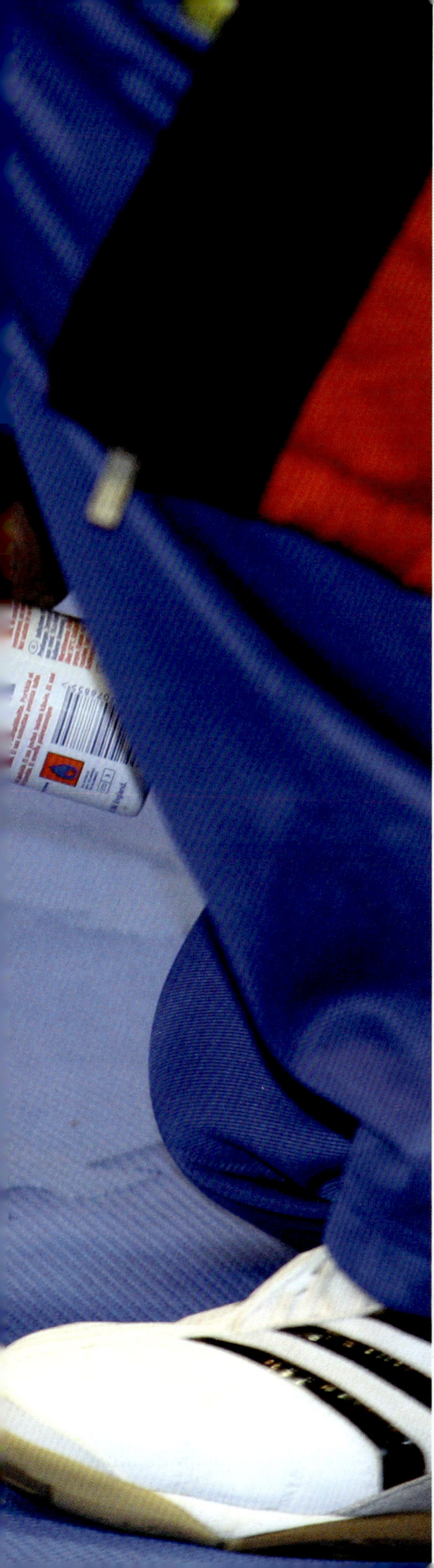

TEIL V

SPORT-VERLETZUNGEN

Teil V: Sportverletzungen

Es bedarf keiner weiteren Ausführungen, dass Verletzungen den Sportler zu Pausen zwingen und seine Trainings- und Wettkampfambitionen zunichte machen können. Unfälle von Spitzensportlern verlaufen vielfach spektakulär, bisweilen tragisch, erschüttern ganze Nationen und werden in den Massenmedien detailliert aufbereitet. Teams von Spezialisten und das gesamte Inventarium therapeutischer Möglichkeiten werden aufgeboten, um die Athleten in sensationell kurzer Zeit wieder für sportliche Spitzenleistungen aufzubauen.

Im Breitensport haben wir es glücklicherweise meist mit weniger schweren Verletzungen zu tun. Gemeint sind Prellungen, Zerrungen und Risse von Muskelfasern oder ganzen Muskeln, Sehnenverletzungen oder Verletzungen der Gelenke wie Verrenkungen und Luxationen sowie Frakturen. Lebensgefährliche Polytraumen, etwa nach Abstürzen, sind weit seltener.

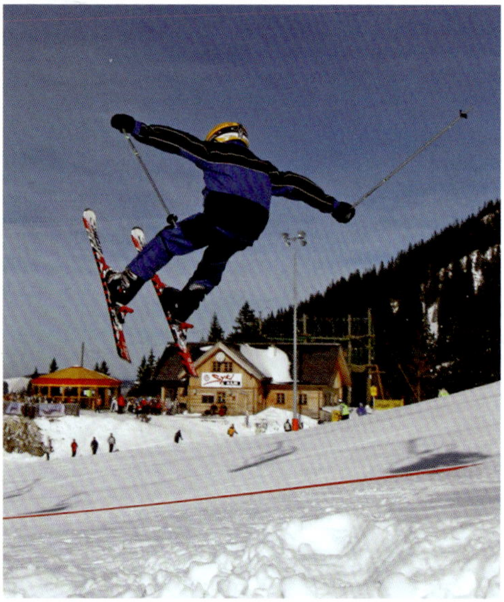

Abbildung 23: Keine Sorge: der verirrte Schiflieger kam mit dem Schrecken und ein paar blauen Flecken davon.

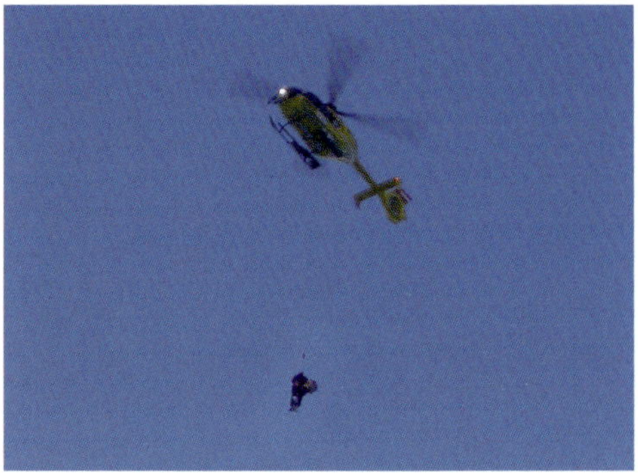

Abbildung 24: Die Kehrseite der Medaille. Sportverletzungen können mitunter einen ganz schweren Verlauf nehmen oder sogar tödlich enden.

Akute Verletzungen und Unfälle werden nach allen Regeln der ärztlichen (chirurgischen) Kunst versorgt und die physische Integrität durch mitunter langwierige Rehabilitation wieder hergestellt.

In der Praxis haben wir häufiger mit chronischen Schäden zu tun, die sich aus der fortgesetzten sportlichen Betätigung einstellen können. Vielfach ist falscher Ehrgeiz mit im Spiel, der zu Übertraining und Risikounterschätzung verleiten kann. Der Verhütung chronischer Schäden wird im Folgekapitel breiter Raum geschenkt.

Das wichtigste Symptom, das sich früher oder später lust- und erfolgsmindernd einstellt, ist der Schmerz. In seiner umfassenden Bedeutung als Schutzeinrichtung für den Organismus bringt er die Betroffenen schließlich in die Ordinationen der Röntgenfachärzte und Orthopäden. Wie so manche Krankengeschichte offenbart, kann der Weg bis zur richtigen Diagnose und Therapie ein steiniger sein. Zwischenzeitlich muss mit physikalischen Maßnahmen und Schmerzmitteln überbrückt werden. Nicht selten ist schließlich eine chirurgische Therapie mit allen Konsequenzen für die Rehabilitation angezeigt. Umso mehr Bedeutung kommt somit allen prophylaktischen Maßnahmen zu.

Am Beginn jeder Therapie muss die Trainingsumstellung bzw. eine Belastungspause für die betroffene Region stehen. Ärzte und Physiotherapeuten müssen dabei über ein umfassendes anatomisches und sportartbezogenes Wissen verfügen, damit sie die erforderlichen methodischen oder technischen Korrekturen kompetent vornehmen können. Eine verletzungsbedingte Trainingspause soll aktiv und krankengymnastisch betreut sein, d.h. es soll keinesfalls total ruhig gestellt werden. Langfristig könnte es anderenfalls zu Einbußen der Gelenkfunktion kommen.

Als erfolgreiche Strategien für die Behandlung akuter Verletzungen bieten sich lokale Infiltrationen mit Lokalanästhetika, Glucocorticoiden und Superoxid-Dismutase an. Weiters kommen die lokale Applikation antirheumatischer Gele sowie die perorale Gabe von Antiphlogistika/Antirheumatika sowie Enzym-Präparate und Rutosid in Frage, die abschwellend wirken. Bei Entzündungen im Bereich der Sehnen können sie zur Gleitverbesserung führen und das Auftreten von Entzündungsmediatoren verringern (siehe unten Sehnenentzündung). Die arzneilichen Maßnahmen werden jedoch nur im Verband mit physikalischen Maßnahmen erfolgreich sein, z. B. Kälteanwendungen bei akuten Schmerzzuständen und Wärme bei chronischer Manifestation. Außerdem lassen sich hier die Mineralstoffe nach Dr. Schüßler hervorragend zur Unterstützung einsetzen.

Mit Fango- und Moorpackungen kann eine intensive Durchwärmung der Gewebe erreicht werden (Anwendung bei Myogelosen). Weitere Angebote sind Elektrotherapie, Iontophorese, Magnetfeldbehandlung und Röntgentiefenbestrahlung. Nach Versagen aller konservativen Maßnahmen ist eine chirurgische Therapie zu erwägen. Die in den Folgekapiteln gebotenen Übersichten über Verletzungen im Sport orientieren sich weitgehend an der hochsystematischen Darstellung von Geiger.[121]

Den Anfang machen einige Bemerkungen zur ersten Hilfe bei akuten Verletzungen und vorübergehenden Ausfällen.

Erste Hilfe, vorübergehende Ausfälle

Erste Hilfe bei akuten, blutenden (Sport)Verletzungen

Die Behandlung akuter Verletzungen erfordert rasches, koordiniertes Handeln nach den Prinzipien der ersten Hilfe. Neben einer adäquaten Sportausrüstung ist eine zweckmäßige Erste-Hilfe-Ausrüstung vor Ort wünschenswert. Darunter verstehen wir eine sportartspezifisch bestückte Notfallausrüstung, die maximale Funktionalität mit kleinstem Volumen und Gewicht vereint.

Großzügiges Reinigen und Desinfizieren bringt insbesondere bei Schürfverletzungen die wahren Ausmaße zu Tage. Sprays haben den Vorteil, dass die Wunde durch den Sprühdruck wesentlich besser ausgewaschen wird. Prinzipiell sind Wunden nach außen keimfrei abzuschließen. Gegebenenfalls ist die Blutstillung durch Druckverbände zu erreichen.

Wunden größer als ein Zentimeter, klaffende Wunden unter ein Zentimeter Größe, Wunden, die tiefer gehen als das Unterhautbindegewebe (z. B. Sehnen oder Knochen sichtbar) sowie Wunden, die stark bluten, müssen ärztlich versorgt werden.

Offene Verletzungen bedürfen in jedem Fall der ärztlichen Inspektion, wenn durch Aufprall beispielsweise an Metallkanten oder Gehsteigkanten die Gefahr besteht, dass tiefer liegende Gewebsteile verletzt sind. Eine rasche und starke Hämatombildung könnte ein

121 L. V. Geiger, Überlastungsschäden im Sport, BLV Verlag, Serie Sportwissen, 1997, ISBN 3-405-15149-X (vergriffen).

Hinweis darauf sein. Auch stark verschmutzte Wunden oder solche, bei denen der Verdacht auf Fremdkörpereinsprengung besteht, müssen chirurgisch versorgt werden. (EH, PZ)

Frische Brandwunden werden unter kühlem Fließwasser mindestens 10 Minuten lang abgekühlt oder sofort mit Schüßler-Salzen versorgt! Rasche Hilfe tut not! Dann werden sie keimfrei eingebunden. Eine ärztliche Begutachtung ist anzustreben, wenn die Verbrennung mehr als handtellergroß ist, bzw. wenn sich Brandblasen gebildet haben. Offene Brandwunden könnten wie Wunden betrachtet und versorgt werden, es ist aber ratsam, sie unabhängig von Größe und Tiefe fachärztlich versorgen zu lassen. Ab Handtellergröße der Brandwunde ist nach der Erstversorgung ärztliche Hilfe zu vermitteln (Schockgefahr!).

Zum Abschluss noch ein Wort zur Vorbeugung und Versorgung der lästigen Blasen. Es braucht nicht näher ausgeführt zu werden, dass perfekt sitzende Schuhe und gut abgestimmte Socken oder Strümpfe die wichtigste prophylaktische Maßnahme sind. Wer um Druckstellen in seinem Schuhwerk weiß, ist gut beraten, die Haut mit einem nicht verrutschenden Heftpflaster zu schützen. Ist dennoch eine Blase entstanden, so eignen sich Hydrogelverbände, die für mehrere Tage auf der Blase verbleiben, wodurch die Blase rasch abheilt. Da die Hydrogelverbände Wundsekret absorbieren, ist es unerheblich, ob die Blase geschlossen oder geplatzt ist. Offene Blasen können auch als normale Wunde betrachtet und wie diese versorgt werden.

In der Biochemie nach Dr. Schüßler werden für die Blasen zur Abheilung dieselben Mineralstoffe eingesetzt wie für Brandblasen, nämlich Nr. 8 Natrium chloratum und Nr. 3 Ferrum phosphoricum.

Und so können Sie mit Schüßler-Salzen erste Hilfe bei akuten blutenden Verletzungen oder Brandwunden leisten:

➤ **Einzelmittel**

Verletzungen, Wunden, akute Schmerzen:

Nr. 3 Ferrum phosphoricum

Erste-Hilfe-Salz bei allen Verletzungen, Schmerz stillend, Blut stillend (Breiauflage)

Neben der Breiauflage ist eine gleichzeitige Einnahme empfehlenswert.

Verbrennungen:

Nr. 3 Ferrum phosphoricum und Nr. 8 Natrium chloratum (Hauptmittel!)

(Nr. 8 Natrium chloratum für die Verbrennungen, Nr. 3 Ferrum phosphoricum für die Schmerzen)

Neben der Breiauflage ist eine gleichzeitige Einnahme zu empfehlen.

➤ **Gel W** (Adler Pharma) bei Schnittwunden und Verbrennungen zur Nachbehandlung nach der Erstversorgung, Beschreibung Seite 219.

➤ **Bewährte Mischung** bei schlecht heilenden Wunden (Ursache Säureüberschuss)

Mineralstoff	Spezieller Bedarf	Stück/Tag
Nr. 3 Ferrum phosphoricum	Vorbeugung von Entzündungen	10-20
Nr. 5 Kalium phosphoricum	Antiseptikum	10
Nr. 8 Natrium chloratum	Regeneration	10
Nr. 9 Natrium phosphoricum	Säureregulierung	20
Nr. 12 Calcium sulfuricum	Macht Wege frei	10

Sportler neigen zu Säureüberschuss! Äußere Anwendung beachten!

➢ **Bewährte Mischungen bei:**

➢ **Verhärteten Narben**, siehe Kapitel Muskelverhärtung Seite 133. Zusätzlich ist die äußere Anwendung der Askinel besonders empfehlenswert.

➢ **Akutem Hämatom** (blauer Fleck, Bluterguss), Mischung aus:

Nr. 11 Silicea
Führt das Blut der Lymphe zu

Nr. 3 Ferrum phosphoricum
Lindert die Schmerzen

Breianwendung empfehlenswert!

➢ **Altem Hämatom** (Bluterguss), Mischung aus:

Nr. 1 Calcium fluoratum
Elastizität der Gefäße

Nr. 11 Silicea
Abbau des Blutergusses über die Lymphe

Nr. 10 Natrium sulfuricum
Abbau des gestockten Blutes

Nr. 12 Calcium sulfuricum
Macht die Wege frei

Beide Mischungen für Hämatome verlangen nach der äußeren Anwendung als Brei oder Cremegelmischung, jedenfalls parallel zur Einnahme der Mineralstoffe. Im Falle einer längeren Einnahme der Nr. 11 Silicea ist daher auf die Kombination mit Nr. 9 Natrium phosphoricum zu achten.

Höhenkrankheit

Es handelt sich dabei natürlich nicht um eine Verletzung im eigentlichen Sinn, jedoch um eine nicht ungefährliche Komplikation bei zu raschem Aufstieg im (hoch)alpinen Gelände. Durch den verminderten Sauerstoffpartialdruck der Luft kommt es zu einer ungenügenden Sättigung des Blutes und in der Folge zu einem akuten Sauerstoffdefizit im Organismus. Die Symptome präsentieren sich wie folgt: Herzklopfen, Schwindel, Kopfschmerzen, Übelkeit, Sehstörungen, Blässe, eventuell Cyanose (= Blauverfärbung des Teints infolge Sauerstoffmangel im Blut), eingeschränkte körperliche und geistige Leistungsfähigkeit und geistige Verwirrung.[122] Eine schwere Komplikation ist ein Höhenlungenödem, erkennbar an der Atemknappheit und einem Dauerhusten mit feinen Rasselgeräuschen und im Extremfall mit schaumigem, blutigem Auswurf. Außerdem droht ein Hirnödem, das in ein Koma münden kann.

Die Inzidenz (Häufigkeit des Auftretens) der akuten Bergkrankheit in den Alpen liegt bei 3000 m Höhe bei ca. 10% und kann ab 3650-4560 m bei als 30-53% der Bergsteiger diagnostiziert werden. Eine wichtige prophylaktische Maßnahme ist der langsame Aufstieg. Ab 2500 m Schlafhöhe soll die Höhe täglich nur um 300-500 m gesteigert werden.

Die Ersthelfer sollten beruhigen, Sauerstoff geben, den Höhenerkrankten warm halten und, wenn möglich, einen venösen Zugang sichern (Ringerlactatlösung). Analgetika, Antiemetika und Acetazolamid sind mögliche Arzneimittel zur Prävention bzw. bei leichteren Formen. Bei schwerer Höhenerkrankung (Zeichen eines Hirnödems) kann überbrückend Dexamethason angewendet werden, zur Prävention und Therapie eines Höhenlungenödems ist Nifedipin in retardierter Form indiziert. In jedem Fall ist der Höhenerkrankte so rasch wie möglich talwärts zu bringen und vor allem, so rasch wie möglich in ärztliche Versorgung zu bringen.[123]

---

122 R. Rossi, G. Dobler, Notfall Taschenbuch für den Rettungsdienst, Verlag Stumpf und Kossendey Edewecht-Wien, 9. Auflage 2000, ISBN 3-932750-27-6.
123 P. Bärtsch, Dtsch. Z. Sportmed. 2000, 51 (12), 396-400.

Und so können Sie mit Schüßler-Salzen Erfolg bei der Vorbeugung der Höhenkrankheit haben:

➢ **Einzelmittel**

Nr. 3 Ferrum phosphoricum
Sauerstoffträger zur Zelle (Hauptmittel)

Nr. 5 Kalium phosphoricum
Energielieferant

Nr. 6 Kalium sulfuricum
Sorgt dafür, dass der Sauerstoff in die Zelle gelang und dort bleibt

Nr. 7 Magnesium phosphoricum
Ökonomisierung des Sauerstoffverbrauchs im Gewebe, ATP-Bindung

Nr. 26 Selenium
Führt dazu, dass der verfügbare Sauerstoff besser genützt wird, Ökonomisierung

➢ **Bewährte Mischung zu diesem Problem - Prophylaxe**

Mineralstoff	Spezieller Bedarf	Stück/Tag
Nr. 3 Ferrum phosphoricum	Stoffwechselaktivität, Sauerstoff zur Zelle	20
Nr. 4 Kalium chloratum	Drüsen- und Gemütshaushalt	10
Nr. 5 Kalium phosphoricum	Energie	20
Nr. 6 Kalium sulfuricum	Aktivität der Zellen, Sauerstoff in die Zellen	10
Nr. 7 Magnesium phosphoricum	Entspannung, ATP-Bindung	10
Nr. 8 Natrium chloratum	Flüssigkeitshaushalt (Nr. 3, Nr. 5, Nr. 8 - Powermischung)	10
Nr. 11 Silicea	Nerven	7
Nr. 17 Manganum sulfuricum	Sauerstoffverwertung, mitochondriale Energiegewinnung	10
Nr. 26 Selenium	Sauerstoffverwertung	10

Bei längerer Einnahme zusätzlich Nr. 9 Natrium phosphoricum.

Höhenkrankheit und Höhenangst müssen unterschieden werden. Auf dieses Thema wird im folgenden Text ausführlich eingegangen.

Höhenschwindel, Höhenangst

„Höhenschwindel ist ein Normalphänomen. Wenn man sich in größerer Höhe befindet, tritt eine subjektive Instabilität der Körperhaltung auf, dazu gehört auch eine Angst hinunter zu fallen, Schweißausbrüche und andere vegetative Symptome wie unter Angststörungen besprochen werden.

Höhenschwindel nimmt bei Gewöhnung oder Training ab. Allerdings nicht unbegrenzt und abhängig von der biologischen Disposition. Nicht jeder kann Dachdecker werden.

Höhenschwindel hat eine nachvollziehbare biologische Grundlage. Es handelt sich um einen Entfernungsschwindel. Dieser entsteht durch eine Destabilisierung der Körperhaltung wenn die Entfernung zwischen den Augen und dem nächsten sichtbaren festen Objekt zu groß wird. Um das Objekt scharf mit beiden Augen sehen zu können, muss der Kopf schwanken. Dies tut er dann auch automatisch. Auch für die normale Aufrechterhaltung des Gleichgewichts schwanken wir etwas. Dies muss bei fehlenden festen Objekten in der nahen Umgebung gesteigert werden. Über Lagereflexe schwankt der Körper dann auch etwas mit. Die Stabilisierung der Lage erfolgt über die Peripherie der Netzhaut des Auges. Also nicht über die zentrale Netzhaut, mit der Gegenstände erkannt oder verfolgt werden.

Zusätzlich gibt es ein angeborenes „Klippen-Phänomen". Ohne negative Erfahrungen meiden Kleinkinder wie viele Tiere große Tiefen. Dies auch ohne, dass sie zuvor schlechte Erfahrungen damit gemacht haben.

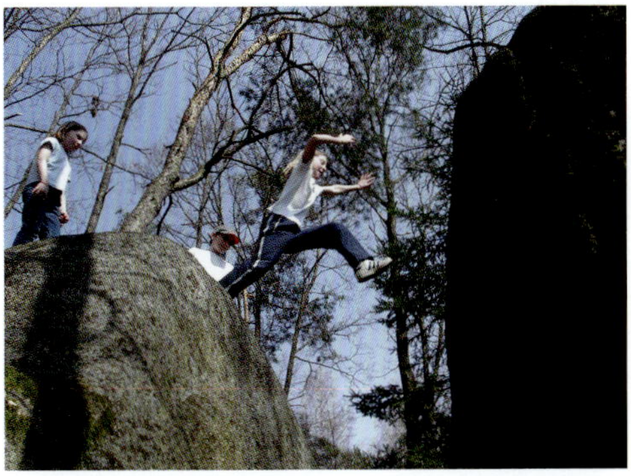

Abbildung 25: Über Stock und Stein. Wenn hier auch die spielerische Komponente im Vordergrund zu stehen scheint, so werden im Sport stets Bewegungsmuster und Qualitäten für eine bessere Körperbeherrschung geschult.

Höhenschwindel stellt auch eine normale Warnfunktion des Körpers dar. Durch das physiologische Schwanken besteht tatsächlich eine etwas erhöhte Sturzgefahr. Überwiegend kann diese durch kompensatorische Mechanismen (des Gleichgewichtsorgans, und der propriozeptorischen Nerven) ausgeglichen werden. Wenn schlechtes Schuhwerk getragen wird, eine Schädigung peripherer Nerven durch eine Polyneuropathie vorliegt, oder andere Schädigungen des Gleichgewichtsinnes bekannt sind, sollte man deshalb in solchen Situationen vorsichtig sein und die Warnung des Körpers auch ernst nehmen.

Normaler Höhenschwindel muss von eigentlicher Höhenangst unterschieden werden. Höhenangst entsteht aus normalem Höhenschwindel. Die Angst vor einem Kontrollverlust spielt dabei eine wesentliche Rolle. Kurze Gedanken wie „ich könnte fallen" aber auch „ ich könnte die Kontrolle über mich verlieren und hinunterspringen" sind noch ein Normalphänomen, solange sie nach einem kurzen Schritt zurück, korrigiert werden können. Erst wenn sie einen übertriebenen Stellenwert bekommen und wirkliche Angst vor einem Kontrollverlust mit dazugehöriger Angst vor der Angst dazu kommen sollte man von Höhenangst sprechen.[124]

Hitzeerschöpfung, Hitzekrämpfe

Hitzeerkrankungen beim Sport betreffen einerseits Störungen der lokalen oder systemischen Thermoregulation (Sonnenstich, Hitzschlag), und sind andererseits die Folgen von schweißbedingten größeren Defiziten im Flüssigkeits- und Elektrolythaushalt (Hitzeerschöpfung, Hitzekollaps, Hitzekrämpfe).[125]

Die Symptome von Hitzeerschöpfung und Hitzekrämpfen präsentieren sich wie folgt: Intensive Gesichtsröte, vertiefte Atmung, Kopfschmerzen (Verringerung der Liquorflüssigkeit), Schwächegefühl, Schwindel, Sehstörungen, Bewusstseinsstörung bis Bewusstlosigkeit, Muskelzuckungen und Muskelkrämpfe, zitternde Arme, Piloerektion (Gänsehaut), Kältegefühl, rascher und kaum tastbarer Puls, Blutdruckabfall, feucht-kalter Schweiß.

Die Erste-Hilfe-Maßnahmen bestehen darin, den Hitzeerschöpften in eine kühlere Umgebung zu bringen und flach zu lagern. Ist er bei Bewusstsein, soll er in häufigen kleinen Portionen eine Elektrolytlösung trinken, vorzugsweise eine isotonische Kochsalzlösung. Die Lagerung entspricht der Schocklagerung. Sehr nützlich wäre, falls die Möglichkeiten gegeben

124 http://www.neuro24.de/hoehenangst.htm (Zugriff: 20. 04. 2009, 10.00 Uhr)

125 M. Huonker, Dtsch. Z. Sportmed. 2003, 54 (4), 122-123

sind, die Infusion von Plasmaexpandern oder einer Ringerlactatlösung.

Das Wissen um die Symptomatik von Hitzeerkrankungen verlangt planmäßiges Trinken, den Verzehr von Suppen und gut gesalzenen Speisen. Diese Maßnahmen verbunden mit der Vermeidung von Coffein und Alkohol sind die wichtigsten präventiven Maßnahmen.[126]

In der Biochemie nach Dr. Schüßler kann durch die Zufuhr von notwendigen Betriebsstoffen eine wesentlich bessere Verwertung der Körperflüssigkeiten erreicht werden, vor allem eine Vorbeugung vor Krämpfen durch Flüssigkeitsverlust.

Und so können Sie mit Schüßler-Salzen Erfolg bei Hitzeerschöpfung und Hitzekrämpfen haben:

➤ **Einzelmittel**

Nr. 3 Ferrum phosphoricum
Bewährtes Einzelmittel bei Sonnenunverträglichkeit

Nr. 8 Natrium chloratum
Flüssigkeitsregulierung, in diesem Zusammenhang der wichtigste Mineralstoff

➤ **Bewährte Mischung** vorbeugend zur angeführten Problematik

Mineralstoff	Spezieller Bedarf	Stück/Tag
Nr. 2 Calcium phosphoricum	Muskelkrämpfe	10
Nr. 3 Ferrum phosphoricum	Stoffwechselaktivität	20
Nr. 4 Kalium chloratum	Drüsenhaushalt	10
Nr. 5 Kalium phosphoricum	Energie	20
Nr. 7 Magnesium phosphoricum	Nervenentspannung, Stress	10
Nr. 8 Natrium chloratum	Flüssigkeitsregulierung	20-50!

Hinweis zum Wasser trinken: In einem ½ Liter Glas Leitungswasser 7 – 10 Tabletten Nr. 8 Natrium chloratum auflösen! Der „Betriebsstoff" für das Wasser wird mitgeliefert.

Sonnenstich, Hitzschlag

Beim Sonnenstich handelt es sich um eine – meist übersehene – zu lange dauernde direkte Sonneneinstrahlung auf den unbedeckten oder spärlich behaarten Kopf. Die Reizung der Hirnhäute erzeugt Kopfschmerzen, Schwindel, Ohrensausen, Gleichgewichtsstörungen und eine Fieberreaktion. In der Biochemie nach Dr. Schüßler sind das alles Reaktionen, die auf eine großen Mangel an Nr. 3 Ferrum phosphoricum hinweisen. Die Tücke liegt darin, dass die Krankheitsreaktion zeitlich verzögert einsetzt. Die Vorbeugung ist ebenso einfach wie wirkungsvoll: Nie in der Sonne ohne Kopfbedeckung wandern.[127] Als Therapie genügt in der Regel Ausruhen an einem schattigen Ort.

Und so können Sie mit Schüßler-Salzen Erfolg bei Sonnenstich und Hitzschlag haben:

➤ **Einzelmittel**

Nr. 3 Ferrum phosphoricum

Bewährtes Einzelmittel bei Sonnenunverträglichkeit, pochende-klopfende Kopfschmerzen

126 E. R. Eichner, Int. J. Sports Med. 1998, 19 (Suppl. 2), S150-S153.

127 P. Stückl, G. Kindl, Apotheker Journal 1990, Nr. 3, 26-40.

Nr. 5 Kalium phosphoricum
Energieverlust

Nr. 8 Natrium chloratum
Flüssigkeitsregulierung

➢ **Bewährte Mischung** bei Sonnenstich

Mineralstoff	Spezieller Bedarf	Stück/Tag
Nr. 3 Ferrum phosphoricum	Sauerstofftransport im Körper, klopfend-pochender Kopfschmerz	30-50
Nr. 5 Kalium phosphoricum	Energieverlust	20-30
Nr. 8 Natrium chloratum	Flüssigkeitsregulierung, Liquorflüssigkeit	20-50

In einem Glas auflösen und schlückchenweise einnehmen, mehrere Gläser nacheinander!

Schwachstellen im Bewegungsapparat I, akute Verletzungen

Muskelzerrung

Die Muskelzerrung tritt vielfach zu Beginn einer sportlichen Betätigung auf. Sie passiert, wenn einer unzureichend vorgewärmten Muskulatur zu heftige Übungen abverlangt werden, oder gegen Ende einer Belastung unkoordinierte Bewegungen wegen Ermüdung passieren. Im gezerrten Muskel entsteht ein Spannungsgefühl, das zu einem progredienten Krampfschmerz anwächst.

In der Biochemie nach Dr. Schüßler gibt es durch die Adler Pharma eine hervorragende Möglichkeit, Schädigungen von unzureichend aufgewärmten Muskeln durch die Anwendung des Pre Sportgels vorzubeugen. Siehe äußere Anwendung Seite 218.

Und so können Sie Schüßler-Salze erfolgreich bei einer Muskelzerrung, Verstauchung oder Prellung einsetzen:

➢ **Bewährte Mischung**: Zerrung, Prellung, Verstauchung

Mineralstoff	Spezieller Bedarf	Stück/Tag
Nr. 1 Calcium fluoratum	Elastizität von Sehnen und Bändern	10
Nr. 3 Ferrum phosphoricum	Regeneration Nr. 3, 5, 8 - „Powermischung“	30-50
Nr. 5 Kalium phosphoricum	Regenerationsenergie	20-30
Nr. 8 Natrium chloratum	Regeneration, Flüssigkeitshaushalt	20
Nr. 11 Silicea	Restrukturierung des Gewebes	20

Nr. 9 Natrium phosphoricum zusätzlich bei längerer Einnahme 20 Tabletten.

Die angeführte Mineralstoffkombination wird bei weiteren Sportverletzungen auf den folgenden Seiten immer wieder angeführt werden, da sie für den Bewegungsapparat besonders wichtig ist und daher sehr oft zur Anwendung kommt.

Die Mischung sollte neben der Einnahme im Rahmen der ersten Hilfe als Brei angewendet werden, oder auch als Cremegelmischung. Auch eine fertige Mischung wie Gelenkecreme Regidol ist zielführend.

Breianwendung im Akutfall: Nr. 3+5+8 je 40 Tabletten und Nr. 1+11 je 10 Tabletten oder ein Vielfaches bei größeren Gelenken.

Alte Zerrungen: Cremegelmischung der angegebenen Mineralstoffe.

Muskelkrampf

Beim Muskelkrampf handelt es sich zunächst um spontane, tetanusartige elektrische Entladungen einzelner Muskelfasermembranen, die sich zu einer schmerzhaften Verkrampfung des gesamten überlasteten Muskels auswachsen. Der Muskel zieht sich zusammen, verhärtet sich, bei Belastung wird ein dumpfer Schmerz empfunden. Als Auslöser kommen Elektrolyt-Verschiebungen (Magnesium, Kalzium, Kalium und Natrium), metabolische Übersäuerung, starke Austrocknung (bei Belastung unter großer Hitze) und Durchblutungsstörungen in Frage.

Nicht zu unterschätzen sind Fehler bei der Ausrüstung, z. B. schlechtes Schuhwerk, nicht zuträglicher Untergrund (Hallenböden), Abschnürungen durch Gummizüge sowie mangelnde Koordination und Technik. Die Gabe von Magnesium in gut resorbierbarer Form (Aspartat, Citrat) erhöht die Reizschwelle für zur Verkrampfung neigende Muskelpartien und soll prophylaktisch eingesetzt werden.

In der Biochemie nach Dr. Schüßler gibt es durch die Adler Pharma eine hervorragende Möglichkeit, Muskelkrämpfen durch die Anwendung des Pre Sportgels vorzubeugen. Siehe äußere Anwendung Seite 218.

Und so können Sie mit Schüßler-Salzen Erfolg bei schmerzhaften Muskelkrämpfen und ähnlichen Symptomenbildern haben:

➢ **Einzelmittel**

Nr. 2 Calcium phosphoricum
„Klassischer Muskelkrampf"

Nr. 5 Kalium phosphoricum
Energie, Kalium-Zufuhr,
Nr. 5 und Nr. 8 - Regeneration

Nr. 7 Magnesium phosphoricum
Muskelenergie

Nr. 8 Natrium chloratum
Flüssigkeitshaushalt

Nr. 11 Silicea
Muskelzucken

Nr. 9 Natrium phosphoricum
Säuremetabolismus, als Kombination zu Nr. 11 bei längerer Einnahme

➢ **Bewährte Mischung** bei schmerzhaften Muskelkrämpfen

Mineralstoff	Spezieller Bedarf	Stück/Tag
Nr. 2 Calcium phosphoricum	Muskel entkrampfend	15-20
Nr. 5 Kalium phosphoricum	Energie, Kalium-Zufuhr	10
Nr. 7 Magnesium phosphoricum	Muskelenergie	10
Nr. 8 Natrium chloratum	Flüssigkeitshaushalt	10
Nr. 9 Natrium phosphoricum	Säureregulierung	10-20
Nr. 11 Silicea	Muskelzucken	10

Muskelfaserriss, Muskelriss

Die Ätiologie ist ähnlich wie bei der Muskelzerrung, die Dehnungskräfte sind allerdings zu hoch, sodass die Muskelzellen zerreißen. Die Schmerzqualität wird bei Belastung als nadel- oder messerstichartig beschrieben. Muskelfaserrisse und Muskelrisse gehören bereits zu den schwereren Verletzungen, die eventuell chirurgisch behandelt werden müssen.

Und so können Sie mit Schüßler-Salzen Erfolg bei einem schmerzhaften Muskelfaserriss haben:

➢ **Einzelmittel**

Nr. 3 Ferrum phosphoricum
Erste Hilfe-Salz, schmerzstillende Wirkung

➢ **Bewährte Mischung** bei einem Muskelfaserriss

Mineralstoff	Spezieller Bedarf	Stück/Tag
Nr. 1 Calcium fluoratum	Elastizität	7-10
Nr. 2 Calcium phosphoricum	Aufbau von Eiweißstrukturen	10
Nr. 3 Ferrum phosphoricum	Sauerstofftransport, Nr. 3, Nr. 5, Nr. 8 - Regenerationskraft	10
Nr. 4 Kalium chloratum	Bindegewebsaufbau	10
Nr. 5 Kalium phosphoricum	Energie für Regeneration	10-20
Nr. 8 Natrium chloratum	Flüssigkeitshaushalt, Regeneration	10
Nr. 11 Silicea	Restrukturierung des Muskelgewebes	10
Nr. 19 Cuprum arsenicosum	Quervernetzung der Kollagen- und Elastinfasern	10
Nr. 21 Zincum chloratum	Quervernetzung der Kollagen- und Elastinfasern	10

Wir empfehlen, die angegebene Mineralstoffmischung äußerlich als Brei aufzulegen oder eine fertige Mischung wie Gel W. Die vollständige Regeneration nimmt einige Wochen in Anspruch!

Leistenbruch

Leistenbrüche (Hernie) sind grundsätzlich ein Vorfall von Eingeweideanteilen aus einer Körperhöhle in einen benachbarten Bereich. Meist nehmen sie ihren Ausgang von der Bauchhöhle, wo die umschließenden Muskelschichten nur dünn und im Allgemeinen schlecht trainiert sind. Die Brüche passieren, wenn ein erhöhter Druck im Bauchraum bei Bindegewebsschwäche die Organe durch vorbestehende Schwachstellen presst. Solche Schwachstellen können Narben, Durchtrittsstellen von Gefäßen, Nerven oder des Samenstranges sein.

Gefährdet sind z. B. Kraftsportler. Weitere Ursachen können Pressen bei Verstopfung oder ein chronischer Husten sein. Die Therapie erfolgt in der Regel chirurgisch.[128]

Und so können Sie mit Schüßler-Salzen Erfolg bei einem Leistenbruch haben:

➢ **Einzelmittel**

Nr. 11 Silicea

Funktionsmittel für die Brüchigkeit des Bindegewebes.

128 Der Brockhaus Gesundheit, F. A. Brockhaus Verlag 2006, ISBN 978-3-7653-1577-0

➢ **Bewährte Mischung**: bei sehr kleinen Leistenbrüchen, sonst nach der Operation, denn eine Operation beseitigt ja nicht den Mangel an Mineralstoffen!

Mineralstoff	Spezieller Bedarf	Stück/Tag
Nr. 1 Calcium fluoratum	Elastizität	7-10
Nr. 2 Calcium phosphoricum	Aufbau von Eiweißstrukturen	10
Nr. 3 Ferrum phosphoricum	Regenerationsmischung Nr. 3, 5, 8	10
Nr. 4 Kalium chloratum	Bindegewebeaufbau - Fasern	10
Nr. 5 Kalium phosphoricum	Energie für Regeneration	10-20
Nr. 8 Natrium chloratum	Flüssigkeitshaushalt, Regeneration	10
Nr. 11 Silicea	Bindegewebsstruktur	15
Nr. 19 Cuprum arsenicosum	Aufbau der Bindegewebsfasern	7
Nr. 21 Zincum chloratum	Aufbau der Bindegewebsfasern	7

Nr. 9 Natrium phosphoricum zusätzlich, da diese Mischung länger angewendet werden muss.

Wir empfehlen, die angegebene Mineralstoffmischung äußerlich als Cremegelmischung anzuwenden oder eine fertige Mischung wie die Askinel Creme.

Muskelkater

Ein Muskelkater ist ein verzögerter Muskelschmerz von etwa einwöchiger Dauer, der meist nach exzentrischen Kontraktionen, vor allem ungewohnten Abbremsbewegungen, mit schlechter Koordination auftritt. Hohe Dehnungsbelastungen bewirken Zerreißungen von Z-Scheiben und Auflösung der Sarkomerstruktur bei einzelnen Fibrillen. Unter dem Mikroskop weisen die Myofibrillen ein ungeordnetes Muster auf. Der Schmerz entsteht vermutlich durch Autolyse zerstörter Faserstrukturen, Ödeme und Entzündung, was sein allmähliches Auftreten erklärt.

Eine seltenere Form von Muskelkater gibt es bei intensivem Stoffwechsel und Dauerbelastungen, wo sich Entzündungsreaktionen mit Leukozyten-Einwanderung nachweisen lassen. Ein Muskelkater ist durch die gleiche Bewegung über mehrere Wochen nicht erneut auslösbar und hinterlässt keine bleibenden Schäden. Er wird durch leichte dynamische Arbeit gemildert. Eine sichere medikamentöse Behandlung gibt es nicht.[129] Antiphlogistika könnten bereits prophylaktisch eingesetzt werden, mit Vorbehalt sind Vitamin C und Methionin zu nennen.

➢ Schwere im ganzen Körper – kann auf eine Belastung mit Freien Radikalen zurückgeführt werden ⇨ Antioxidanzienmischung.

➢ Schwere in den Beinen – Schadstoffflüssigkeit nach unten in die Beine versackt ⇨ Nr. 10 Natrium sulfuricum.

Und so können Sie mit Schüßler-Salzen Erfolg beim Muskelkater haben:

➢ **Einzelmittel** zur Vorbeugung eines Muskelkaters:

Nr. 3 Ferrum phosphoricum

Schmerz- und Entzündungssalz, Sauerstoffversorgung der Muskelzellen, fördert den Stoffwechselumsatz. Gerade hier sind etablierte Vorbeugungsmaßnahmen dünn gesät.

129 D. Böning, Dtsch. Z. Sportmed. 2000, 51 (2), 63-65.

➤ **Bewährte Mischung** zur Vorbeugung eines Muskelkaters: **„Power Mischung"**

Nr. 3 Ferrum phosphoricum	30 Stk.
Nr. 5 Kalium phosphoricum	10 Stk.
Nr. 8 Natrium chloratum	10 Stk.

Empfehlenswert ist auch die Anwendung der Sportserie Regidol (Adler Pharma) mit vorbereitenden und nachbereitenden lokalen Formulierungen, wie Pre Sportgel und After Sport Lotion, zusätzlich zur Einnahme der "Powermischung".

➤ **Pre Sportgel Regidol** (Adler Pharma), Beschreibung Seite 218, enthält neben der Powermischung auch Magnesiumphosphat und Natriumphosphat, sowie Silizium. Dadurch wird die Energiebereitstellung im Muskel verbessert, der Säuremetabolismus angeregt und die Strukturierung des Muskels gestärkt.

➤ **Einzelmittel**, wenn ein Muskelkater eingetreten ist:

Nr. 3 Ferrum phosphoricum
„Erste Hilfe-Salz", Entzündungs- und Schmerzmittel

Nr. 4 Kalium chloratum
Aufbau der Muskelfaserstoffe (verletzte Mikrofasern des Muskels)

Nr. 6 Kalium sulfuricum
Erhöhung der Sauerstoff-Konzentration in der Zelle und Regeneration der Fasern (Cystein)

Nr. 7 Magnesium phosphoricum
Koordination der Muskelzelltätigkeit

Nr. 9 Natrium phosphoricum
Ausscheidung von im Krampfgeschehen anfallenden sauren Stoffwechselprodukten, v.a. Milchsäure

Nr. 10 Natrium sulfuricum
Schlackenausscheidung

Nr. 12 Calcium sulfuricum
Für den abbauenden Eiweißstoffwechsel zuständig, entspricht der Regeneration des Bindegewebes, Reinigung

➤ **Bewährte Mischung** bei Muskelkater:

Nr. 4 Kalium chloratum	10-20 Stk.
Nr. 6 Kalium sulfuricum	10-20 Stk.
Nr. 7 Magnesium phosphoricum	10-20 Stk.
Nr. 9 Natrium phosphoricum	10-20 Stk.
Nr. 10 Natrium sulfuricum	10-20 Stk.
Nr. 12 Calcium sulfuricum	10-20 Stk.

Empfehlenswerte Kombination von Nährstoffen: Adler Ortho Nr. 7 und Adler Ortho Nr. 9.

Zusätzlich zur Einnahme der Mineralstoffmischung, wie angegeben, ist die Anwendung der After Sport Lotion bei aufgetretenem Muskelkater empfehlenswert.

➤ **After Sport Lotion**, Beschreibung Seite 219, enthält neben der „Powermischung" zur Regeneration folgende Mineralstoffe:

Die Muskelregeneration wird unterstützt durch Kaliumchlorid und Zinkchlorid. Freie Radikale werden mit Hilfe der Mineralstoffe Kaliumsulfat, Natriumsulfat sowie Eisenphosphat und Zinkchlorid eliminiert. Magnesiumphosphat unterstützt die Regeneration der Muskelkraft und Natriumphosphat reguliert den Säuremetabolismus.

Prellung

Prellungen (Kontusion) stellen die klassischen stumpfen Verletzungen durch Schlag oder Stoß dar. Die Hautoberfläche bleibt unverletzt, aber innerlich kommt es zu Gewebsquetschungen der unteren Hautschichten samt den darin eingebetteten Nervenzellen und Organellen, sowie zur Zerreißung von Blutgefäßen. Die Verletzung ist schmerzhaft, früher oder später wird ein Bluterguss sichtbar. Auch die darunter liegenden Muskeln können in Mitleidenschaft gezogen sein.

Und so können Sie mit Schüßler-Salzen Erfolg bei stumpfen Verletzungen wie Prellungen haben:

➢ **Einzelmittel**

Nr. 3 Ferrum phosphoricum
Schmerzmittel, entzündungshemmend

Nr. 11 Silicea
Betriebsstoff für die Restrukturierung von Gewebe

➢ **Bewährte Mischung** bei Prellungen und Zerrungen allgemein - siehe Ausführungen auf Seite 183.

Gelenkverrenkung, Schulterluxation

Bei der Verrenkung (Luxation) kommt es durch (massive) Gewalteinwirkung zu einer Verschiebung der beiden gelenkbildenden Knochen. Erkennbar an einer deutlichen Achsenfehlstellung verbleiben die Gelenkteile in dieser Position. Meist findet sich in unmittelbarer Nähe eine Verrenkungsdelle. Es versteht sich, dass auch Gelenkkapsel und Bandapparat des betreffenden Gelenks schwer in Mitleidenschaft gezogen sind. Ein heftiger Ruhe- und Bewegungsschmerz ist die Folge.

Beispiele sind die Schulterluxation, bei der der Gelenkkopf des Oberarmknochens aus der Gelenkpfanne des Schulterblatts herausgeschlagen wird, oder die Ellenbogenluxation. Schulterluxationen können durch angeborene Pfannendysplasie und posttraumatische Pfannenabflachung habituell werden, meist bei bestimmten Bewegungen nach vorne.

Im Rahmen der ersten Hilfe dürfen natürlich keine Einrenkungsversuche unternommen werden. Eine behutsame Ruhigstellung, z. B. Schienung oder Fixierung eines verrenkten Armes am Rumpf, sowie der rasche Transport zu ambulanten Einrichtungen sind die richtigen Maßnahmen.

Und so können Sie mit Schüßler-Salzen Erfolg bei stumpfen Verletzungen wie Verrenkungen, Verstauchungen, Luxationen und Bänderzerrungen haben:

➢ **Einzelmittel**

Nr. 1 Calcium fluoratum
Elastizität von Sehnen und Bändern

Nr. 11 Silicea
Restrukturierung von Sehnen und Bändern

➢ **Bewährte Mischung** zur Unterstützung der medizinischen Intervention siehe Mischung wie bei Zerrungen und Prellungen Seite 183.

Da das Problem von Luxationen ein oft immer wiederkehrendes Ereignis darstellt, ist vor allem darauf zu achten, dass die angegebenen Mineralstoffe längere Zeit vorbeugend eingenommen werden. Eine medizinische Intervention wird oft nicht vermeidbar sein, aber langfristig sollte der Mangel behoben werden um vor allem Sehnen und Bänder zu restrukturieren und zu regenerieren.

Die Mischung sollte neben der Einnahme im Rahmen der ersten Hilfe als Brei oder als Cremegelmischung angewendet werden. Eine fertige Mischung wie die Gelenkecreme Regidol ist ebenso empfehlenswert.

Die zusätzliche Einnahme einer Nährstoffkombination wie Adler Ortho Nr. 1 ist empfehlenswert.

➤ **Bewährte Mischung** bei Bänderdehnung siehe Einnahmeplan wie bei Zerrungen und Prellungen Seite 183.

➤ **Einzelmittel**

Nr. 1 Calcium fluoratum

Verleiht Sehnen und Bändern ausreichende Elastizität. Zu geringe Elastizität führt zu verhärteten, verkürzten Sehnen und Bändern. Zu viel Elastizität führt zu Hypermobilität. Beides stellt einen Mangel an Nr. 1 Calcium fluoratum dar.

Wir empfehlen, die angegebene Mineralstoffmischung zusätzlich äußerlich als Cremegelmischung anzuwenden oder eine fertige Mischung wie Gelenkecreme Regidol oder Askinel.

Die zusätzliche Einnahme einer Nährstoffkombination wie Adler Ortho Nr. 1 ist empfehlenswert.

Sehnenabriss, Bandabriss

Sehnenabrisse (Ruptur) betreffen häufig die Bizepssehne (diagnostisches Zeichen: Tiefertreten des betroffenen Muskelbauches) und die Achillessehne (diagnostisches Zeichen: Zehenstand nicht mehr möglich). Die Ursachen sind zu intensives Training und falsch antrainierte, heftige Bewegungen sowie falsche Trainingsmittel.

Ähnliches gilt für die Bänder, die ebenfalls durch quer zur Faserrichtung verlaufende Kräfte überlastet werden. Beispielsweise führen die hohen Geschwindigkeiten bei Super G-Fahrern zu Mikrorupturen mit Vernarbung und Verlängerung der Kniebänder; spontane Abrisse etwa des vorderen Kreuzbandes ohne Sturzbelastung kommen vor. Diagnostisch fallen Überbeweglichkeit, Ergussneigung und entzündliche Perioden auf, die den Boden für die Arthrose des im Verbund befindlichen Gelenks bereiten.

Und so können Sie mit Schüßler-Salzen die Linderung akuter Verletzungen am Halte- und Stützapparat unterstützen:

➤ **Einzelmittel**

Nr. 3 Ferrum phosphoricum
Akute, helle Schmerzen

➤ **Bewährte Mischung** zu diesem Problem siehe Einnahmeplan wie bei Prellungen und Zerrungen Seite 183.

Wir empfehlen, die angegebene Mineralstoffmischung zusätzlich äußerlich als Brei und später als Cremegelmischung anzuwenden oder eine fertige Mischung wie Gel W, Askinel oder Gelenkecreme Regidol.

Die zusätzliche Einnahme einer Nährstoffkombination wie Adler Ortho Nr. 1 ist empfehlenswert.

Knochenbruch, Ermüdungsbruch

Die Verletzung intakter Knochenstrukturen wird als Bruch (Fraktur) bezeichnet. Symptome wie Schwellung, Schmerz oder Belastungsunvermögen treten in Abhängigkeit von Lokalisation und Schwere sehr unterschiedlich auf. Oft stellen sich Übelkeit und eine allgemeine Unlust ein.

Ermüdungsbrüche (Stressfraktur) treten spontan und vielfach gerade bei jüngeren Athleten auf. In Abhängigkeit von der Sportart gibt es bevorzugte Lokalisationen, z. B. der 2. und der 3. Mittelfußknochen bei Läufern oder der Oberarmknochen bei Speerwerfern, auch Knie und Schienbein können betroffen sein, sogar Lendenwirbel. Die Symptomatik kann schleichend sein und sich hinter einer vermeintlichen (und daher therapieresistenten) Knochenhautentzündung (Periostitis) verbergen, oder einen akuten Verlauf mit Schwellung, Druckschmerz und Belastungsschwäche nehmen.

In der Biochemie nach Dr. Schüßler gehen wir

von einer intrazellulären Verarmung an Funktionsmitteln aus, wodurch eine funktionierende Knochenstruktur nicht mehr ausreichend aufgebaut werden kann.

Und so können Sie mit Schüßler-Salzen Erfolg bei Knochenbrüchen haben:

➢ **Einzelmittel**

Nr. 2 Calcium phosphoricum
Aufbau von Hydroxylapatit, Knochensubstanz

Nr. 11 Silicea
Dieser Mineralstoff ist besonders an der Remineralisierung von Knochenbrüchen beteiligt.

➢ **Bewährte Mischung** zur Kallusbildung

Mineralstoff	Spezieller Bedarf	Stück/Tag
Nr. 1 Calcium fluoratum	Elastische Fasern	10
Nr. 2 Calcium phosphoricum	Knochenaufbau	10-20
Nr. 3 Ferrum phosphoricum	Regeneration Nr. 3, 5, 8 - Powermischung	10
Nr. 5 Kalium phosphoricum	Regenerationsenergie	20
Nr. 7 Magnesium phosphoricum	Elastischer Knochen	10
Nr. 8 Natrium chloratum	Regeneration	20
Nr. 11 Silicea	Kallusbildung, Remineralisation	10
Nr. 17 Manganum sulfuricum	Knorpelbildung	10-20
Nr. 19 Cuprum arsenicosum	Bildung von Kollagen und Elastin	7
Nr. 21 Zincum chloratum	Bildung von Kollagen und Elastin	7
Nr. 22 Calcium carbonicum	Knochenhärte	7

Nr. 9 Natrium phosphoricum zusätzlich bei längerer Anwendung.

Wir empfehlen, die angegebene Mineralstoffmischung zusätzlich äußerlich nach der Gipsabnahme als Cremegelmischung anzuwenden oder eine fertige Mischung wie Gelenkecreme Regidol. Zusätzlich zur angegebenen Mineralstoffmischung empfehlen wir eine geeignete Nährstoffkombination wie Adler Ortho Nr. 2.

➢ **Bewährte Mischung** bei Schmerzen an alten Bruchstellen

Mineralstoff	Spezieller Bedarf	Stück/Tag
Nr. 3 Ferrum phosphoricum	Schmerzen, Nr. 3, 5, 8 - Powermischung	20
Nr. 5 Kalium phosphoricum	Regenerationsenergie	20
Nr. 8 Natrium chloratum	Regeneration	20
Nr. 9 Natrium phosphoricum	Säureregulierung	7-10
Nr. 11 Silicea	Restrukturierung des Gewebes	10
Nr. 22 Calcium carbonicum	Knochenhärte	7

Wir empfehlen, die angegebene Mineralstoffmischung zusätzlich äußerlich als Cremegelmischung anzuwenden oder eine fertige Mischung wie Gelenkecreme Regidol. Zusätzlich zur angegebenen Mineralstoffmischung empfehlen wir eine geeignete Nährstoffkombination wie Adler Ortho Nr. 2.

„Knieschmerzen“

Das Kniegelenk ist das größte Gelenk des Menschen. Dementsprechend massiv ist der Halte- und Bandapparat dieses Gelenks entwickelt. Sehr bekannt sind die Seitenbänder und die Kreuzbänder. Akute Knieschmerzen unter Belastung können alle genannten Gewebsstrukturen betreffen.

Noch nicht erwähnt, aber in Zusammenhang mit Knieverletzungen bedeutend, sind die Menisci. Es handelt sich um faserknorpelige, scheibenförmige, in der Form an den Halbmond erinnernde Zwischenscheiben, von denen es im Kniegelenk einen seitlichen und einen inneren gibt. Die Verletzungen der Menisci sind Teilablösungen von den sie fixierenden Strukturen sowie verschiedene Formen von Längs- und Querabrissen. Meniscusverletzungen passieren, wenn der Oberschenkel über dem fixierten Unterschenkel bei gebeugtem Knie rotiert.

Ein wohlbekanntes Beispiel sind Knieverletzungen beim Schifahren. Die Schischuhe umschließen schützend das Sprunggelenk und den Unterschenkel. Der enorme Verwindungsdruck beim Sturz wird proximal weitergereicht und führt zu den gefürchteten Knieverletzungen. Die Therapie besteht zumeist in chirurgischen Eingriffen.

Beim Patellaspitzensyndrom treten diffuse Schmerzen am oberen oder unteren Rand der Kniescheibe auf. Dieses Schmerzsyndrom, das wahrscheinlich von Überbelastungen durch Sprungkrafttraining oder beim Bergablaufen seinen Ausgang nimmt, ist vielfach mit chronischen Abnützungserscheinungen vergesellschaftet. Zur Entlastung des Kniegelenks empfiehlt sich die Verwendung von teleskopgefederten Stöcken beim Bergabgehen.[130]

Und so können Sie mit Schüßler-Salzen Erfolg bei Knieschmerzen haben:

➢ **Bewährte Mischung bei Kniebeschwerden**

Mineralstoff	Spezieller Bedarf	Stück/Tag
Nr. 1 Calcium fluoratum	Sehnen, Bänder	10
Nr. 2 Calcium phosphoricum	Knochen	10
Nr. 3 Ferrum phosphoricum	Schmerzen, Nr. 3, 5, 8 - Powermischung	20
Nr. 5 Kalium phosphoricum	Regenerationsenergie	20
Nr. 8 Natrium chloratum	Regeneration, Knorpel	20
Nr. 9 Natrium phosphoricum	Säureregulierung	10
Nr. 11 Silicea	Restrukturierung des Gewebes	10
Nr. 17 Manganum sulfuricum	Knorpelaufbau	10

Wir empfehlen, die angegebene Mineralstoffmischung zusätzlich äußerlich als Brei, später als Cremegelmischung anzuwenden oder eine fertige Mischung wie Gelenkecreme Regidol. Zusätzlich zur angegebenen Mineralstoffmischung empfehlen wir eine geeignete Nährstoffkombination wie Adler Ortho Nr. 8.

130 F. Küster, Die Sportapotheke, Sonderdruck der Apothekenpraxis, Verlag Medical Tribune GmbH Wiesbaden 1989, zitiert nach Schlemmer und Schmitt 1990.

➢ **Bewährte Mischung** bei Knieentzündung (mit rheumatischer Beteiligung)

Mineralstoff	Spezieller Bedarf	Stück/Tag
Nr. 3 Ferrum phosphoricum	Entzündung, Schmerzen	10-30
Nr. 8 Natrium chloratum	Regeneration, Knorpel	20
Nr. 9 Natrium phosphoricum	Säureregulierung	10
Nr. 11 Silicea	Restrukturierung des Gewebes	10
Nr. 16 Lithium chloratum	Abbau der Säure aus dem Gelenk	10-20
Nr. 17 Manganum sulfuricum	Knorpelaufbau	10
Nr. 22 Calcium carbonicum	Gelenkstabilität	7-10
Nr. 23 Natrium bicarbonicum	Abbau der diffus verteilten Säure	10-20

Wir empfehlen, die angegebene Mineralstoffmischung zusätzlich äußerlich als Brei, später als Cremegelmischung anzuwenden oder eine fertige Mischung wie Gelenkecreme Regidol. Zusätzlich zur angegebenen Mineralstoffmischung empfehlen wir eine geeignete Nährstoffkombination wie Adler Ortho Nr. 9.

➢ **Bewährte Mischung** bei Kniegeschwulst

Mineralstoff	Spezieller Bedarf	Stück/Tag
Nr. 3 Ferrum phosphoricum	Schmerzen	10-30
Nr. 4 Kalium chloratum	Faserstoffregulation, weiche Schwellung	20
Nr. 8 Natrium chloratum	Regeneration, Knorpel	20
Nr. 10 Natrium sulfuricum	Schadstoffabbau	20

Eventuell zusätzlich Breiauflage mit der Nr. 4 Kalium chloratum oder Cremegel Nr. 4.

➢ **Bewährte Mischung** bei Meniskusverletzungen

Mineralstoff	Spezieller Bedarf	Stück/Tag
Nr. 1 Calcium fluoratum	Elastizität des Knorpelgewebes	10
Nr. 2 Calcium phosphoricum	Eiweißaufbau	10-15
Nr. 3 Ferrum phosphoricum	Regenerationsgeschwindigkeit, Schmerzen	10-30
Nr. 4 Kalium chloratum	Faserstoffregulierung, weiche Schwellung	10-20
Nr. 8 Natrium chloratum	Regeneration, Knorpelaufbau	20
Nr. 9 Natrium phosphoricum	Säureregulierung	10
Nr. 11 Silicea	Bindegewebsstruktur	7-10
Nr. 17 Manganum sulfuricum	Knorpelaufbau	10

Wir empfehlen, die angegebene Mineralstoffmischung zusätzlich äußerlich als Cremegelmischung anzuwenden oder eine fertige Mischung wie Gelenkecreme Regidol.

Schleimbeutelentzündung

Schleimbeutel sind dünnwandige, mit Flüssigkeit gefüllte Säckchen an einem Gelenk. Sie liegen an Stellen mit starker Belastung und sorgen für eine Verteilung des Drucks und dienen als Puffer bei Bewegungen. Eine Schleimbeutelentzündung (Bursitis), die in der Regel durch ein stumpfes Trauma ausgelöst wird, ist akut schmerzhaft und erzeugt eine heftige, eventuell leicht gerötete Schwellung. Kühlung und Ruhigstellung sind die wichtigsten Maßnahmen.

Bei bestimmten Berufsgruppen, z. B. Raumpflegerinnen oder Fliesenlegern können Schleimbeutelentzündungen durch den dauernden Druckreiz auch einen chronischen Verlauf nehmen. Oft bestehen gleichzeitig Stoffwechselerkrankungen, z. B. eine Tendenz zu gichtisch-rheumatischen Beschwerden.

Und so können Sie mit Schüßler-Salzen Erfolg bei einer Schleimbeutelentzündung bzw. Schleimbeutelerweiterung haben:

➢ **Bewährte Mischung** bei Schleimbeutelentzündung

Mineralstoff	Spezieller Bedarf	Stück/Tag
Nr. 1 Calcium fluoratum	Sehnen, Bänder - Elastizität	10
Nr. 3 Ferrum phosphoricum	Entzündung, Schmerzen, 3, 5, 8 Powermischung	10-20
Nr. 4 Kalium chloratum	Weiche Schwellung	10-20
Nr. 8 Natrium chloratum	Regeneration, Knorpel	20
Nr. 10 Natrium sulfuricum	Abbau der belastenden Schadstoffe	20
Nr. 11 Silicea	Bindegewebsstrukturierung	7-10

Nr. 9 Natrium phosphoricum zusätzlich bei längerer Anwendung.

Wir empfehlen, die angegebene Mineralstoffmischung zusätzlich äußerlich als Cremegelmischung anzuwenden.

Wirbelsäule

Akute Verletzungen der Wirbelsäule sind im Freizeitsport glücklicherweise selten. Die immer wieder auftretenden Nacken- und Rückenschmerzen sind wohl eher eine Folge von zu viel Sitzen in falscher Position und zu wenig Gymnastik. Bei Kraftsportlern ist auf eine rückenschonende Technik Wert zu legen.

Erfahrungsgemäß sind Wärmeanwendungen bei akuten Rückenschmerzen angenehmer. Hexenschuss, Bandscheibenvorfall und Entzündungen des Nervus ischiadicus müssen diagnostisch ausgeschlossen werden.

Hinweis: Alle Beschwerden, die am Morgen am schlimmsten sind, hängen mit großer Wahrscheinlichkeit mit einem belasteten Schlafplatz zusammen, die Beschwerden am Abend jedoch mit dem Tagesverlauf. Die Beachtung eines wenig belasteten Schlafplatzes ist für einen unbelasteten leistungsfähigen Körper von größter Bedeutung!

Und so können Sie mit Schüßler-Salzen die Linderung akuter Schmerzen im Halte- und Stützapparat bzw. der Wirbelsäule unterstützen:

➢ **bewährte Mischung** - bei akuten Schmerzen im Halte- und Stützapparat - besonders auch vorbeugend anwenden!

Mineralstoff	Spezieller Bedarf	Stück/Tag
Nr. 1 Calcium fluoratum	Sehnen, Bänder - Elastizität	10
Nr. 2 Calcium phosphoricum	Muskelregeneration	10
Nr. 3 Ferrum phosphoricum	Regeneration, Schmerzen, Nr. 3, 5, 8 Powermischung	10-20
Nr. 5 Kalium phosphoricum	Regenerationsenergie	20
Nr. 8 Natrium chloratum	Regeneration, Knorpel	20
Nr. 9 Natrium phosphoricum	Säureabbau	10
Nr. 11 Silicea	Bindegewebsstrukturierung	7-10

Wir empfehlen, die angegebene Mineralstoffmischung zusätzlich äußerlich als Cremegelmischung anzuwenden oder eine fertige Mischung wie Gelenkecreme Regidol. Zusätzlich zur angegebenen Mineralstoffmischung empfehlen wir eine geeignete Nährstoffkombination oder eine fertige Mischung wie Adler Ortho Nr. 1 in Kombination mit Adler Ortho Nr. 8.

➢ **Bewährte Mischung** bei Genickstarre durch zu hohe Spannung

Mineralstoff	Spezieller Bedarf	Stück/Tag
Nr. 2 Calcium phosphoricum	Muskelspannung (Spannungskopfschmerz)	10-20
Nr. 7 Magnesium phosphoricum	Nervliche Spannung	10

Wir empfehlen, die angegebene Mineralstoffmischung äußerlich als Cremegelmischung anzuwenden oder eine fertige Mischung wie Gelenkecreme Regidol.

➢ **Bewährte Mischung** bei (chronischen) Rückenschmerzen[131]

Mineralstoff	Spezieller Bedarf	Stück/Tag
Nr. 1 Calcium fluoratum	Sehnen, Bänder - Elastizität	10
Nr. 2 Calcium phosphoricum	Muskelregeneration	10
Nr. 3 Ferrum phosphoricum	Regeneration, Schmerzen, Nr. 3, 5, 8 Powermischung	10-20
Nr. 5 Kalium phosphoricum	Regenerationsenergie	10-20
Nr. 8 Natrium chloratum	Regeneration, Knorpelaufbau	20

131 In diesem Zusammenhang wird auf die große Bedeutung eines störungsfreien Schlafplatzes verwiesen. Dieser hat sowohl einen großen Einfluss auf die körperliche sowie auch auf die psychische bzw. mentale Leistungsfähigkeit.

Nr. 9 Natrium phosphoricum	Säureabbau	20
Nr. 11 Silicea	Bindegewebsstrukturierung	7-10
Nr. 22 Calcium carbonicum	Gelenksstabilität	10

Wir empfehlen, die angegebene Mineralstoffmischung zusätzlich äußerlich als Cremegelmischung anzuwenden oder eine fertige Mischung wie Gelenkecreme Regidol.

➤ **Bewährte Mischung** bei Bandscheibenbeschwerden - siehe Mischung bei akuten Schmerzen im Halte- und Stützapparat Seite 194.

Auch in diesem Fall ist eine vorbeugende Einnahme bei einer bestehenden Disposition empfehlenswert.

➤ **Bewährte Mischung** bei Hüftschmerzen - siehe Mischung bei akuten Schmerzen im Halte- und Stützapparat Seite 194.

➤ **Bewährte Mischung** bei Kreuzschmerzen wie Mischung bei akuten Schmerzen im Halte- und Stützapparat Seite 194 zuzüglich: Nr. 22 Calcium carbonicum mit 10 Tabletten täglich.

Schwachstellen im Bewegungsapparat II: Verletzungen mit Tendenz zum chronischen Verlauf

Sehnenentzündung

Sehnenentzündungen (Tendinitis) und Entzündungen der Sehnenhüllen (Peritendinitis, Tendovaginitis) sind in der Regel ein Hinweis auf Übertraining bzw. falsche Technik. Diagnostisch fällt das Sehnenreiben auf, das mit einem Stethoskop gehört werden kann. Die Ruhigstellung der betroffenen Gliedmaße ist hier ein wichtiger Bestandteil der Therapie. Wegen der schlechten Durchblutung des Sehnengewebes ist die medikamentöse Behandlung nicht immer erfolgversprechend. Gute Erfahrungen gibt es mit Enzym-Präparaten und vor allem mit der äußeren Anwendung von Schüßler-Salzen, wie die Gelenkecreme Regidol.

Sehnenansatzprobleme

Sehnenansatzprobleme mit Entzündungszeichen entstehen durch starke Zug- und Scherbeanspruchung. Betroffen sind z. B. Athleten in Wurfsportarten, Rudern oder Tennis.

Bei einer Pubalgie (Schambeinentzündung), einem Verletzungsbild mit Adduktorensehnen von derber Konsistenz und Druckschmerzhaftigkeit im Bereich der Inguinalfalte (zur Leiste gehörig - Leistenfalte), ist nach einer Phase körperlicher Schonung die Wiederaufnahme des Trainings mit isometrischen Übungen schonend zu gestalten.

Eine Sonderform sind die Apophysenentzündungen bei Jugendlichen. Apophysen sind Knochenvorsprünge, an denen Sehnen verankert sind. Die Apophysen verfügen über Wachstumsfugen, die sich bei Überbeanspruchung entzünden können (Morbus Osgood-Schlatter, Apophysitis calcanei, Fersenbein) oder sogar abreißen können (Beckenbereich).

Wachstumsschmerzen

Im ersten und zweiten Gestaltwandel der Kinder kommt es zu Schmerzen in den Wachstumsfugen, vor allem im Knie.

Hier hat sich die Anwendung der Mineralstoffe nach Dr. Schüßler besonders bewährt:

30 bis 50 Tabletten von Nr. 2 Calcium phosphoricum einnehmen und Gelenkecreme Regidol häufig auftragen sind die Mittel der Wahl.

Und so können Sie mit Schüßler-Salzen Erfolg bei Problemen mit den Sehnen haben:

➢ **Einzelmittel**

Nr. 1 Calcium fluoratum
Elastizität von Sehnen und Bändern

Nr. 8 Natrium chloratum
Feuchtigkeitshaushalt, Versorgung der Sehnen und Bändern

➢ **Bewährte Mischung** bei Sehnenschmerzen wegen Überlastung, auch bei Verhärtung

Mineralstoff	Spezieller Bedarf	Stück/Tag
Nr. 1 Calcium fluoratum	Sehnen, Bänder - Elastizität	10
Nr. 3 Ferrum phosphoricum	Regeneration, Schmerzen, Nr. 3, 5, 8 Powermischung	10-20
Nr. 5 Kalium phosphoricum	Regenerationsenergie	10-20
Nr. 8 Natrium chloratum	Regeneration, Sehnen, Bänder - Feuchtigkeit	20
Nr. 9 Natrium phosphoricum	Säureabbau	20
Nr. 11 Silicea	Bindegewebsstrukturierung	7-10

Wir empfehlen, die angegebene Mineralstoffmischung zusätzlich äußerlich als Cremegelmischung anzuwenden oder eine fertige Mischung wie Gelenkecreme Regidol, bei Verhärtungen Askinel und Adler Ortho Nr. 1.

➢ **Bewährte Mischung** bei Sehnenbeschwerden wegen Verlängerung, siehe Zerrung, Prellung Seite 183.

➢ **Bewährte Mischung** bei verkürzten, verhärteten Sehnen

Mineralstoff	Spezieller Bedarf	Stück/Tag
Nr. 1 Calcium fluoratum	Sehnen, Bänder - Elastizität	10
Nr. 5 Kalium phosphoricum	Regenerationsenergie	10-20
Nr. 8 Natrium chloratum	Regeneration, Sehnen, Bänder - Versorgung	20

Wir empfehlen, die angegebene Mineralstoffmischung zusätzlich äußerlich als Cremegelmischung anzuwenden oder eine fertige Mischung wie Gelenkecreme Regidol.

➢ **Bewährte Mischung** bei Sehnenzerrung, siehe Zerrung, Prellung Seite 183, bei Sehnenscheidenentzündung, siehe Mischung bei Sehnenschmerzen auf dieser Seite.

Muskelverhärtung

Muskelverhärtungen (Myogelosen) sind umschriebene strangartige Muskelverdichtungen, die parallel zum Faserverlauf vorzugsweise im Bereich des Muskelansatzes zu tasten sind; die Diagnose bereitet gelegentlich Schwierigkeiten.

Und so können Sie mit Schüßler-Salzen Erfolg bei Muskelverhärtungen haben:

➢ **Bewährte Mischung** bei Muskelverhärtung, siehe Seite 133.

Epicondylitis (Tennisellenbogen, Golferellenbogen, Golfschulter)

Der Epicondylus ist ein dem Gelenkknorren aufsitzender, knöcherner Vorsprung, an dem die Sehnen der Muskulatur ansetzen. Häufig betroffen ist der seitliche Oberarmepicondylus, dessen Entzündung zu Schmerzen im Bereich der ansetzenden Sehnen und zu Druckschmerzen, die in den Unterarm ausstrahlen, führt (laterale Epicondylitis). Auslöser sind meist plötzliche Dehnungen der Streckmuskulatur des Ellenbogens, die mit Faustschluss oder unter einem starren Druck im Bereich des Handgelenks erfolgen, wie beim Tennisspielen oder wiederholtem, langem Arbeiten am Computer. Bei Golfspielern gibt es eine vergleichbare Entzündung an der Innenseite des Ellenbogens (mediale Epicondylitis).

Trainingspause, Ruhigstellung, spezielle Epicondylitisbandagen sowie Trainerstunden zur Verbesserung der Technik sind die Komponenten der Therapie.

Und so können Sie mit Schüßler-Salzen Erfolg bei Problemen mit Tennisellenbogen, Golferellenbogen und Golfschulter haben:

➢ **Bewährte Mischung** bei Tennisarm oder Golfschulter

Mineralstoff	Spezieller Bedarf	Stück/Tag
Nr. 1 Calcium fluoratum	Sehnen, Bänder - Elastizität	10
Nr. 2 Calcium phosphoricum	Knochenaufbau	10
Nr. 3 Ferrum phosphoricum	Regeneration, Schmerzen	10
Nr. 5 Kalium phosphoricum	Regenerationsenergie	20
Nr. 8 Natrium chloratum	Versorgung von Sehnen und Bänder	20
Nr. 9 Natrium phosphoricum	Säureregulierung	10
Nr. 11 Silicea	Restrukturierung des Gewebes	10
Nr. 17 Manganum sulfuricum	Knorpelaufbau	10

Wir empfehlen, die angegebene Mineralstoffmischung zusätzlich äußerlich als Cremegelmischung anzuwenden oder eine fertige Mischung wie Gelenkecreme Regidol.

„Fußschmerzen"

Bei unklaren Schmerzzuständen im Bereich der Füße muss eine Fußdiagnostik veranlasst werden, da Fußdeformitäten wie Knick-, Senk-, Spreiz- und Hohlfüße eine verminderte Dämpfungsfunktion des Fußes nach sich ziehen. Meist kann mit Schuheinlagen eine wirksame Abhilfe geschaffen werden. Die Achillodynie, ein bei Belastung des Beines auftretender Fersenschmerz, erfordert ebenfalls Ruhigstellung und Trainingspause.

Und so können Sie mit Schüßler-Salzen Erfolg bei Fußschmerzen haben:

➢ **Einzelmittel**

Nr. 1 Calcium fluoratum
Elastizität von Sehnen und Bänder im Bereich des Fußes

Nr. 3 Ferrum phosphoricum
Schmerzen

Nr. 8 Natrium chloratum
Knacken im Knöchel, Versorgung von Sehnen und Bänder, Regulierung der Durchfeuchtung

➢ **Bewährte Mischung** bei Knickfuß, einknickendem Knöchel, Schlottergelenk

Mineralstoff	Spezieller Bedarf	Stück/Tag
Nr. 1 Calcium fluoratum	Sehnen, Bänder - Elastizität	10
Nr. 2 Calcium phosphoricum	Muskelkraft	10
Nr. 8 Natrium chloratum	Regeneration, Sehnen, Bänder - Versorgung	20
Nr. 11 Silicea	Bindegewebsstruktur	7-10

Nr. 9 Natrium phosphoricum zusätzlich bei längerer Anwendung.

Wir empfehlen, die angegebene Mineralstoffmischung zusätzlich äußerlich als Cremegelmischung anzuwenden oder eine fertige Mischung wie Gelenkecreme Regidol.

Zusätzlich zur angegebenen Mineralstoffmischung empfehlen wir eine geeignete Nährstoffkombination wie Adler Ortho Nr. 1.

➢ **Bewährte Mischung** bei Plattfuß, Senkfuß, Spreizfuß

Mineralstoff	Spezieller Bedarf	Stück/Tag
Nr. 1 Calcium fluoratum	Sehnen, Bänder - Elastizität	10
Nr. 2 Calcium phosphoricum	Muskelleistung	10
Nr. 5 Kalium phosphoricum	Regenerationsenergie	10-20
Nr. 8 Natrium chloratum	Regeneration, Sehnen, Bänder - Versorgung	20
Nr. 9 Natrium phosphoricum	Säureabbau	20
Nr. 11 Silicea	Bindegewebsstruktur	7-10

Wir empfehlen, die angegebene Mineralstoffmischung zusätzlich äußerlich als Cremegelmischung anzuwenden oder eine fertige Mischung wie Gelenkecreme Regidol.

Zusätzlich zur angegebenen Mineralstoffmischung empfehlen wir eine geeignete Nährstoffkombination wie Adler Ortho Nr. 1.

➢ **Bewährte Mischung** bei Überbein

Mineralstoff	Spezieller Bedarf	Stück/Tag
Nr. 1 Calcium fluoratum	Sehnen, Bänder - Elastizität	10
Nr. 4 Kalium chloratum	Faserstoffregulierung	10
Nr. 8 Natrium chloratum	Regeneration, Sehnen, Bänder - Versorgung	20
Nr. 9 Natrium phosphoricum	Säureabbau	20
Nr. 10 Natrium sulfuricum	Schadstoffabbau	20
Nr. 11 Silicea	Bindegewebsstruktur	7-10
Nr. 12 Calcium sulfuricum	Abbau der Schwellung	10

Wir empfehlen, die angegebene Mineralstoffmischung zusätzlich äußerlich als Cremegelmischung anzuwenden oder eine fertige Mischung wie Gelenkecreme Regidol.

Nerven-Engpass-Syndrome, Karpaltunnelsyndrom

Nerven-Engpass-Syndrome (Kompressionssyndrome) entstehen, wenn permanente mechanische Reize periphere Nerven zu Fehlentladungen reizen und chronisch schädigen. Die Folge sind Parästhesien (Ameisenlaufen), Überempfindlichkeit, Schmerzen und Gefühlsabschwächung und in der Folge auch Muskelschwäche. Auslöser sind vor allem hypertrophierte Muskeln, verdickte Nervengleithüllen, die einen ständigen Druck aufbauen, aber auch Tapeverbände und festsitzende Bandagen. Zur Diagnose eignet sich die Bestimmung der Nervenleitgeschwindigkeit. In der Regel muss operiert werden. Im Anschluss könnten Vitamin B-Kuren von Vorteil sein.

Eine Sonderform der Nervenkompressions-Syndrome ist das Karpaltunnelsyndrom, das aber nicht primär mit der Ausübung von Sport zu tun hat, Turner ausgenommen. Geläufigere Ursachen sind falsch zusammengewachsene Knochenbrüche, Sehnenentzündungen, Ablagerungen von Stoffwechselprodukten und Bindegewebswucherungen. Der Karpaltunnel verläuft in Längsrichtung zwischen den Handwurzelknochen und beherbergt die Sehnen der langen Fingerbeugemuskeln und den Mittelnerv (Nervus medianus). Das Karpaltunnelsyndrom ist dann ein akuter bis chronischer Druckschaden des Nervus medianus mit Sensibilitätsstörungen und verminderter Nervenleitgeschwindigkeit. Symptomatisch findet sich ein ausstrahlender Schmerz, Kribbeln und Brennen besonders der ersten drei Finger sowie eine Muskelatrophie des Daumenballens. Schüßler-Salze siehe Kapitel Dupuytren´sche Kontraktur Seite 201.

Neuromuskuläre Funktionsstörungen

Neuromuskuläre Funktionsstörungen betreffen alle Ebenen der motorischen Einheit: Zentralnervensystem – Rückenmark – peripherer Nerv – Muskel und ziehen weitreichende anatomische Folgeschäden nach sich. Ein Beispiel sind die muskulären Dysbalancen, bei denen durch Verkürzung oder Schwächung einzelner Muskelgruppen muskuläre Ungleichgewichte entstehen, z. B. im Beuge- und Streckantagonismus.

Die vorwiegend tonische Muskulatur, die Haltefunktionen zu erfüllen hat und deshalb mit langsam kontrahierenden Fasern ausgestattet ist, reagiert auf Überlastung mit zusätzlicher Tonuserhöhung und Muskelverkürzung. Die mehr phasische Muskulatur, welche die dynamische Bewegungen übernimmt und daher in der Mehrzahl aus schnell kontrahierenden Fasern besteht, reagiert auf Unterbelastung mit degenerativen Zeichen.

Ein klassisches Beispiel für einen tonisch verkürzten Muskel ist der Musculus iliopsoas (Hüftbeuger), was zu Hohlrücken und einem Lumbalsyndrom führen kann. Auch der Kniestrecker kann tonisch verkürzt sein, die Folge ist ein Patellaspitzensyndrom. Ein Beispiel für phasisch abgeschwächte Muskulatur ist der innere Oberschenkelmuskel, was zur Arthrose der Kniescheibe beitragen kann. Ist der gerade Bauchmuskel schlecht trainiert, kann es zu einem Lumbalsyndrom kommen.

Und so können Sie mit Schüßler-Salzen Erfolg bei Nerven-Engpass-Zeichen und neuromuskulären Funktionsstörungen haben:

➢ **Einzelmittel**

Nr. 1 Calcium fluoratum
Elastizität, „wenn sich etwas zusammenzieht und nicht mehr dehnt"

Nr. 2 Calcium phosphoricum
Funktionsmittel der Muskulatur

Nr. 5 Kalium phosphoricum
Nervenaufbaumittel - Aufbau der Myelinscheiden

Nr. 7 Magnesium phosphoricum
Physiologisches Funktionsmittel für die Nerventätigkeit

Nr. 11 Silicea
Regulation der Leitfähigkeit der Nervenbahnen

➢ **Bewährte Mischung** bei neuromuskulären Störungen

Mineralstoff	Spezieller Bedarf	Stück/Tag
Nr. 1 Calcium fluoratum	Elastizität	10
Nr. 2 Calcium phosphoricum	Muskeltonus	10-20
Nr. 5 Kalium phosphoricum	Regenerationsenergie, Aufbau der Nerven	20
Nr. 7 Magnesium phosphoricum	Entspannung der Nerven	7
Nr. 8 Natrium chloratum	Regeneration	10
Nr. 11 Silicea	Nervenleitfähigkeit	10
Nr. 17 Manganum sulfuricum	Nerven, Energie	10

Bei längerer Einnahme zusätzlich Nr. 9 Natrium phosphoricum.

Wir empfehlen, die angegebene Mineralstoffmischung zusätzlich äußerlich als Cremegelmischung anzuwenden oder eine fertige Mischung wie Askinel.

➢ **Bewährte Mischung** bei gereizten Nerven

Mineralstoff	Spezieller Bedarf	Stück/Tag
Nr. 9 Natrium phosphoricum	In Kombination mit Nr. 11	10
Nr. 11 Silicea	Nervenleitfähigkeit	10

➢ **Bewährte Mischung** bei Nervenschwäche

Mineralstoff	Spezieller Bedarf	Stück/Tag
Nr. 5 Kalium phosphoricum	Regenerationsenergie, Aufbau der Nerven	20
Nr. 7 Magnesium phosphoricum	Entspannung der Nerven	10
Nr. 8 Natrium chloratum	Regeneration	10
Nr. 11 Silicea	Nervenleitfähigkeit	10
Nr. 17 Manganum sulfuricum	Nerven, Energie	10

Bei längerer Einnahme zusätzlich Nr. 9 Natrium phosphoricum.

➢ **Bewährte Mischung** bei Nervenschmerzen

Mineralstoff	Spezieller Bedarf	Stück/Tag
Nr. 3 Ferrum phosphoricum	Stoffwechselaktivität, Schmerzen	20
Nr. 5 Kalium phosphoricum	Regenerationsenergie, Aufbau der Nerven	20
Nr. 7 Magnesium phosphoricum	Entspannung der Nerven	20
Nr. 11 Silicea	Gereizter Nerv, Nervenleitfähigkeit	10

Nr. 9 Natrium phosphoricum zusätzlich bei längerer Anwendung.

Dupuytren'sche Kontraktur

Bei der Dupuytren-Kontraktur handelt es sich um Beugekontrakturen der Finger, insbesondere des 4. und 5. Fingers infolge bindegewebig-derber Verhärtung und Schrumpfung der Palmaraponeurose mit Ausbildung derber Stränge und Knoten (Bouchard-Knoten; Aponeurose: dünne, breitflächige Sehnenplatte eines oder mehrerer Muskeln; Aponeurosis palmaris: Verschmelzung der Palmaris longus-Sehne mit der Subkutanfaszie der Hohlhand). Zusätzlich kommt es zu Faszienwucherungen zwischen Beugesehnen und an den Gefäßnervenbündeln.

Besonders betroffen sind Männer ab dem 50. Lebensjahr und an beiden Händen. Als Ursache wird ein erbliches Geschehen vermutet, äußere Faktoren, die Mikrotraumen erzeugen, könnten sich dazuschlagen (Radfahrer, Schistöcke, Tennis). Ferner wird ein Zusammenhang zu rheumatischen Erkrankungen, Autoimmunerkrankungen und fibroblastischen Erkrankungen diskutiert. Ab einer gewissen Ausprägung muss chirurgisch therapiert werden (Fasziotomie ohne und mit Entfernung der befallenen Bezirke, Totalresektion der Palmaraponeurose). In der Biochemie nach Dr. Schüßler gehen wir von einem starken Mangel an dem Betriebsstoff Nr. 1 Calcium fluoratum aus, der für die Elastizität der Gewebe zuständig ist, siehe Seite 31).

Und so können Sie mit den Schüßler-Salzen Erfolg bei der Dupuytrenschen Kontraktur und beim Karpaltunnelsyndrom haben:

➤ **Bewährte Mischung bei** Dupuytren'scher Kontraktur, Karpaltunnelzeichen

Mineralstoff	Spezieller Bedarf	Stück/Tag
Nr. 1 Calcium fluoratum	Elastizität	10-15
Nr. 3 Ferrum phosphoricum	Stoffwechselaktivität	20
Nr. 4 Kalium chloratum	Bindegewebsaufbau	15
Nr. 5 Kalium phosphoricum	Regenerationsenergie	20
Nr. 8 Natrium chloratum	Regeneration	20
Nr. 11 Silicea	Bindegewebsstruktur	10
Nr. 19 Cuprum arsenicosum	Bindegewebsverhärtung	10

Nr. 9 Natrium phosphoricum zusätzlich bei längerer Anwendung.

Wir empfehlen, die angegebene Mineralstoffmischung zusätzlich äußerlich als Cremegelmischung anzuwenden oder eine fertige Mischung wie Askinel.

Zusätzlich zur angegebenen Mineralstoffmischung empfehlen wir eine geeignete Nährstoffkombination wie Adler Ortho Nr. 8.

Vorbeugung von Gelenkschäden

Hyaliner Knorpel, Knorpelschaden (Chondropathie, Chondromalazie), Arthrose

Der Gelenkknorpel oder hyaline Knorpel ist in seiner komplexen Struktur und seiner biochemischen Zusammensetzung als viskoelastisches Material einzigartig an seine verschiedenen biomechanischen Anforderungen angepasst. Er muss in der Lage sein, eine gleichmäßige Gewichtsverteilung der beteiligten Gelenkflächen bei unterschiedlichsten Gelenkaktivitäten und stark variierenden Belastungen zu gewährleisten und gleichzeitig die Reibung zwischen diesen Flächen zu minimieren. Der Knorpel bildet mit der Synovialflüssigkeit eine funktionelle Einheit. Der Hauptbestandteil des hyalinen Knorpels ist die extrazelluläre Matrix, die aus einem Netzwerk verschiedener Kollagenfibrillen, vor allem des Kollagens Typ II, und Proteoglykanen besteht.

Proteoglykane sind allgemein wichtige Bestandteile des Extrazellulärraumes von Wirbeltieren einschließlich dem Menschen. Sie bestehen aus einem Proteinanteil und langen, unverzweigten Polysaccharidketten, den Glykosaminoglykanen. Die sieben am besten untersuchten Glykosaminoglykane – Hyaluronsäure, Chondroitin-4-sulfat, Chondroitin-6-sulfat, Dermatansulfat, Keratansulfat, Heparansulfat und Heparin – unterscheiden sich in den Zuckereinheiten (Disaccharideinheiten), aus denen sie aufgebaut sind. In diesem Zusammenhang ist auf die große Bedeutung von Nr. 6 Kalium sulfuricum und Nr. 17 Manganum sulfuricum hinzuweisen.

Wenn im Extrazellulärraum Hyaluronsäure sowie Heparansulfat und Heparin nicht an Proteine gebunden sind, so wird doch angenommen, dass der Aufbau aller Polysaccharidketten der Glykosaminoglykane an einem gemeinsamen Eiweißgerüst (Polypeptidgerüst) ansetzt. (Tabellen Ciba-Geigy)

Glykosaminoglykane haben im menschlichen und tierischen Organismus vielfältige Aufgaben, wobei die biologische Vielfältigkeit mit marginalen chemischen Veränderungen erreicht wird.

Dermatansulfat ist ein Bestandteil der Haut, der Herzklappen sowie von Bandscheiben, Knorpeln und Knochen (Funktionsmittel: Nr. 1 Calcium fluoratum und Nr. 6 Kalium sulfuricum). Chondroitin-4-sulfat ist der Hauptbestandteil des Knorpels (Funktionsmittel: Nr. 8 Natrium chloratum und Nr. 17 Manganum sulfuricum), doch auch Chondroitin-6-sulfat und Keratansulfat kommen hier maßgeblich vor. Hyaluronsäure ist ein fadenförmiges Polysaccharid aus N-Acetyl-Glucosamin und Glukuronsäure (Funktionsmittel: Nr. 8 Natrium chloratum) und findet sich in der Gelenksflüssigkeit (Synovialflüssigkeit) und im Glaskörper des Auges.

Während die Kollagenfibrillen (Funktionsmittel: Nr. 4 Kalium chloratum, Nr. 6 Kalium sulfuricum, Nr. 19 Cuprum arsenicosum und Nr. 21 Zincum chloratum) weitgehend für die strukturelle Architektur und die biomechanische Elastizität des Knorpels verantwortlich sind und somit auch einen Schutz vor Scherkräften bieten, sind die Proteoglykane wegen ihrer hohen Wasserbindungsfähigkeit für die Steuerung der Wasseraufnahme und –abgabe zuständig. Funktionell können sie also den Knorpel auf unterschiedliche statische Belastungen einstellen. Mit der ständigen Aufnahme und Abgabe von Wasser wird gleichzeitig die Ernährung der Chondrozyten (Knorpelzellen, siehe unten) im nicht durchbluteten Knorpelgewebe sichergestellt (Funktionsmittel: Nr. 8 Natrium chloratum). Hier ist die Anwendung von Adler Ortho Nr. 8 angebracht.

Nicht uninteressant in diesem Zusammenhang sind Überlegungen zum chemischen Element Schwefel, das vorzugsweise zur Erzeugung von Eiweißen (Proteinen) benötigt wird. Diese kommen in Haaren, Muskeln und in der Haut vor. Als Katalysator für die Produktion der Gallensäuren besitzt Schwefel Bedeutung für die Fett-Verdauung, in Form der Disulfid-Brückenbildung bringt er eine essenzielle Stabilisierung der räumlichen Struktur von Proteinen (Funktionsmittel: Nr. 6 Kalium sulfurcium - Stoffwechsel der schwefelhältigen Aminosäure Cystein).

Maßgeblich findet sich Schwefel in Knochen, Zähnen und im Kollagen. Schwefel-Quellen sind bestimmte Aminosäuren, die in proteinreichen Nahrungsmitteln gefunden werden, z. B. Fleisch, Geflügel, Fisch, Eiern und Bohnen. Besondere Schwefel-Verbindungen mit möglicherweise gesundheitsfördernden Wirkungen sind in Zwiebeln, im Knoblauch und in anderen Lauchgemüsen. Der menschliche Körper speichert Schwefel vorzugsweise in Form der Aminosäuren **Methionin, Cystein und Cystin.** Kleine Mengen Schwefel sind in Vitamin B_1, Biotin und Pantothensäure gebunden.

Die Knorpelzellen (Chondrozyten), die nur etwa ein Prozent des Gewebevolumens ausmachen, sind für den Aufbau und den enzymatischen Abbau der Matrixmoleküle verantwortlich. Insgesamt ist die metabolische Aktivität des Knorpelgewebes jedoch sehr niedrig. Kommt es aufgrund mechanischer Überbelastung zu Schädigungen des Knorpels, kann sich ein Ungleichgewicht zwischen Auf- und Abbau des Gewebes einstellen. In der Folge ändern sich die biomechanischen Eigenschaften des Knorpels, sodass sich der Abrieb noch weiter verstärkt. Dieser Teufelskreis mag eine der Ursachen für die Entstehung einer Osteoarthritis sein.

Zur anatomischen Einheit gehört ferner die Gelenkkapsel, deren Aufgabe einerseits die Abgrenzung des Gelenks nach außen und andererseits die Produktion der Gelenkschmiere ist. Die Kapsel besitzt Faseranteile von hoher Zugfestigkeit, die sich bei chronischer querverlaufender Fehlbelastung (Sportkletterer) entzünden und sekundär narbig verdicken können.[132]

Arthrosen sind primär nicht-entzündliche Gelenkerkrankungen multifaktorieller Herkunft mit biochemischem und biomechanisch geprägtem Hintergrund. Verursacher sind genetische, entwicklungsbedingte, metabolische, traumatische und z. T. offenbar auch unbekannte Faktoren. Neben einer gestörten Mechanik mit Kapseldehnungsschmerz kann eine Druckerhöhung im Gelenk bzw. im Knochen oder eine gestörte Mechanik zu einer Schmerzauslösung führen. Wegen fehlender Schmerzrezeptoren in den kraftübertragenden Teilen der Gelenke korreliert die Schmerzstärke nur selten mit den radiologischen Befunden.

Es können auch verschiedene Entzündungsmediatoren freigesetzt werden, die Schmerzen auslösen. Betroffen sind alle Gelenkgewebe und –strukturen wie die Synovialmembran, Gelenkkapsel, periartikuläre[133] Strukturen (Sehnen, Bänder, Bursen), die periartikuläre Muskulatur, das Periost und der subchondrale Knochen durch Erhöhung des intramedullären Druckes.

Die häufigsten Symptome sind Morgensteifigkeit, Wetterfühligkeit, Kälteempfindlichkeit, Bewegungseinschränkung mit entsprechendem Funktionsverlust, Gelenkinstabilität und Krepitationen („Knisterrasseln“) bei aktiver Gelenkbewegung. Alle Symptome verschlechtern sich progredient, insbesondere der sich früher oder später einstellende Dauerschmerz wird die Patienten zur diagnostischen Abklärung veranlassen.

Diese erfolgt klinisch mit Hilfe von bildgebenden Verfahren. Die Basisuntersuchung umfasst Nativröntgenaufnahmen in zwei Ebenen sowie Röntgenaufnahmen unter Belastung, um Fehlstellungen erkennen zu können.

132 G. R. Steffens, Hylan-News 2001, 3 (1), 1-3.
133 Dem Gelenk vorgelagert

Gelenkerguss oder Synovialzysten (Bakerzysten) werden mittels Sonographie erkannt. Eine Magnetresonanztomographie (MRT) braucht nur bei speziellen Fragestellungen zum Einsatz zu kommen.

Ein Kennzeichen einer fortschreitenden Gonarthrose (Kniegelenksarthrose) ist die zunehmende Verschmälerung (!) des femurotibialen Gelenkspaltes im Röntgenbild. Die wiederholte Messung der Breite des Spaltes ist daher ein wichtiges Instrument für die Verlaufskontrolle der Erkrankung bzw. den Erfolg einer Therapie (Normalwert 3,3 mm, bei Gonarthrose auf 3,0 mm verkleinert).

Es gibt keine arthrosespezifischen Laborwerte. Laboruntersuchungen wie Blutkörperchen-Senkungsgeschwindigkeit (BSG), C-reaktives Protein (CRP, Akutphasen-Protein), Serumeiweiß-Elektrophorese, Komplement-Proteine, Zytokine, Harnsäure, Autoantikörper und Erregerserologie dienen daher primär dem Ausschluss anderer Gelenkerkrankungen.

Die Therapie erfolgt symptomatisch-konservativ, in ganz ausgeprägten Fällen wird chirurgisch interveniert.[134] Neue Ansätze in der Therapiebegleitung der Arthrose versprechen Knorpelschutzstoffe wie Glucosamin, Chondroitin-Sulfat oder Hyaluronsäure, die mit einer gewissen Berechtigung als biologische Substanzen bezeichnet werden dürfen. Nach wie vor fehlt zwar ein überzeugender Nachweis einer knorpelprotektiven Wirkung. Es gibt allerdings vermehrt Hinweise auf einen schmerzlindernden und funktionserhaltenden Effekt dieser Substanzen. Ihr Einsatz könnte daher zu einer Reduktion der wesentlich häufiger zu Nebenwirkungen führenden nicht-steroidalen Antirheumatika (NSAR) führen. Ein wesentlicher Wirkungsbestandteil ist die Blockade von Enzymen wie Kollagenase, Elastase und Chondroitinase, die sonst den Knorpel weiter abbauen würden.

Eine gewisse Sonderstellung nimmt die Periarthropathia humeroscapularis ein, ein unpräziser Sammelbegriff für verschiedene Krankheitsprozesse, die sich in der Umgebung des Schultergelenks abspielen und Schmerzen sowie eine Bewegungseinschränkung hervorrufen. Man könnte den Begriff mit Schultersteife übertragen. Ruhigstellung, lokale Kälteanwendung, Massage und Gymnastik sind die üblichen therapeutischen Maßnahmen.

Und so können Sie Schüßler-Salze zur Vorbeugung eines Gelenkschadens einsetzen. Die angegebenen Salze verstehen sich insbesondere als Alternative zu Wirkstoffen wie Chondroitinsulfat, Glucosamin und Hyaluronsäure:

➢ **Einzelmittel**

Nr. 1 Calcium fluoratum
Elastizität

Nr. 2 Calcium phosphoricum
Eiweißsynthese, Knochenaufbau

Nr. 8 Natrium chloratum
Hauptmittel für alle schwach durchbluteten Gewebe wie Sehnen, Bänder und Knorpel. Bewährte Anwendung als Einzelmittel bei „Knacken in den Gelenken"

Nr. 9 Natrium phosphoricum
Ausscheidung von Schadstoffen mit saurem Charakter

Nr. 11 Silicea
Strukturierung des Bindegewebes

Nr. 17 Manganum sulfuricum
Knorpelaufbau

Nr. 22 Calcium carbonicum
Knochenbestandteil, Knochenhärte

134 H. Bröll, R. Kotz, Hrsg., Arthrose, Diagnostik und Therapie, Konsensus-Statement vom 8.3.2001, veröffentlicht in CliniCum, Sonderausgabe September 2001.

➢ **Bewährte Mischung** für den Knorpelaufbau

Mineralstoff	Spezieller Bedarf	Stück/Tag
Nr. 1 Calcium fluoratum	Elastizität	10
Nr. 2 Calcium phosphoricum	Eiweißsynthese, Knochenaufbau	10
Nr. 3 Ferrum phosphoricum	Stoffwechselaktivität, 3, 5, 8 Powermischung	20
Nr. 4 Kalium chloratum	Faserbestandteile	10
Nr. 5 Kalium phosphoricum	Regenerationsenergie	20
Nr. 6 Kalium sulfuricum	Schwefelspender - Cystein	10
Nr. 8 Natrium chloratum	Regeneration, Knorpelaufbau	20-30
Nr. 9 Natrium phosphoricum	Säurebelastung	10
Nr. 11 Silicea	Struktur	7-10
Nr. 17 Manganum sulfuricum	Knorpelaufbau	10
Nr. 22 Calcium carbonicum	Knochenbestandteil	7

Bei längerer Einnahme ist eine Kombination mit Nr. 10 Natrium sulfuricum zusätzlich nötig.

Wir empfehlen, die angegebene Mineralstoffmischung zusätzlich äußerlich als Cremegelmischung anzuwenden oder eine fertige Mischung wie Gelenkecreme Regidol. Zusätzlich zur angegebenen Mineralstoffmischung empfehlen wir eine geeignete Nährstoffkombination wie Adler Ortho Nr. 8.

➢ **Knorpelaufbau - erweiterte Mischung**

Zusätzlich Nr. 19 Cuprum arsenicosum und Nr. 21 Zincum chloratum jeweils 10 Stück einnehmen. Die beiden Erweiterungsmittel unterstützen den Aufbau von Kollagen und Elastin.

Tipp: Wasser, in dem ein paar Tabletten von Nr. 8 Natrium chloratum aufgelöst sind, trinken, ist eine der bedeutendsten Maßnahmen, wenn es um Knorpelschäden geht.

➢ **Bewährte Mischung** bei Gelenkgeräuschen, Reiben, Knacken, jeweils infolge eines Knorpelschadens

Mineralstoff	Spezieller Bedarf	Stück/Tag
Nr. 3 Ferrum phosphoricum	Stoffwechselaktivität, 3, 5, 8 Powermischung	20
Nr. 5 Kalium phosphoricum	Regenerationsenergie	20
Nr. 8 Natrium chloratum	Regeneration, Knorpelaufbau, Flüssigkeitshaushalt	30
Nr. 17 Manganum sulfuricum	Knorpelaufbau	10

Wir empfehlen, die angegebene Mineralstoffmischung zusätzlich äußerlich als Cremegelmischung anzuwenden oder eine fertige Mischung wie Gelenkecreme Regidol. Zusätzlich zur angegebenen Mineralstoffmischung empfehlen wir eine geeignete Nährstoffkombination wie Adler Ortho Nr. 8.

➢ **Bewährte Mischung** bei Knorpelschäden durch Überbeanspruchung und Verletzung

Mineralstoff	Spezieller Bedarf	Stück/Tag
Nr. 1 Calcium fluoratum	Elastischer Faserring des Knorpels	7-10
Nr. 4 Kalium chloratum	Faserstoffe im Knorpel, Bindegewebe	10-20
Nr. 5 Kalium phosphoricum	Regenerationsenergie	20
Nr. 8 Natrium chloratum	Regeneration, Knorpelaufbau	20
Nr. 17 Manganum sulfuricum	Knorpelaufbau	10
Nr. 19 Cuprum arsenicosum	Quervernetzung der Faserstoffe	7-10
Nr. 21 Zincum chloratum	Quervernetzung der Faserstoffe	7-10

Nr. 9 Natrium phosphoricum zusätzlich bei längerer Anwendung.

Wir empfehlen, die angegebene Mineralstoffmischung zusätzlich äußerlich als Cremegelmischung anzuwenden oder eine fertige Mischung wie Gelenkecreme Regidol. Zusätzlich zur angegebenen Mineralstoffmischung empfehlen wir eine geeignete Nährstoffkombination wie Adler Ortho Nr. 8.

➢ **Bewährte Mischung** bei Gelenkschwellung

Mineralstoff	Spezieller Bedarf	Stück/Tag
Nr. 4 Kalium chloratum	Weiche Schwellung, Bindegewebe	10-20
Nr. 8 Natrium chloratum	Regeneration, Versorgung des Gelenks	20
Nr. 9 Natrium phosphoricum	Säureregulierung	20
Nr. 16 Lithium chloratum	Säureabbau, vor allem aus kleinen Gelenken	10
Nr. 17 Manganum sulfuricum	Knorpelaufbau	10

Wir empfehlen, die angegebene Mineralstoffmischung zusätzlich äußerlich als Cremegelmischung anzuwenden oder eine fertige Mischung wie Gelenkecreme Regidol. Zusätzlich zur angegebenen Mineralstoffmischung empfehlen wir eine geeignete Nährstoffkombination wie Adler Ortho Nr. 8.

➢ **Bewährte Mischung** bei aufgetriebenem Knorpel, Zusammenhang zu rheumatischem Geschehen

Mineralstoff	Spezieller Bedarf	Stück/Tag
Nr. 3 Ferrum phosphoricum	Durchblutung, Schmerzen	10-20
Nr. 4 Kalium chloratum	Faserstoffe im Knorpel	10-20
Nr. 8 Natrium chloratum	Regeneration, Knorpelaufbau	20
Nr. 9 Natrium phosphoricum	Säureregulierung	20
Nr. 11 Silicea	Bindegewebsstruktur, Säureabbau	20
Nr. 16 Lithium chloratum	Säureabbau aus kleinen Gelenken	10
Nr. 17 Manganum sulfuricum	Knorpelaufbau, rheumatische Arthritis	10

Wir empfehlen, die angegebene Mineralstoffmischung zusätzlich äußerlich als Cremegelmischung anzuwenden oder eine fertige Mischung wie Gelenkecreme Regidol. Zusätzlich zur angegebenen Mineralstoffmischung empfehlen wir eine geeignete Nährstoffkombination wie Adler Ortho Nr. 8.

➢ **Bewährte Mischung** bei Hypermobilität der Gelenke, vergleiche auch Kapitel Fußschmerzen (Knickfuß, Schlottergelenke) Seite 197.

➢ **Bewährte Mischung** bei Steifheit der Gelenke

Mineralstoff	Spezieller Bedarf	Stück/Tag
Nr. 1 Calcium fluoratum	Elastizität	10-15-20
Nr. 2 Calcium phosphoricum	Muskelermüdung	10
Nr. 3 Ferrum phosphoricum	Durchblutung	10-20
Nr. 5 Kalium phosphoricum	Energie	10-20
Nr. 8 Natrium chloratum	Regeneration	20
Nr. 9 Natrium phosphoricum	Säureregulierung	20
Nr. 11 Silicea	Bindegewebsstruktur	20

Wir empfehlen, die angegebene Mineralstoffmischung zusätzlich äußerlich als Cremegelmischung anzuwenden oder eine fertige Mischung wie Gelenkecreme Regidol. Zusätzlich zur angegebenen Mineralstoffmischung empfehlen wir eine geeignete Nährstoffkombination wie Adler Ortho Nr. 1.

➢ **Sportserie Regidol** (Adler Pharma) mit vorbereitenden und nachbereitenden lokalen Formulierungen, wie das Pre Sportgel (siehe Seite 218) und die After Sport Lotion (siehe Seite 219). Zusätzlich zur äußeren Anwendung ist die Einnahme der angegebenen Mineralstoffmischung empfehlenswert.

➢ Das Pre Sportgel dient der Stärkung von Muskulatur und Gelenken. Die Anwendung erfolgt bis unmittelbar vor der Belastung.

➢ Die After Sport Lotion nach dem Duschen unmittelbar nach dem Sport anwenden.

➢ Gelenkecreme Regidol (Beschreibung Seite 218) enthält folgende verdünnte Mineralstoffe:

Kalziumfluorid welches die Geschmeidigkeit der Muskeln, die Beweglichkeit der Gelenke und die Elastizität von Bändern und Sehnen unterstützt.

Kalziumphosphat mildert Verspannungen der Muskulatur,

Eisenphosphat verhütet schmerzhafte Zustände des Bewegungsapparates,

Natriumchlorid unterstützt die ausreichende Bildung von Gelenkflüssigkeit und hält die Knorpel elastisch.

Natriumphosphat puffert Übersäuerungen in Gewebe und Gelenken ab,

Silizium stärkt das Bindegewebe aller in den Gelenken beteiligten Gewebe wie Sehnen, Bänder, Gelenkkapsel, Knorpel, Knochen und Muskeln.

Die Gelenkecreme sollte an den stark beanspruchten Stellen mehrmals aufgetragen und einmassiert werden. Die Creme wirkt auch unterstützend bei allen degenerativen Gelenksbeschwerden (Arthrosen).

Übertraining

Ein Übertraining ist eine sehr ernst zu nehmende Komplikation, insbesondere in der Karriere von Spitzensportlern. Auf biochemischer Ebene ist dabei die autonome Regulation gestört.

In seiner geläufigeren Ausprägung, der sympathikotonen Form gerät der Sportler zunächst in einen Erregungszustand. Angestachelt durch höchste sportliche Ambitionen und Erwartungshaltungen von außen trainiert er hart. Dazu kommen eventuell privater Stress und andere Überforderungen. Der springende Punkt dabei ist, dass der Sportler die Regeneration immer mehr vernachlässigt. Das Ergebnis ist eine Verkrampfung der ganzen Person. Nach dem Motto „Nichts geht mehr" ist schließlich die Sportart-spezifische Leistung reduziert, das subjektive Stressempfinden und die Ermüdbarkeit sind erhöht, was mit biochemischen Parametern im Einklang steht.

Dabei zeigt sich eine Verminderung der maximal ausgeschütteten Katecholamin-Konzentrationen, kombiniert mit einer Reduktion der Lactat-anaeroben Reserven. Daraus resultieren zwar geringere Blutlactat-Spiegel aber vor allem eine verringerte Maximalleistung.

Aufschlussreich ist die Betrachtung des freien Adrenalin- und Noradrenalin-Spiegels während Ausdauer-Belastungen. Bei Ausdauer-Leistungen mit niedrigen Intensitäten und unterhalb der individuellen anaeroben Schwelle kommt es zu einem moderaten Anstieg der sympathischen Aktivität. Bei Überschreitung der Schwelle im Wettkampf kommt es zu einer offenbar Stress-ausgelösten vermehrten Freisetzung der Katecholamine, womit das Verhältnis Katecholamine zu Lactat im Vergleich zu den Trainingsbelastungen relativ größer wird. Genau diese Unverhältnismäßigkeit der Katecholamin-Freisetzung unter Belastung scheint ein verwertbarer Hinweis auf das Vorliegen eines Übertrainings zu sein.[135]

135 A. Urhausen, H. Gabriel, W. Kindermann, Sports Med. 1995, 20 (4), 251-276.

Ein weiterer Parameter zur Abschätzung einer chronischen Überlastung aus einem fortgesetzten Training bzw. eines Übertrainings ist die Betrachtung des Testosteron-Cortisol-Quotienten, also die Abschätzung des anabolen (aufbauend) und katabolen (abbauend) Gleichgewichts im Stoffwechsel. Während intensiver Trainingsperioden kann sich der Abfall in einer Größenordnung von minus 30% bewegen. Das Überwiegen kataboler Prozesse deutet auf chronische ungenügende Regeneration hin und könnte schließlich in ein Übertraining münden.[136] Bei einem klinisch manifesten Übertraining ist ferner die Freisetzung von Corticotropin, Wachstumshormon, Cortisol und Insulin unter standardisierten Belastungstests reduziert.

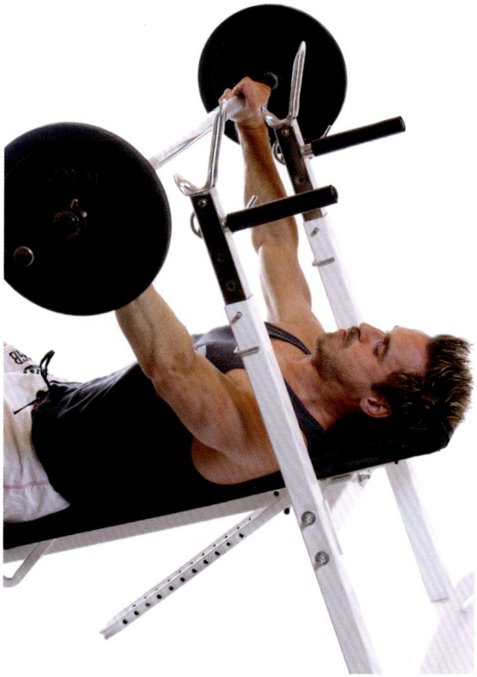

136 C. Vervoorn, A. M. Quist, L. J. Vermulst, W. B. Erich, W. R. de Vries, J. H. Thijssen, Int. J. Sports Med. 1991, 12 (3), 257-263.

Eine zweite Form des Übertrainings, die parasympathikotone Form, ist dadurch gekennzeichnet, dass der Sportler in eine eher phlegmatische Stimmungslage mit einer gewissen Antriebslosigkeit und körperlichen Schwäche gerät. Für die Diagnose hilfreich sind die stark abfallenden Leistungen im Wettkampf, da es an Biss und Siegeswillen fehlt.

Und so können Sie mit Schüßler-Salzen zusätzlich zu angemessenen Ruhephasen zwischen den Trainingseinheiten kommen, ein Übertraining verhüten oder seine Überwindung unterstützen:

➤ **Einzelmittel**

Nr. 3 Ferrum phosphoricum
Abbau der Freien Radikale
Stoffwechselaktivität

Nr. 5 Kalium phosphoricum
Energielosigkeit

Hinweis: Bestandteil der allgemeinen Energiemischung, Power Mischung (mit Nr. 3 Ferrum phosphoricum und Nr. 8 Natrium chloratum).

Nr. 7 Magnesium phosphoricum
Stress

Nr. 8 Natrium chloratum
Regeneration

Nr. 9 Natrium phosphoricum
Säurebelastung, Mattigkeit

Nr. 13 Kalium arsenicosum
Stärkungsmittel, Hypophysensteuerung der Katecholamin-, Cortisol- und Wachstumshormonfreisetzung

Nr. 14 Kalium bromatum
Bei Übersteuerung von Hypophyse und Schilddrüse

Nr. 22 Calcium carbonicum
Übergehen der Erschöpfung

Nr. 23 Natrium bicarbonicum
Hochgradige Auszehrung und diffuse Säurebelastung des Gewebes.

Wir empfehlen zusätzlich äußerlich als Bad das BaseCare Bad zum Abbau der Säure und Schlacken aus dem Gewebe anzuwenden.

Zusätzlich zur angegebenen Mineralstoffmischung empfehlen wir eine geeignete Nährstoffkombination wie Adler Ortho Nr. 5.

➤ **Bewährte Mischung**: zum Ausgleich bei übermäßiger sportlicher Belastung

Mineralstoff	Spezieller Bedarf	Stück/Tag
Nr. 2 Calcium phosphoricum	Muskelermüdung, Regeneration	10
Nr. 3 Ferrum phosphoricum	Antioxidans, Stoffwechselaktivität, 3, 5, 8 - „Powermischung“	10-20
Nr. 5 Kalium phosphoricum	Energie	10-20
Nr. 6 Kalium sulfuricum	Sauerstoff in der Zelle, Antioxidans	10
Nr. 7 Magnesium phosphoricum	Intrazelluläre Energie, Stress	10
Nr. 8 Natrium chloratum	Regeneration	20
Nr. 9 Natrium phosphoricum	Säureregulierung	20
Nr. 10 Natrium sulfuricum	Schadstoffabbau, Antioxidans	20

➢ **erweiterte Mischung** bei „sportlichem Burnout“

Mineralstoff	Spezieller Bedarf	Stück/Tag
Nr. 13 Kalium arsenicosum	Erschöpfung, Hypophyse, Stress	7-10
Nr. 14 Kalium bromatum	Hypophyse/Schilddrüse	7
Nr. 17 Manganum sulfuricum	Mitochondrialer Energiestoffwechsel	10
Nr. 21 Zincum chloratum	Immunfeldstärkung, Nervenstärkung	10
Nr. 22 Calcium carbonicum	Schwere Erschöpfung	7
Nr. 26 Selenium	Oxidativer Schutz der Leber	10-20
Nr. 27 Kalium bichromicum	Chromverlust von Sportlern, Glucosetoleranz	10

Zusätzlich zur angegebenen Mineralstoffmischung empfehlen wir eine geeignete Nährstoffkombination wie Adler Ortho Nr. 3 in Kombination mit Adler Ortho Nr. 5.

➢ **Bewährte Mischung** bei Müdigkeit durch Erschöpfung

Mineralstoff	Spezieller Bedarf	Stück/Tag
Nr. 2 Calcium phosphoricum	Muskelermüdung	10
Nr. 3 Ferrum phosphoricum	Stoffwechselaktivität, 3, 5, 8 - „Powermischung“	10-20
Nr. 5 Kalium phosphoricum	Energie	20-30
Nr. 8 Natrium chloratum	Regeneration	20
Nr. 17 Manganum sulfuricum	Energiestoffwechsel	10
Nr. 22 Calcium carbonicum	Schwere Erschöpfung	10

Zusätzlich zur angegebenen Mineralstoffmischung empfehlen wir eine geeignete Nährstoffkombination wie Adler Ortho Nr. 5.

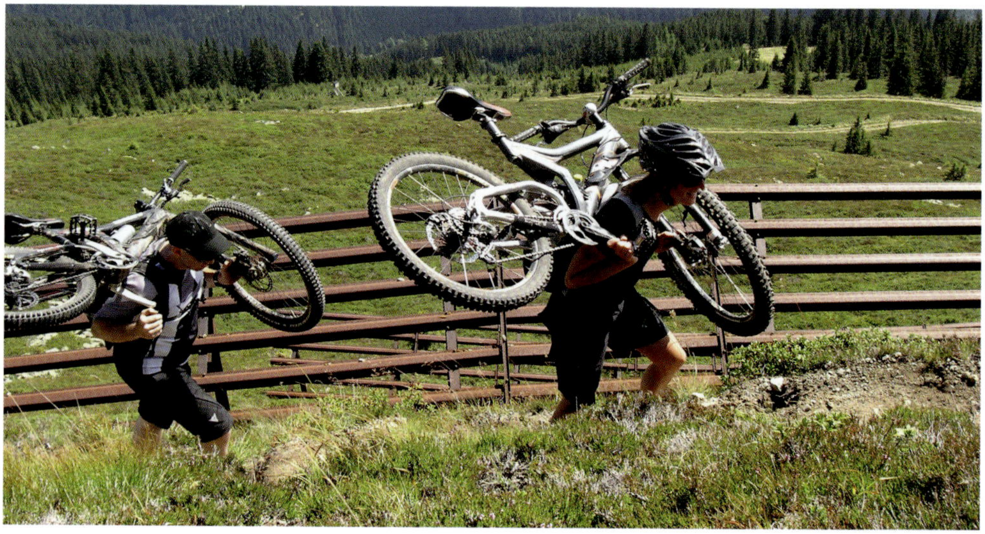

➢ **Bewährte Mischung** bei Appetitlosigkeit aus Energiemangel, vor allem für Kinder (nach der Schule, nach einer körperlichen Anstrengung). Diese Mischung bewährt sich als „Cocktail" ungefähr ½ Stunde vor dem Essen eingenommen.

Mineralstoff	Spezieller Bedarf	Stück/Tag
Nr. 2 Calcium phosphoricum	Muskelentspannung, Aufbaumittel	10
Nr. 3 Ferrum phosphoricum	Stoffwechselaktivität	10-20
Nr. 5 Kalium phosphoricum	Energie	10-20
Nr. 6 Kalium sulfuricum	Bauchspeicheldrüse	10
Nr. 7 Magnesium phosphoricum	Peristaltische Bewegung des Darms, Entspannung der Nerven	„heiße 7" oder 10-20
Nr. 8 Natrium chloratum	Flüssigkeitshaushalt, Schleimhaut des Darms, Regeneration	20

Bei längerer Einnahme zusätzlich Nr. 10 Natrium sulfuricum.

➢ **Bewährte Mischung** bei Fibromyalgiesyndrom (Erschöpfungszeichen gekoppelt mit diffusen Schmerzzuständen)

Mineralstoff	Spezieller Bedarf	Stück/Tag
Nr. 3 Ferrum phosphoricum	Regenerationsgeschwindigkeit, Schmerzen	10-20
Nr. 4 Kalium chloratum	Bindung der freien Faserstoffe, kolloidales Bindegewebe	30-50
Nr. 9 Natrium phosphoricum	Säureregulierung, Entlastung des Bindegewebe	10-20
Nr. 10 Natrium sulfuricum	Entlastung der ECM[137] von Schadstoffen	10-20
Nr. 11 Silicea	Restrukturierung des Gewebes	10
Nr. 12 Calcium sulfuricum	Macht die verstopften Wege frei, Eiweißabbau	10-20

Wir empfehlen, die angegebene Mineralstoffmischung äußerlich als Ganzbad anzuwenden im BaseCare zu baden.

Hinweis: Wenn der Organismus einen großen Mangel an Nr. 4 Kalium chloratum ausgleichen muss, baut er diesen aus Faserstoffen ab. Diese wurden ja mit Hilfe dieses Betriebsstoffes aufgebaut. In diesem Prozess werden Faserstoffe im Gewebe frei, durch die Entzündungen provoziert werden. Der Organismus möchte diese im Gewebe anfallenden Fremdkörper abbauen. Die Entzündungen sind schmerzhaft. Zur Einnahme der Mineralstoffe können auch Bäder in Mineralstoffen empfohlen werden.

Wenn das Defizit an Nr. 4 Kalium chloratum nicht sehr groß ist, wird es aus Faserstoffen im Bronchienbereich abgebaut, was den bekannten weißlich-schleimigen Husten zur Folge hat.

137 ECM = extracelluläre Matrix = kolloidales Bindegewebe (BG) = das faserreiche Gewebe zwischen den Zellen

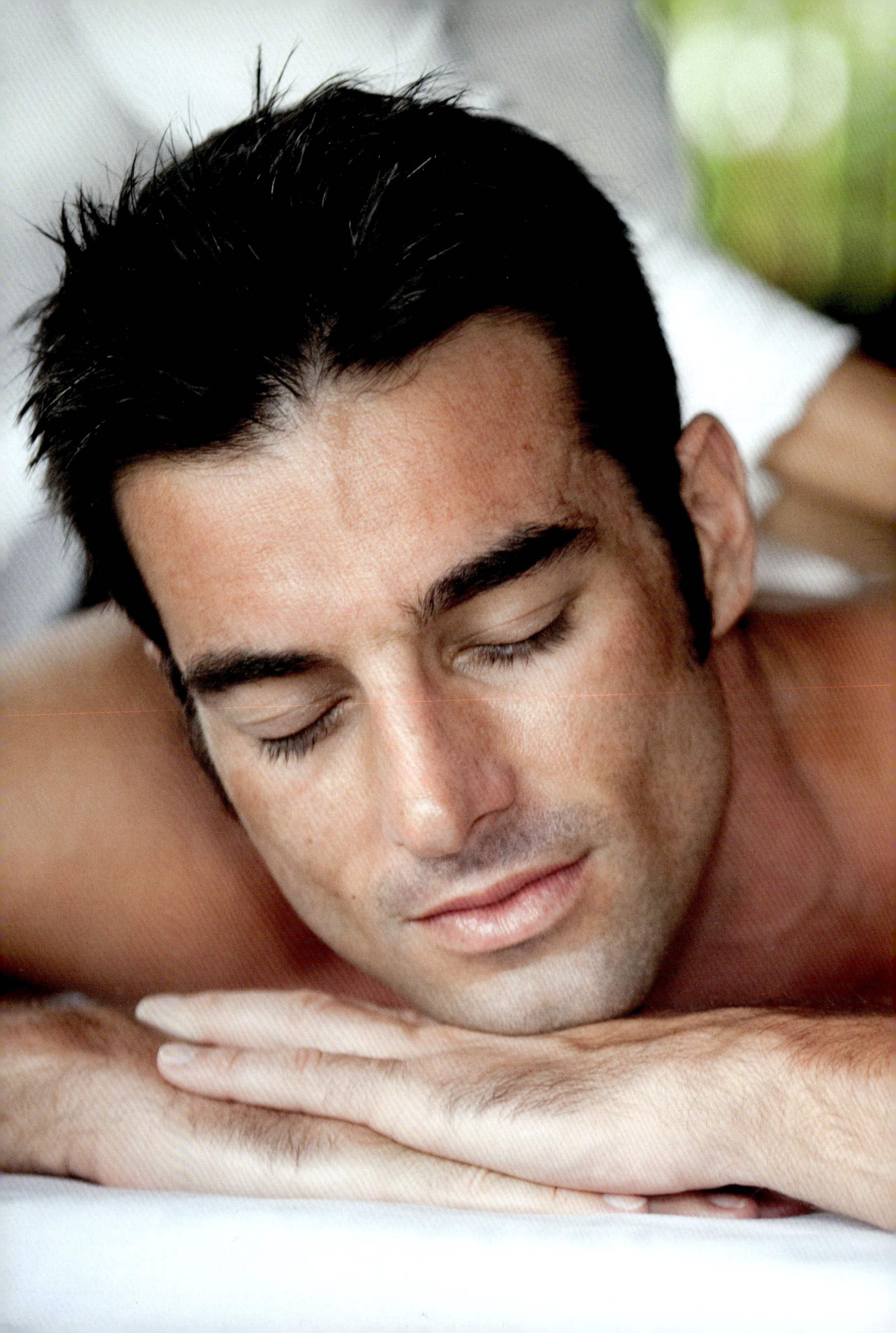

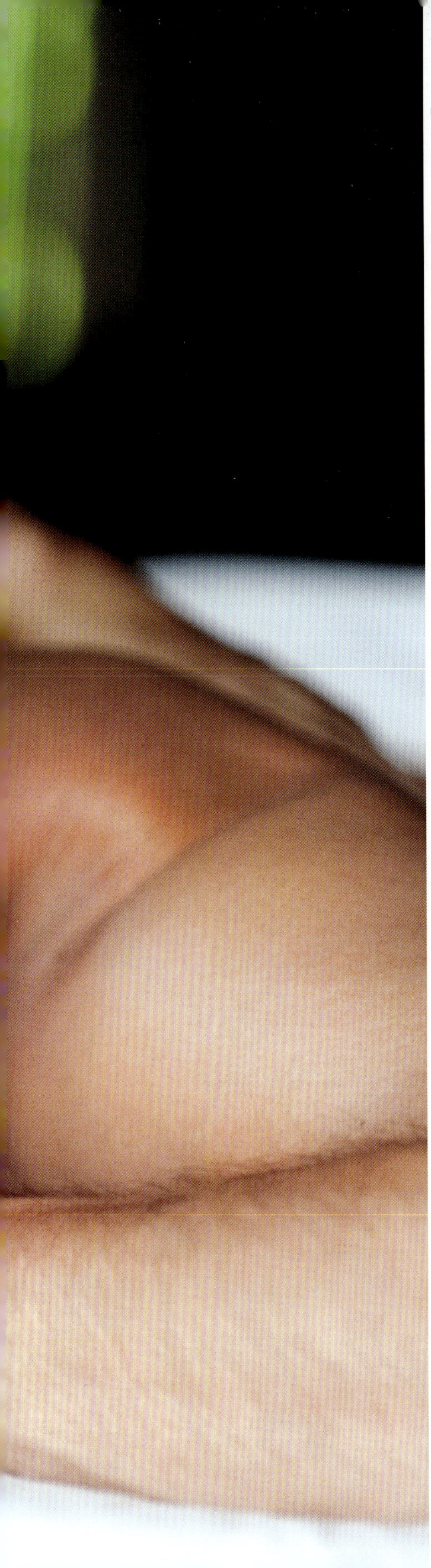

Teil VI

Anwendungen der Mineralstoffe

Adler Topics - Biochemische Körperpflegelinie der Adler Pharma - Mineralstoffpflege aus dem Reinraum

Eine ausgezeichnet wirksame biochemische Körperpflegelinie rundet das Angebot zur Biochemie nach Dr. Schüßler ab und verleiht ihr eine moderne ansprechende Linie, vor allem auch für junge Menschen. In der Körperpflegelinie der Adler Pharma ist jeder eingearbeitete, hoch verdünnte Mineralstoff in der gleichen Verdünnungsstufe wie in den Tabletten enthalten, **wobei die jeweiligen Mineralstoffe je nach ihrer Bedeutung in der notwendigen Gewichtung enthalten sind.**

Auch die Cremegele und Salben können daher z.B. 1:1 an Stelle eines Breies eingesetzt werden. Dadurch ist eine optimale Mineralstoffversorgung über die Haut möglich.

Die Cremegele enthalten Konservierungsmittel aus der Naturkosmetik und sind auch für besonders sensible Haut geeignet, so dass sogar sehr empfindliche Haut damit gepflegt und über die Haut die Möglichkeit eröffnet wird, auf gewisse Probleme Zugriff zu bekommen.

Alle Adler Topics sind dermatologisch getestet und werden nach GMP Richtlinien hergestellt.

Sie enthalten weder Paraffin, noch Vaselin, oder Triethanolamin.

Meistens sind sie unparfümiert, einige Körperpflegeprodukte enthalten ausschließlich natürliche Duftstoffe der Naturkosmetik!

Die Topics Produkte sind ansprechend, modern gestaltet.

Face Clean

Eine gründliche und schonende Reinigung der Gesichtshaut ist die ideale Vorbereitung auf die nachfolgende Pflege. Das milde Waschgel enthält Zuckertenside und ist deswegen auch für sensible Haut geeignet. Es wirkt feuchtigkeitsbindend. Weizenkeimextrakt und Panthenol pflegen sanft, Teebaumöl wirkt leicht desinfizierend. Die enthaltenen hoch verdünnten Mineralstoffe unterstützen das Stoffwechselgeschehen der Haut. Morgens und abends eine kleine Menge mildes Waschgel in den Handinnenflächen mit Wasser aufschäumen und im ganzen Gesicht leicht einmassieren, dabei die Augen aussparen und anschließend mit reichlich Wasser abspülen.

Face Fresh

Eine ausgewogene Gesichtsreinigung wird mit einem milden Gesichtstonikum abgeschlossen. Das milde Gesichtstonikum ohne Alkohol ist erfrischend und wegen des Gehaltes an Teebaumöl leicht desinfizierend. Die enthaltenen hoch verdünnten Mineralstoffe unterstützen das Stoffwechselgeschehen in der Haut und bereiten auf die nachfolgende Gesichtspflege vor. Morgens und abends das milde Gesichtstonikum mit Hilfe eines Wattepads auf die gereinigte Haut auftragen, dabei die Augen aussparen und anschließend die Gesichtscreme mit hoch verdünnten Mineralstoffen auftragen.

Gesichtscreme mit Jojobaöl

Die Gesichtscreme ist für alle Hauttypen geeignet und unterstützt das Bindegewebe der Gesichtshaut. Sie mildert Couperose, wirkt feuchtigkeitsregulierend, fettregulierend und wirkt der Hautalterung entgegen, außerdem wirkt sie durch ihren Gehalt an Silicea der Faltenbildung entgegen. Die Gesichtscreme ist eine angenehme Feuchtigkeitscreme ohne Duftstoffe und kann auch unter jeder anderen Gesichtspflege aufgetragen werden, sie ist für die ganze Familie geeignet.

Gesichtscreme für anspruchsvolle Haut

Ein natürlicher, aus Olivenöl gewonnener Emulgator, sorgt für biomembranähnliche Strukturen in der Creme. So kann die Haut wertvolle Öle und Fette, wie Olivenbutter und Shea Öl, aber auch Borretschöl und Soja Lecithin besonders gut aufnehmen. Borretschöl und Lecithin enthalten ungesättigte Fettsäuren, wodurch die Regeneration der Haut entscheidend unterstützt wird.

Durch das enthaltene Borretschöl eignet sich diese Gesichtscreme auch für die Pflege irritierter, rissiger oder gar juckender Gesichtshaut. Hoch verdünnte Mineralstoffe fördern die Elastizität und die Regenerationskraft der Haut.

Durch das eingearbeitete hoch verdünnte Kaliumchlorid werden Couperose und Hautgrieß gemildert. Die Gesichtscreme reguliert mit Hilfe des Kaliumsulfats die Hautpigmentierung und den Fettstoffwechsel über den Gehalt an hoch verdünntem Natriumphosphat. Hoch verdünntes Kaliumphosphat regt gemeinsam mit dem Natriumchlorid die Hautregeneration an. Eine Antifaltenwirkung, beziehungsweise der Bindegewebsaufbau wird mit hoch verdünnter Kieselerde angestrebt.

Für die neue Gesichtscreme für anspruchsvolle Haut wird ein Konservierungsmittel aus dem Bereich der Naturkosmetik verwendet. Ein natürlicher Orangenextrakt ist als Duftkomponente eingearbeitet. Wir verwenden in diesem hochwertigen Produkt ausschließlich pflanzliche Rohstoffe.

Adler for Men Aktivgel 24h

Gesichtscreme für Männer: After shave Balsam, Feuchtigkeitscreme, hoch verdünnte Mineralstoffe

Diese Aktivpflege wurde auf Männerhaut abgestimmt. Hoch verdünnte Mineralstoffe regulieren und aktivieren den Hautstoffwechsel. Das 24h Aktivgel bringt Feuchtigkeit für den ganzen Tag, gleichzeitig ist es eine wertvolle Pflege mit Weizenkeimöl, Sheabutter und Copaibaöl. Eingebettet in eine optimale Grundlage, unterstützt durch wertvolle Öle und Pflanzenextrakte werden die hoch verdünnten Mineralstoffe von der Haut aufgenommen. Auf diese Weise erhält die vom Rasieren beanspruchte Haut wieder Vitalität und Frische. Ein angenehmer, natürlicher Duft erfrischt sofort.

BaseDent basische Mineralstoffzahnpaste

Diese Zahnpaste ist sehr mild im Geschmack. Sie enthält keine Schleimhaut reizenden ätherischen Öle, wie Pfefferminzöl oder gar Menthol und kann während einer homöopathischen Therapie verwendet werden. Der basische pH-Wert ist eine wertvolle Unterstützung der Speichelflüssigkeit. Der Speichelfluss wird angeregt und damit die Selbstreinigung der Zähne gefördert, so dass Karies nicht so leicht entstehen kann. Das bedeutet für Sie, dass sich die Zahnoberflächen nach dem Putzen länger glatt anfühlen.

Die Besonderheiten der BaseDent sind:

Hochverdünnte Mineralstoffe versorgen den Zahnschmelz, festigen den Halt der Zähne im Kiefer und straffen das Zahnfleisch.

Basischer pH-Wert von 8,5.

Keine zusätzliche Fluoridierung, da hoch verdünntes Kalziumfluorid enthalten ist.

Verzicht auf chemische Konservierungsmittel.

Neue Frische mit, durch Wasserdampfdestillation gewonnene, Salbei -und Rosmarinextrakte. Salbeiextrakt festigt das Zahnfleisch, Rosmarinextrakt regt die Durchblutung an und wirkt auch leicht desinfizierend.

Xylitol hemmt die Bildung der schädlichen Plaque, ist leicht desinfizierend und verleiht der neuen BaseDent eine zusätzliche Frische.

Askinel - Hautschutz u. Hautpflegecreme

Askinel ist eine fette Creme, verwendbar als Kälteschutzcreme für den Aufenthalt im Freien und Sport in der Winterzeit. Durch den hohen Gehalt an Shea Butter, Avocadoöl, Vitamin E und andere wertvolle pflanzliche Öle sowie Panthenol eignet sich Askinel zur täglichen Pflege rissiger, bzw. schrundiger Hautstellen an Händen und Füßen. Askinel ist eine hervorragende fette, regenerierende Handcreme, aber auch Fußcreme, bei starker Hornhautbildung an den Fersen. Harte, störende Narben, aber auch verhärtete Sehnen werden durch regelmäßige Massage mit Askinel weicher und geschmeidiger.

Seborive

Akne, Mitesser und Pickel weisen auf einen dringenden Mineralstoffbedarf hin. Der rote Hof ist ein entzündlicher Prozess und wird mit Ferrum phosphoricum behandelt. Die belastete Drüse wird durch Kalium chloratum gestärkt und die belastende Säure mit Natrium phosphoricum und Silicea abgebaut. Das Cremegel ist nur leicht rückfettend und daher für die fette, durch die Akne belastete Haut bestens geeignet. Mit diesem besonderen Cremegel wird die belastete Haut auch mit Feuchtigkeit versorgt, da Panthenol enthalten ist.

Hand & Nail Lotion

„Die Feuchtigkeit spendende Handcreme mit hoch verdünnten Mineralstoffen" im praktischen Dosierspender.

Hand & Nail ist eine Handcreme, die rasch in die Haut einzieht, unangenehme Fingerabdrücke sind kein Problem mehr. Problemen, wie rissigen Hautstellen, rissigen bzw. schrundigen Händen kann durch regelmäßiges Anwenden von Hand & Nail Lotion wirksam vorgebeugt werden. Harte Handinnenflächen werden wieder weich und geschmeidig.

Hand & Nail reguliert mit hoch verdünnten Mineralstoffen die Hautpigmentierung, weshalb bei konsequenter Anwendung verstärkt ausgebildete Pigmentflecken am Handrücken heller werden. Die eingearbeiteten wertvollen Öle, Avocadoöl und Traubenkernöl sind hochwertige pflanzliche Öle, die einen hohen Anteil an ungesättigten Fettsäuren und wertvolle Aufbaustoffe für Haut und Nägel enthalten. Mit all den wertvollen Bestandteilen ist diese Feuchtigkeit spendende Hand Lotion eine wunderbare Pflege für Ihre Hände und Nägel.

Körperpflegecreme Regeneration

Die Körperpflegecreme verfeinert das Hautbild wesentlich. Sie enthält Mineralstoffe, die die Haut festigen, das Bindegewebe stärken und die Pigmentierung der Haut regulieren. Die Haut wird feinporig, samtig weich, bekommt einen natürlichen lebendigen Glanz und wird wieder straffer. Die Körpercreme enthält Panthenol und Jojobaöl, aber keine Duftstoffe.

Tendiva Körperlotion mit Urea und NMF Faktor!

Für alle, die schnell nach dem Duschen eine tiefenwirksame Körperpflege anwenden wollen. Eine feuchtigkeitsspendende, pflegende Körperlotion für feuchtigkeitsarme Haut. Sie enthält Aloe Vera Gel und Panthenol sowie den natürlichen NMF Faktor mit Urea, um der Haut genügend Feuchtigkeit zuzuführen.

Mineralstoff Körpercreme Evocell

Cellulite kann für die Frau ein großes Problem darstellen. Deshalb wurde für diese spezielle Problematik eine eigene Mineralstoffkombination zusammengestellt: Sie erhält die Elastizität der Haut, reguliert den außer Kontrolle geratenen Eiweißstoffwechsel, reduziert die im Gewebe belastende Säure. Schadstoffe werden abtransportiert, dadurch wird das Bindegewebe gestrafft. Eingebaut werden die Mineralstoffe in eine Creme, die hervorragend geeignet ist, die Haut zu pflegen, ein Anteil an Olivenöl wirkt zusätzlich straffend und hautdurchblutend. Das Hautbild wird verfeinert und die Haut fühlt sich samtig weich an. Die Körpercreme enthält Panthenol, Jojobaöl und einen natürlichen NMF Faktor, einen natürlichen Feuchtigkeitsspender, aber keine Duftstoffe.

CouBeVen

Couperose: Äderchen werden heller,
Besenreiser: werden weniger,
Venenpflege: macht müde Beine wieder fit.

Eine besonders hautpflegende Salbengrundlage, aus Oliven gewonnen, pflegt die Haut und sorgt dafür, dass die hoch verdünnten Mineralstoffe ihre Wirkung entfalten.

Couperose, ebenso wie Besenreiser, werden durch konsequente Anwendung mit CouBeVen aufgehellt. Angestrengte Beine werden belebt und durch die regelmäßige Pflege mit dieser Creme wieder fit für den Alltag.

Anwendung: Regelmäßig, zwei- bis dreimal täglich an den betroffenen Stellen des Körpers einmassieren.

Dusch'n Fun Duschgel

Das Duschgel für Körper und Haare ist auch als Badezusatz verwendbar. Es belebt die Haut und unterstützt deren Schutzfunktion, bewirkt eine milde Reinigung der Haut und der Haare und gewährleistet eine Zufuhr von wichtigen Mineralstoffen. Dieses Duschgel wird auch als Haarshampoo verwendet. Bei längerer Einwirkzeit werden die Haare gestärkt und bekommen wieder Spannkraft und Glanz. Menschen mit Ekzemen, Schuppen und trockener Haut schätzen dieses Duschgel besonders, weil die Haut durch die Versorgung mit den wichtigen Mineralstoffen ihre vielfältigen Aufgaben wieder bewältigen kann. Dem Duschgel ist ein natürlicher Orangenextrakt zugesetzt, der für einen angenehmen erfrischenden Duft sorgt. Weizenkeimextrakt und Panthenol pflegen die Haare und die Haut.

Massageöl

Das Massageöl ist besonders für Masseurinnen und Masseure interessant, wobei das Öl besonders auf Gelenksprobleme einwirkt, das Gewebe strafft und die Haut mit Mineralstoffen versorgt und pflegt. Die Elastizität der Haut, der Stoffwechsel des Muskelgewebes und die Versorgung des Knorpelgewebes und der Knochen stehen im Vordergrund. Außerdem wirkt es sehr gut schmerzlindernd.

Mineralstoff Pre und After Sun mit Aloe Vera

Die Sonne stellt für viele Menschen eine so starke Belastung dar, dass sie ihr kaum noch gewachsen sind. Deshalb sollte die Haut auf solche Belastungen über mehrere Monate aber wenigstens Wochen gut vorbereitet und gestärkt werden. Das Pre und After Sun ist ein fettfreies Gel, besonders geeignet für sonnenempfindliche Haut. Die enthaltenen Mineralstoffe entlasten das Stoffwechselgeschehen in der Haut, dadurch wird sie widerstandsfähiger, vor allem auch für Sonnenstrahlen. Bei regelmäßiger Anwendung bereits im Frühjahr wird dadurch schon vor dem ersten ausgiebigen Sonnenbad die Haut auf die Sonne vorbereitet. Die Eigenschutzzeit der Haut wird verlängert. Wenn man dazu neigt, nach dem ersten Sonnenbad mit Hautrötung oder gar Bläschen speziell im Bereich des Dekolltes auf der Haut zu reagieren, kann man mit dem Pre und After Sun gut vorbeugen. Nach regelmäßigem Auftragen des Pre und After Sun nimmt die Empfindlichkeit der Haut ab, sodass es auch weniger oft zu Sonnenbränden kommt.

Die Anwendung des Pre und After Sun ist für Sonnenallergiker besonders empfehlenswert. Für sie ist wichtig, dass sie keine Cremen benützen und beim Sonnenbad auf den empfindlichen Hautstellen eventuell immer einen totalen UVA Filter verwenden!

ACHTUNG das Pre und After Sun enthält keinen Sonnenschutz! Denken sie bitte immer auch an einen hochwertigen Sonnenschutz während des Sonnenbades.

Für die Behandlung der belasteten Haut nach einem Sonnenbad eignet sich das Pre und After Sun als After Sun Gel ebenfalls sehr gut. Durch den Gehalt an Eisenphosphat wirkt es entzündungshemmend und schmerzstillend. Natriumchlorid wirkt befeuchtend und wird bei Verbrennungen eingesetzt. Natriumsulfat wiederum wirkt einer Bläschenbildung entgegen, weil es den Hautstoffwechsel anregt und hilft die Schadstoffe abzubauen. Das Gel kühlt die beanspruchte Haut, Aloe Vera wirkt entzündungshemmend und Feuchtigkeit spendend. Das eingearbeitete Panthenol versorgt die Haut ebenfalls mit Feuchtigkeit. Durch die Kombination von Aloe Vera Gel und Panthenol wird die Wirkung der enthaltenen Mineralstoffe verstärkt und es kommt zu einem Synergieeffekt.

Lippenbalsam

Der biochemische Lippenbalsam beugt rissigen und aufgesprungenen Lippen vor, stärkt das Bindegewebe der Lippen. Außerdem wird das Immunfeld der Lippen in besonderem Maße gestärkt und so die Herpesanfälligkeit stark reduziert. Wenn jemand immer wieder unter Herpes im Lippenbereich leidet, ist dieser Lippenbalsam eine besonders gute Möglichkeit vorzubeugen.

Lippencreme

Lippenpflege gibt es jetzt auch als Creme mit Applikator. Die praktische, kleine Tube findet auch in der kleinsten Tasche Platz, der Applikator macht eine dauerhaft hygienische Anwendung möglich.

Die Creme aus natürlichen Fettbestandteilen enthält auch Panthenol und versorgt so die zarten Lippen mit pflegenden Bestandteilen bester Qualität und Feuchtigkeit. Die enthaltenen hoch verdünnten Mineralstoffe unterstützen die sanfte Regeneration rissiger, trockener Lippen und beugen Bläschenbildung vor. Bei konsequenter Anwendung dieser Lip Repair Creme können auch Lippenfältchen gemildert werden. Die Lippencreme enthält keine Duftstoffe.

Gelenkecreme Regidol

Die Gelenkecreme Regidol ist eine feuchtigkeitsspendende Creme, die rasch von der Haut aufgenommen wird. Die Zusammensetzung der Gelenkecreme Regidol ist darauf ausgerichtet, eine Gelenkpflege mit den entsprechenden hoch verdünnten Mineralstoffen zu ermöglichen.

Dabei sollte natürlich auf eine Einnahme von Mineralstoffen nach Dr. Schüßler nicht verzichtet werden, damit das entsprechende Mineralstoffdefizit im Körper aufgefüllt werden kann.

Wir sprechen ausdrücklich von einer Gelenkpflege, weil die Mineralstoffe in hoch verdünnter Form über die Haut aufgenommen werden und dann die Sehnen, Bänder, Muskulatur, Knorpeln und Gelenke mit den nötigen hoch verdünnten Mineralstoffen versorgen, wodurch die entstandenen Probleme dann gelindert werden können. Diese Creme kann ebenso vorbeugend eingerieben werden.

Pre Sportgel Regidol

Viele Menschen sind derart in ihren Beruf eingespannt, dass sie sich nur ungenügend, wenn überhaupt, auf die Ausübung von Sport im Alltag, ein Sportwochenende oder gar eine Sportwoche vorbereiten können. Ein Muskelkater, begleitet von dem bekannten Gefühl der Schwere stellt sich ein. Das Sporterlebnis, oder die Freude am Sport ist dadurch getrübt.

Bei untrainierten Muskeln und Gelenken ist auch die mangelhafte Geschmeidigkeit ein Problem, wodurch eine erhöhte Verletzungsgefahr besteht. Das Pre Sport Gel Regidol soll die Muskulatur, vor allem auch die Gelenke, mit hoch verdünnten Mineralstoffen stärken. Das Sportgel zieht rasch ein, es kann unterstützend sogar unmittelbar vor der sportlichen Betätigung aufgetragen werden.

After Sport Lotion Regidol

Die After Sport Lotion versorgt den Bewegungsapparat mit den für die Regeneration erforderlichen hoch verdünnten Mineralstoffen nach dem Sport. Erhöhten Stoffwechselanforderungen und einem eventuellen Muskelkater wird vorgebeugt. Im Gewebe entstandene Säuren werden gepuffert, die Regenerationszeit der Muskulatur wird beschleunigt, beanspruchte Knorpel werden mit hochverdünnten Mineralstoffen versorgt. Aloe Vera Gel ist Feuchtigkeit spendend, hat aber auch beruhigende Eigenschaften für den Bewegungsapparat. After Sport Lotion Regidol enthält zusätzlich zu den bewährten Mineralstoffen Arnikatinktur, natürliches Rosmarinöl und Lavendelöl. Das Produkt riecht dadurch frisch, wird rascher resorbiert und die Durchblutung der Muskulatur wird zusätzlich gefördert.

Fertige bewährte Kombinationen mineralstoffhältiger Salben, Gele oder Cremegele

Cremegelmischung E: Diese Mischung ist speziell für zu Ekzemen neigende Haut entwickelt worden: für die Entzündung, die belasteten Drüsen, die belastete Oberhaut, den Juckreiz, zur Feuchtigkeitsversorgung und zum Abbau der juckenden Schlacken.

Salbenmischung H: Bei Husten, auch zur Vorbeugung, ist die Salbe H zu empfehlen, da sie die Mineralstoffe im Laufe der Nacht abgibt und einen leichten Wärmestau erzeugt. Bellender Husten, sowie die Schleimbildung aber auch die krampfartigen Spannungen in den Bronchien werden durch diese Salbe gelindert bzw. vorgebeugt.

Cremegelmischung N, Salbenmischung N: Neurodermitis entsteht hauptsächlich dadurch, dass die Schlackenstoffe über die Haut ausgeschieden werden. Bei starkem Juckreiz ist das Mineralstoffbadesalz sehr hilfreich. Ob ein Cremegel oder eine Salbe gewählt wird, hängt vom subjektiven Empfinden ab. Folgende Bereiche unterstützen die enthaltenen Mineralstoffe: Entzündungen, Versorgung der Oberhaut und Abtransport der Schlacken, Reduzierung des Juckreizes, Flüssigkeitshaushalt der Haut, Säureabbau und Ausscheidung der Schlacken.

Gelmischung W: Wunden brauchen, sofern sie nicht ärztlich versorgt werden müssen, eine rasche Vorgehensweise und Versorgung. Das Gel W enthält die Mineralstoffe, welche für eine rasche Hautregeneration wichtig sind. Das enthaltene Panthenol unterstützt den Prozess der Wundheilung.

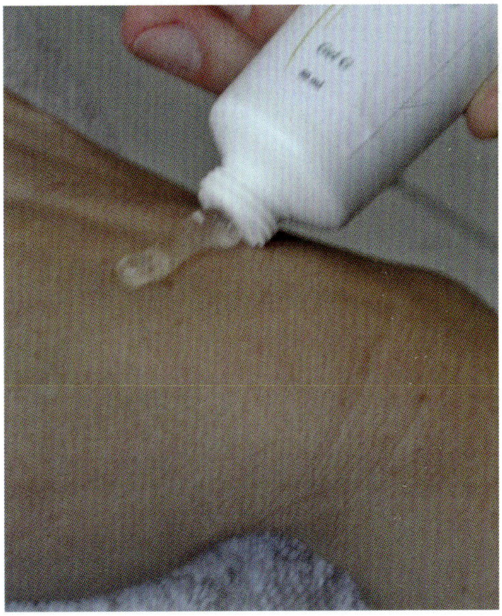

Adler Ortho

Adler Ortho Kapseln, die idealen Nährstoffkombinationen zu den Schüßler-Salzen.

Eine Übersicht erleichtert die Anwendung:

Nummer	Bereich	Anwendungsgebiet
Adler Ortho Nr. 1	Elastizität	Haut, Haare, Nägel, elastische Adern, Sehnen, Bänder, Kariesschutz
Adler Ortho Nr. 2	Knochen	Knochen(brüche), Osteoporose (Kombination mit Adler Ortho Nr. 9), Wechselbeschwerden, Wachstumsschmerzen, Muskelkrämpfe
Adler Ortho Nr. 3	Blut	Antioxidans, Blutaufbau, Konzentrations- u. Merkfähigkeit, Steigerung der Abwehrkraft
Adler Ortho Nr. 4	Bindegewebssubstanz	Bindegewebsaufbau, vorbeugend bei Arteriosklerose, Hautgrieß, Couperose / Besenreiser
Adler Ortho Nr. 5	Energie	Erschöpfung, Nerven / Gehirn, Lernleistung (Kombination mit Adler Ortho Nr. 3), Regeneration (Kombination mit Adler Ortho Nr. 3)
Adler Ortho Nr. 6	Kohlenhydratstoffwechsel	Schadstoffe in Verbindung mit der Haut, begleitend bei chron. Hautkrankheiten, Pigmentstörung, Bauchspeicheldrüse (Völlegefühl)
Adler Ortho Nr. 7	Herz	Stress (Kombination mit Adler Ortho Nr. 5), Leistung - körperlich (Sport), Schlaf-Wach-Rhythmus
Adler Ortho Nr. 8	Knorpelaufbau	Flüssigkeitshaushalt, Allergien, Geruch, -Geschmacksinn, Schleimhautaufbau, „Schlundbrennen“ (brennt herauf), Schwermetallausscheidung
Adler Ortho Nr. 9	Säure-/ Basenhaushalt	Sodbrennen (unten), begleitend bei Gastritis, Pickel, Akne, Lymphknotenschwellung, Rheuma, Gicht
Adler Ortho Nr. 10	Leber (entgiften)	Schadstoffausscheidung (in Verbindung mit Leberbelastungen), Verdauungsbeschwerden, begleitend bei Diabetes Typ II, bei Cholesterin vorbeugend
Adler Ortho Nr. 11	Brüchigkeit	Brüchige Haut, Haare, Nägel – Aufbau, Bindegewebe- Struktur (Kombination mit Adler Ortho Nr. 4), Dehnungsrisse des Bindegewebes (Kombination mit Adler Ortho Nr. 1 und evtl. Adler Ortho Nr. 4), Faltenbildung
Adler Ortho Nr. 12	Es stockt, sitzt fest	Fördert und startet den – Schadstoffabbau, Eiweißabbau, Säureabbau; Cellulite, Myogelosen, zu Beginn bei Blockaden beim Abnehmen

Die Qualität und Anwendung der Adler Ortho Kapseln:

Besonders große Mineralstoffmängel werden neben der Einnahme der empfohlenen Schüßler Mischung durch die Gabe der entsprechenden Adler Ortho Nummer unterstützt, damit die Auffüllung dieses überaus großen Mangels rascher geht, oder der Körper rascher umgestimmt wird. Adler Ortho kann auch allein angewendet werden, ohne Kombination mit anderen Maßnahmen.

Adler Ortho Kapseln

- enthalten keine Farbstoffe, auch
- kein Magnesiumstearat
- und sind glutenfrei.
- Die Kapselhüllen sind aus pflanzlicher Zellulose.

Die **Blisterfolien** aus PP sind verrottbar – es wurde an die Umwelt gedacht!

Füllstoffe sind pflanzliche Zellulose, und manchmal Bambusextrakt, wo notwendig.

Lactose ist in Nr. 10 zu 7% und in Nr. 12 zu 3 % enthalten, sonst sind alle Produkte lactosefrei.

Vitamin C: In allen Produkten wird ausschließlich gepuffertes Vitamin C verwendet.

Gluconat – Verbindungen: Die Spurenelemente sind Gluconat Verbindungen, weil sie besser resorbiert werden.

Mineralstoffverbindung: Wo möglich wird die gleiche Verbindung, wie die Ursubstanzen der Schüßler-Salze verwendet, also ist meist das jeweilige Makrosalz des entsprechenden Schüßler-Salzes enthalten.

Einnahme

- mit etwas Flüssigkeit 3x1 (oder 3x2),
- zum Essen oder nach dem Essen.

Nach 6 Wochen 2x1 oder täglich 1, besonders:

- wenn Schüßler-Salze dazu genommen werden und
- wenn der Mangel abnimmt.

Die Einnahme über den Tag verteilen
(wie bei Schüßler)!

Ab dem Schulkindalter können Adler Ortho Kapseln eingenommen werden. Bei Schluckproblemen kann man die Kapseln auch öffnen und in Wasser, Tee oder Säften einnehmen.

Weitere Hinweise: Kombination von mehreren Adler Ortho Nummern sind empfehlenswert.

Ausnahmefall: die Kombination von Adler Ortho Nr. 6 und Adler Ortho Nr. 10 ist nicht empfehlenswert!

Bei Kombination von Adler Ortho Nr. 8 + Adler Ortho Nr. 10 mit 1-mal täglich 1 Kapsel beginnen.

Zu Beginn einer Zell Basic Einnahme kann eine Kombination mit Adler Ortho Nr. 12 sinnvoll sein, wenn die Entschlackung und Entsäuerung nicht richtig in Gang kommen will. Danach sollte Zell Basic mit Adler Ortho Nr. 10 kombiniert werden.

Entschlackungspaket der Adler Pharma

Mineralstoffbadesalz

Das Mineralstoffbadesalz wirkt beruhigend und entspannend auf das Nervensystem, leitet elektromagnetische Spannungen ab und reguliert den Energiefluss. Es entspannt auch die Haut, wodurch ein Juckreiz stark reduziert werden kann, es eignet sich besonders für alle Hauterkrankungen wie Akne, Ekzeme, Psoriasis und Neurodermitis, weil es die Haut nicht austrocknet, sondern im Gegenteil von Schlacken und Säuren befreit.

Zell Basic

Eine Kombination von Schüßler-Salzen, damit das Abnehmen gelingt

Das Zell Basic ist eine komplexe Mischung aus Mineralstoffen nach Dr. Schüßler in Pulverform, speziell zum Abnehmen zusammengestellt. Aber auch wenn man nicht die Absicht hat abzunehmen, ist es eine hervorragende Mischung zum Entschlacken und Entsäuern. Hilfreich und entlastend ist es vor allem für alle jene Menschen, die viele Diäten hinter sich haben und oft in dem bekannten Jo-Jo-Teufelskreis gefangen sind.

Begleitende Empfehlungen

Parallel zur Einnahme des Zell Basic ist das Baden mit dem basischen Bad BaseCare sehr empfehlenswert, weil es einerseits die Schadstoff abbauenden Vorgänge, aber auch die Entsäuerung über die Haut anregt und damit die von dieser komplexen Mineralstoffmischung angekurbelten Stoffwechselvorgänge wesentlich unterstützt. Während einer Kur mit dem Zell Basic sollte unbedingt auf ausreichendes Trinken geachtet werden. Der Stoffwechseltee Adler Pharma, dünn angesetzt, unterstützt und fördert ebenfalls die von Niere und Leber durchgeführten Ausscheidungsprozesse.

Dosierungsanleitung

Zu Beginn der Einnahme: die Menge von 3 gestrichenen Messlöffel (oder ein gestrichener Esslöffel) des Pulvers über den Tag verteilt im Mund zergehen lassen, oder 3 gestrichene Messlöffel (oder ein gestrichener Esslöffel) des Pulvers in 750 ml Wasser auflösen und schlückchenweise über den Tag verteilt einnehmen.

Am besten wird die Menge auf drei Gläser zu jeweils 250 ml verteilt, wobei ein Glas vormittags, eines nachmittags und eines am Abend eingenommen wird.

Nach 10 Tagen kann die Menge auf bis zu neun gestrichene Messlöffel (oder 3 gestrichene Esslöffel) über den Tag verteilt gesteigert werden.

Art und Dauer der Anwendung

In der Regel ist eine Einnahmedauer von 8 Wochen als Kur, ein bis zweimal jährlich, empfehlenswert.

Das Pulver kann direkt in den Mund genommen werden, wobei man es dann langsam zergehen lässt. Dann allerdings geschieht das in kleinen Portionen. Ein Dosierlöffel ist beigefügt, so dass man im Laufe des Tages auf die Menge von maximal drei Esslöffeln kommt. Es sollte dem Beipacktext entsprechend mit einer kleinen Menge begonnen und die tägliche Einnahmemenge langsam gesteigert werden.

Viele bevorzugen es, das Pulver aufzulösen. Dabei wird die empfohlene Menge jeweils in einem Viertelliter Wasser aufgelöst und ganz langsam schluckweise eingenommen.

Jeder Schluck sollte so lange wie möglich im Mund behalten werden, damit der Organismus genügend Zeit hat, die Mineralstoffe über die Mundschleimhaut aufzunehmen.

Diesen Vorgang wiederholen Sie dreimal: vormittags, nachmittags und abends. Damit ist wieder die Tagesmenge erreicht, die notwendig ist.

Eine zusätzliche Anwendung des BaseCare Bades und des Stoffwechseltees ist sehr empfehlenswert und rundet das beliebte und erfolgreiche Entschlackungspaket der Adler Pharma ab.

Es kann am Beginn der Zell Basic Einnahme auch zu Reaktionen kommen. Das sollte nicht mit einem „Nicht vertragen" des Zell Basic verwechselt werden. Reaktionen zeigen an, dass der Organismus auf die begonnenen Interventionen reagiert und auszuscheiden beginnt.

Mögliche Reaktionen

Sie machen weitere Maßnahmen notwendig

- Sodbrennen – 10 bis 20 Tabletten von Nr. 9 Natrium phosphoricum sollten zusätzlich eingenommen werden,
- Vorübergehend angeschwollene Beine, Knöchel, Hände, Katerkopfschmerz - 10 bis 20 Tabletten von Nr. 10 Natrium sulfuricum sollten zusätzlich eingenommen werden,
- Säureüberflutung – BaseCare Bäder sind empfehlenswert,
- Beschwerden in den Gelenken, die wieder akut werden - die Dosierung des Zell Basic reduzieren,
- Ausscheidung der Schlacken über die Haut; dadurch kann es zu Juckreiz kommen – das Dusch`n Fun verwenden, oder baden mit dem BaseCare Bad.

Wenn das Zell Basic Pulver einen eigenartigen Geschmack hat

Immer wieder konnte beobachtet werden, dass Zell Basic für manche Anwender verschieden riecht oder schmeckt, was oft als störend empfunden wurde. Dies ist jedoch im Sinne der Biochemie nach Dr. Schüßler ein Hinweis, der den vermehrten Bedarf bestimmter Schüßler-Salze anzeigt.

Im Falle des Auftretens solcher Wahrnehmungen sollten die Salze jeweils zusätzlich zum Zell Basic eingenommen werden, weil sich der entsprechende Mangel an einem bestimmten Mineralstoff vermehrt meldet:

Geschmack/ Geruch	Angezeigter Mineralstoff
parfümiert	Nr. 4 Kalium chloratum
modrig, mockig, schimmlig	Nr. 5 Kalium phosphoricum
metallisch	Nr. 8 Natrium chloratum, Nr. 21 Zincum chloratum
sauer, oder tranig - fischig	Nr. 9 Natrium phosphoricum
bitter	Nr. 10 Natrium sulfuricum

Mit dem Zell Basic hat die Adler Pharma eine Mischung von Mineralstoffen nach Dr. Schüßler zusammengestellt, die ein erfolgreiches Abnehmen sowie die Entlastung des Körpers von Säuren und Schadstoffen anstrebt.

BaseCare - das basische Bad der Adler Pharma

Das BaseCare ist eine Mischung von anorganischen Salzen. In dieser Mischung sind keine Schüßler-Salze enthalten!

Die Haut ist das größte Ausscheidungsorgan des Körpers. Deshalb ist ein Abbau von Schadstoffen und Säuren über die Haut sinnvoll.

Eine der intensivsten Ausscheidungsvorgänge wird über das Schwitzen erreicht. Es wird zwischen zwei Arten unterschieden: dem aktiven und dem passiven Schwitzen.

- Das aktive Schwitzen, das durch intensive sportliche Betätigung erreicht wird, hilft dem Organismus, belastende Stoffe, die sich im Bereich des Unterhautgewebes befinden, auszuscheiden.
- Das passive Schwitzen hilft ebenso, solche Stoffe auszuscheiden, z. B in der Sauna oder beim Baden.

Wird eine Entlastung von Schadstoffen über ein Bad angestrebt, sollte die Badetemperatur über der Körpertemperatur gewählt werden, sie sollte also über 37° C liegen.

Es gibt viele Menschen, die nach einem solchen Schwitzenvorgang regelrecht süchtig sind. Sie betonen, dass sie die 2-3 Stunden Joggen, Radfahren, Tennis etc. einfach dringend brauchen, sie würden es sonst nicht aushalten.

Genauso die „fanatischen" Besucher der Sauna, sie brauchen den passiven Ausscheidungsprozess von Schadstoffen.

Das alles wird beim **BaseCare** ausgenützt. Dabei spielt nicht nur die Badetemperatur eine große Rolle, sondern besonders auch der pH-Wert. Durch die Beimengung geeigneter Mineralstoffe wird im Badewasser ein pH-Wert von mindestens 8 hergestellt. Die Badetemperatur soll 38°C betragen, jedenfalls über der Körpertemperatur gehalten werden.

Durch das basische Bad entsteht eine „Lauge". Der Körper ist gezwungen, diesen pH-Wert des Bades auf den Wert zu senken, der ihm entspricht und dieser liegt bei ungefähr 7,4. Das ist der pH-Wert des menschlichen Blutes. Es entsteht also ein osmotischer Druck durch den die Säuren aus dem Körper ausgeleitet werden.

Durch die Einnahme von Nr. 9 Natrium phosphoricum, oder Zell Fit Adler Pharma wird die Säure aus dem Körper ausgeschieden.

Gleichzeitiges und oftmaliges Baden mit dem BaseCare erspart beim Abnehmen Hungerattacken, die durch Säurefluten ausgelöst werden. Müdigkeit und Mattigkeit bleiben aus. Das Hungergefühl allgemein geht zurück und damit kann auch leichter die Menge der Nahrungsaufnahme reduziert werden.

Nach ca. 30 Minuten Badezeit beginnt der Körper durch die hohe Wassertemperatur zu schwitzen und mit dem Schweiß die Schadstoffe abzugeben. Die Schadstoffe (Verschlackung) auf Dauer los zu werden ist von größter Bedeutung. Wird der Körper dabei unterstützt, und Schlackenflüssigkeit kann abgebaut werden, reduziert sich das Gewicht, bzw. der Körperumfang. Voraussetzung ist natürlich, dass während einer solchen Kur keine weiteren Schadstoffe zugeführt werden – deshalb ist es wichtig, in dieser Zeit womöglich nicht zu rauchen, den Kaffee zu meiden und keinen Alkohol zu trinken.

Für Sportler ist es bedeutsam nach intensiven Training von einer akuten Gewebeübersäuerung und Schadstoffbelastung entlastet zu werden, was über ein basisches Bad sehr gut unterstützt wird.

Für ein dauerhaftes Abnehmen ist es notwendig, den Lebensstil zu ändern!

Durch eine geeignete Trägersubstanz der Mineralstoffe werden die ausgeschiedenen Stoffe im Badewasser sofort gebunden und können nicht mehr von der Haut aufgenommen werden, also nicht mehr rückresorbiert werden.

Anwendung:

Vollbad

Bei Bedarf ist es möglich, täglich ein basisches Bad zu nehmen.

Dosierung: 3 Esslöffel **BaseCare**

Empfohlene Badedauer: ca. 30 bis 50 Minuten, es sind aber auch Bäder von einer Länge bis über eine Stunde möglich.

Alle 5 bis 10 Minuten sollte die Haut mit einer Badebürste leicht gebürstet oder mit einem

Waschlappen abgerieben werden. Sie wird dabei von den ausgeschiedenen Stoffen gereinigt.

Badetemperatur: ca. 37° C bis 38° C, jedenfalls leicht über der Körpertemperatur, gleich bleibend über die gesamte Badedauer halten.

Basisches Sitzbad

Dauer: 10 bis 40 Minuten

Dosierung: 1 Esslöffel

Basische Sitzbäder wirken sich besonders gut bei Problemen im Genital- und Analbereich aus.

Basisches Fußbad

Dauer: von 30 Minuten bis zu über eine Stunde

Dosierung: 1 Esslöffel **BaseCare**

Basische Fußbäder wirken besonders auf die Verschlackung der Füße ein. In diese versacken nämlich sehr häufig belastende Flüssigkeiten, was sich in besonders extremer Weise bei offenen Beinen zeigt. Aber es gibt genügend andere Beschwerden in den Füßen und Unterschenkeln, die entlastet werden können: Fußschweiß, Fußpilz, Juckreiz in den Unterschenkeln, Ausschläge, Krampfadern, Gichtzehen, rheumatische Beschwerden in den Fußgelenken, auch bei der Entlastung von zu sehr gedehnten Sehnen und Bändern wird das Fußbad hilfreich sein.

Basische Handbäder

Dauer: 5 bis 20 Minuten. Es hängt auch vom anstehenden Problem ab.

Dosierung: 1 Kaffeelöffel **BaseCare**

Gerade bei Handekzemen zeigt sich die Überlastung der Gewebe mit Schadstoffen und dieses basische Bad kann hilfreich eingesetzt werden. Aber auch bei rheumatischen Beschwerden, bei Gichtknoten in den Fingergelenken ist Hilfe zu erwarten.

Zusammenfassung: Für die Zwecke des Abnehmens ist natürlich das Vollbad am bedeutungsvollsten und am wirksamsten.

Hinweis: Menschen mit hohem Blutdruck, Kreislaufschwierigkeiten oder gar Herzproblemen dürfen keine Bäder über Körpertemperatur durchführen. Für sie liegt die ideale Badetemperatur bei 35° bis 36,5°.

BaseCare als Maske

Eine besonders wohltuende Anwendung ist es, mit **BaseCare** Körper- und Gesichtsmasken zu machen.

Eine solche Maske können Sie zur Pflege Ihrer Figur, aber auch bei übermäßiger Verschlackung der Haut anwenden.

Akne wird besonders günstig beeinflusst.

Dauer: 15-20 Minuten einwirken lassen, wenn gewünscht auch länger.

Zubereitung: **BaseCare** wird mit warmem Wasser einfach zu einem dicken Brei angerührt und dick auf die gewünschte Hautstelle aufgetragen. Antrocknen lassen und nach der Einwirkzeit mit warmem Wasser wieder abwaschen.

Stoffwechseltee Adler Pharma

Als wesentlicher Bestandteil einer Reinigungskur, bzw. unterstützend zum Abnehmen, wird das Trinken von Kräutertees empfohlen.

Der Stoffwechseltee ist so zusammengestellt, dass einerseits eine vermehrte Ausscheidung über die Harnwege zu Stande kommt, andererseits wird besonders auch der Zellstoffwechsel angeregt und die Schadstoffausscheidung dadurch gefördert. Es werden also die beiden Ausscheidungswege, Niere und Leber angeregt in ihrer Tätigkeit, aber auch gestärkt.

Beachten muss man aber, dass Menschen mit Ödemen, eingeschränkter Nieren -und Herztätigkeit solche Tees nicht trinken sollen. Auch schwangere oder stillende Frauen dürfen diesen Tee nicht trinken.

Bei der Teezubereitung ist hier besonders auf die Zubereitungsvorschrift zu achten!

Zubereitung:
1/4 Kaffeelöffel Stoffwechseltee wird mit 1 bis 1,5 Liter siedendem Wasser übergossen und ca. 5 – 7 Minuten stehen gelassen. Dann abseihen und mehrere Tassen über den Tag verteilt trinken. Diese außerordentliche Verdünnung des Tees ist wichtig, damit der Körper angeregt wird, seine Schadstoffe auszuscheiden. Eine Überladung durch zu starke Konzentration des Teeaufgusses würde den Körper belasten und die Ausscheidung behindern.

Hepaxen

Biochemische Mischung nach Dr. Schüßler, Ausleitungsmischung

Der Name „Hepaxen" ist urheberrechtlich geschützt und beschreibt indirekt die Wirkung:

HEPA – Hinweis auf die Entgiftungsfunktion der Leber. Die wichtigen Mineralstoffe dafür sind die Nr. 6 Kalium sulfuricum, Nr. 10 Natrium sulfuricum, beide Mineralstoffe fördern eine Entgiftung und Metabolisierung von Schadstoffen in der Leber.

Nr. 18 Calcium sulfuratum bremst die Oxidationsprozesse im Körper, das beschreibt schon Schöpwinkel. Die Leber als größtes antioxidativ wirksames Organ wird damit ebenfalls unterstützt.

XEN – Hinweis auf Xenobiotika, auf die belastenden chemischen Fremdstoffe.

Die Xenobiotika können nur über die Leber abgebaut und ausscheidungsfähig gemacht werden. Hier ist der Gehalt der Nr. 18 zusätzlich wieder sehr wertvoll. Die Nr. 15 Kalium iodatum fördert den Grundumsatz und kurbelt den Stoffwechsel an.

Die Nr. 19 Cuprum arsenicosum und Nr. 21 Zincum chloratum fördern die Schwermetallausleitung, was besonders im Hinblick auf eine Amalgamausleitung gesehen werden sollte.

Als Arsenverbindung ist die Nr. 19 ein Mineralstoff, der den Immunstoffwechsel stabilisiert, aktiviert und oxidative Prozesse verlangsamt.

Die Nr. 21 Zincum chloratum unterstützt das Immunsystem, ist ein wichtiger antioxidativer Mineralstoff und hilft der Bauchspeicheldrüse und Leber in ihren Funktionen.

Es geht beim Hepaxen grundsätzlich um eine Ausleitung von Schadstoffen, Säuren, oxidativen Abfallprodukten und Schwermetallen im Rahmen einer Schüßler Begleittherapie.

Zusätzlicher Aspekt: Wenn jemand seinen Schlafplatz auf einer geopathologischen Störzone hat, kann der Körper in der Nacht nicht ausscheiden und regenerieren. Die Schadstoffe sammeln sich und verursachen einen Schlackenstau, parallel dazu wird auch Säure gestaut.

Wird auf Anraten eines Geopathologen der Schlafplatz gewechselt, kommt es oft zu unangenehmen Beschwerden, da ja der Körper jetzt beginnen kann auszuscheiden. Schlafstörungen sind da noch das geringste Übel, es kann zu gesundheitlichen Störungen kommen.

Dosierung:

Früh und abends je einen gestrichenen Kaffeelöffel des Pulvers im Mund zergehen lassen bis eine Dose aufgebraucht ist. Bei schweren Belastungen eine zweite Dose einnehmen.

Arzneiform: Mischung von homöopathischen Triturationen

Inhalt: 90g Pulvermischung

BUCHEMPFEHLUNG

Homöopathie - Biochemie
nach Dr. Schüßler

Eine Gegenüberstellung

EUR 15,36 (exkl. MWSt.)
Erschienen im FST-Verlag
www.fst-verlag.at

180 Seiten
ISBN: 978-3-9502148-0-2

Wer sich mit der Biochemie nach Dr. Schüßler beschäftigt, gewinnt leicht den Eindruck, es handle sich hierbei um eine Form der Homöopathie, wie sie von Dr. Samuel Hahnemann (1755 - 1848) begründet wurde. Dieser Eindruck ist schon deshalb naheliegend, weil die biochemischen Funktionsmittel auch als homöopathisch potenzierte Mittel in den Apotheken verkauft werden. Doch Dr. Wilhelm Heinrich Schüßler (1821 - 1898) hat die Biochemie als eigenständiges Heilverfahren begründet und sich immer wieder klar von der Homöopathie abgegrenzt.

Schüßler arbeitete ursprünglich sehr erfolgreich als homöopathischer Arzt in Oldenburg. Er kannte die Homöopathie, ihre Wirkweisen und Grundlagen, aber auch ihre Grenzen. Deshalb entwickelte er ein eigenständiges Verfahren, die Biochemie. Dieses Buch, das sich an alle an der Erfahrungsheilkunde Interessierten richtet, informiert über die Grundsätze und Gemeinsamkeiten, aber auch über die fundamentalen Unterschiede zwischen den beiden Heilverfahren sowie die Möglichkeiten ihres Zusammenwirkens. Denn nur wer Dr. Schüßlers Gedanken wirklich kennt, kann die vielfältigen Möglichkeiten dieser Heilweise für sich selbst oder für seine Mitmenschen nutzen.

Der Autor des Buches, Mag. Reinhard Schaub, wurde 1954 im Delmenhorst geboren. Er studierte in Göttingen Ethnologie und Kunstgeschichte.Während seines Studiums lernte er die Möglichkeiten der klassischen Homöopathie Samuel Hahnemanns und der biochemischen Funktionsmittel aus eigenen Erfahrungen kennen und schätzen. Daher absolvierte er nach seiner Magisterprüfung die Ausbildung zum Heilpraktiker mit besonderem Schwerpunkt in klassischer Homöopathie. Bei Thomas Feichtinger in Zell am See erlernte Schaub später die Biochemie nach Dr. Schüßler und die Antlitzanalyse. Seit 1985 ist er in Kassel als Heilpraktiker niedergelassen und wendet heute in seiner Praxis beide Heilverfahren an. Er hat eine eigene Heilpraktikerschule, in der er im Rahmen der Gesellschaft für Biochemie nach Dr. Schüßler und Antlitzanalyse auch Ausbildungskurse in der Biochemie nach Dr. Schüßler und Antlitzanalyse abhält.

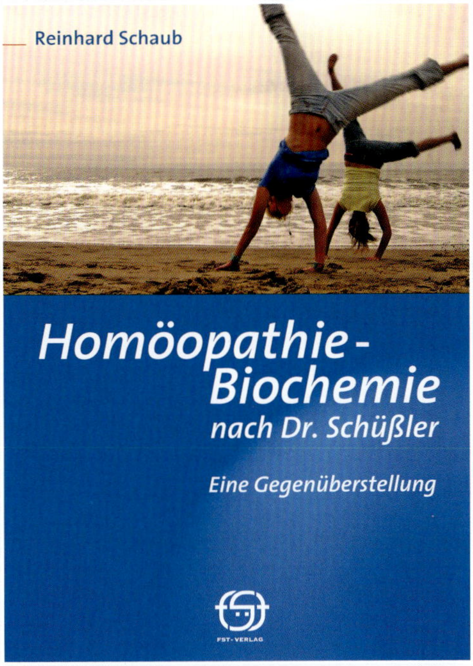

Stichwortverzeichnis

A

B

C

D

E

F

G

H

I

J

K

L

M

N

O

P

Q

R

S

T

Literatur zur Biochemie nach Dr. Schüßler:

Fachbücher

- Feichtinger, Thomas, Niedan-Feichtinger, Susana, Mandl, Elisabeth: **Handbuch der Biochemie**, Karl F. Haug Verlag: Heidelberg, 2006, 4. Auflage
- Feichtinger, Thomas, Niedan-Feichtinger, Susana: **Antlitzanalyse in der Biochemie nach Dr. Schüßler, Der Bildatlas**, Karl F. Haug Verlag: Stuttgart, 2007, 3. überarbeitete und erweiterte Auflage
- Feichtinger, Thomas, Niedan, Susana: **Praxis der Biochemie nach Dr. Schüßler**, Karl F. Haug Verlag: Stuttgart, 2003, 3. Auflage
- Feichtinger, Thomas: **Psychosomatik in der Biochemie nach Dr. Schüßler**, Karl F. Haug Verlag: Stuttgart, 2003
- Feichtinger, Thomas, Niedan-Feichtinger, Susana, Schulze - Kroening, Julia: **Biochemie nach Dr. Schüßler bei Hautkrankheiten und Allergien**, Karl F. Haug Verlag: Stuttgart, 2005
- Feichtinger, Thomas, Niedan-Feichtinger, Susana, Fuchs, Norbert: **Schüßler-Salze und Nährstoffe, Die zeitgemäße Kombination für die Praxis,** Karl F. Haug Verlag: Stuttgart, 2007
- Feichtinger, Thomas: **Biochemie nach Dr. Schüßler für Pferde**, Sonntag Verlag: Stuttgart 2004
- Feichtinger, Thomas, Niedan-Feichtinger, Susana, Schaub, Reinhard: **Erweiterungsmittel in der Biochemie nach Dr. Schüßler,** Karl F. Haug Verlag: Stuttgart, 2009

Sachbücher

- Feichtinger, Thomas, Niedan-Feichtinger, Susana: **Schüßler-Salze für Körper und Seele**, Karl F. Haug Verlag: Stuttgart, 2004
- Feichtinger, Thomas, Niedan, Susana: **Gesund durchs Jahr mit Schüßler-Salzen**, Karl F. Haug Verlag: Stuttgart, 2002, 2. Auflage
- Feichtinger, Thomas, Niedan-Feichtinger, Susana: **Gesund abnehmen mit Schüßler-Salzen**, Karl F. Haug Verlag: Stuttgart, 2008, 2. Auflage
- Feichtinger, Thomas, Niedan-Feichtinger, Susana: **Schüßler-Salze für Frauen**, Karl F. Haug Verlag: Stuttgart, 2008, 3. Auflage
- Feichtinger, Thomas, Niedan, Susana: **Schüßler-Salze für Ihr Kind**, Karl F. Haug Verlag: Heidelberg, 2001
- Feichtinger, Thomas, Niedan, Susana: **Schüßler-Salze kurz & bündig**, Karl F. Haug Verlag: Heidelberg, 2001
- Feichtinger, Thomas, Niedan-Feichtinger, Susana: **Schüßler Beauty**, Karl F. Haug Verlag: Stuttgart, 2004
- Feichtinger, Thomas, Niedan-Feichtinger, Susana: **Schüßler-Salze und Ernährung**, Karl F. Haug Verlag: Stuttgart, 2005
- Feichtinger, Thomas, Niedan-Feichtinger, Susana: **Das Schüßler-Buch der Lebenskunst**, Karl F. Haug Verlag: Stuttgart, 2007
- Feichtinger, Thomas, Niedan-Feichtinger, Susana: **Schüßler-Salze fürs Leben**, Karl F. Haug Verlag: Stuttgart, 2009

Weitere interessante Schüßler Bücher

- Schaub, Reinhard: ***Homöopathie - Biochemie nach Dr. Schüßler, eine Gegenüberstellung,*** FST-Verlag: Zell am See, 2006
- Feichtinger, Eva Maria, Niedan, Barbara: ***Die Schüßler-Welt von A - Z, übersichtlich und kompetent,*** FST-Verlag: Zell am See, 2008
- Schoenfeld, Eva F., Kasnik, Marion, Feichtinger, Thomas: ***Schüßler-Salze und mein Hund, Für ein gesundes und vitales Hundeleben,*** FST-Verlag: Zell am See, 2008

Empfohlene Bücher oder weiterführende Literatur

T. Riedl, unter Mitarbeit von G. Kindl, Sportler in der Apotheke, Govi-Verlag, 2. Auflage 2006, ISBN 3-7741-1047-6.

Der Autor bedankt sich bei Herrn Doz. Dr. Axel Helmstädter, Lektoratsleiter Fachbuch des Govi-Verlags sowie bei Frau Mag. Monika Heinrich, Chefredakteurin der Österreichischen Apothekerzeitung, für ihre Zustimmung, dass bisherige Veröffentlichungen in das vorliegende Buch einfließen konnten.

P. Konopka, Sporternährung, BLV Buchverlag 2008, ISBN 978-3-8354-0409-0.

Ch. v. Loeffelholz, Leistungsernährung für Kraftsportler, Novagenics Verlag, 4. Auflage 2008, ISBN3-929002-33-7.

W. Feil, T. Wessinghage, Ernährung und Training, 20 Bausteine für Ihre Fitness, WESSP Verlag 2003, ISBN 3-9346-51-02-X.

G. Neumann, Ernährung im Sport, 3. Auflage, Meyer und Meyer Verlag 2000, ISBN 3-89124-415-0.

B. Breitenstein, Die Kraftküche: Einfach, schmackhaft, gesund. Die besten Rezepte für Fatburning und Muskelaufbau, 2. Auflage, Rowohlt Verlag 2003, ISBN 3-49919-496-1

W. Peer, Powerernährung. Erfolg geht durch den Magen, Kneipp Verlag Wien 2003, ISBN 3-90179-477-8.

J. Weineck, Optimales Training, Spitta Verlag Balingen, 15. Auflage 2007, ISBN 978-3-938509-15-9.

W. Hollmann, H. K. Strüder, Sportmedizin für körperliche Aktivität, Training und Präventivmedizin, Schattauer Verlag, 5. Auflage 2009, ISBN 978-3-7945-2546-1.

H. Ehlenz, M. Grosser, E. Zimmermann, Krafttraining – Grundlagen, Methoden, Übungen, Leistungssteuerung, Trainingsprogramme, BLV Verlagsgesellschaft München, Serie Sportwissen, 7. Auflage 2003, ISBN 3-405-16488-5.

F. Zintl, A. Eisenhut, Ausdauertraining, 5. Auflage, BLV Verlag 2004, ISBN 3-40516-051-0.

Adressen, Hinweise

Thomas Riedl ist Jahrgang 1963. Nach der Kinder- und Jugendzeit in Krems studiert er in Wien Pharmazie und promoviert 1990 im Fach Pharmazeutische Chemie über ein stereochemisches Thema. Nach der Ausbildung zum vertretungsberechtigten Apotheker in der Grabenapotheke, Wien I, geht es beruflich zurück nach Krems, wo er im elterlichen Betrieb zu arbeiten beginnt.

Schon bald erfolgt eine reiche Veröffentlichungstätigkeit zu seinerzeit aktuellen Neuentwicklungen in der Arzneitherapie, später zu praktischen Themen der Apothekentätigkeit. Pharmakologievorlesungen für Sanitätsunteroffiziere des Österreichischen Bundesheeres und für Medizinisch-Technische Assistenten am AKH Wien tragen ebenfalls dazu bei, das angesammelte Wissen auf dem Laufenden zu halten.

1988 heiratet Thomas Riedl seine Studienkollegin Mag. pharm. Monika Heistracher.

Ab dem Jahr 2000 kommt es dann zu einer immer intensiveren Beschäftigung mit Sport sowohl privat als auch betreffend seine Umsetzung in der Apothekenarbeit. Ein Schlüsselerlebnis dazu ist die von Michael Stanzig ins Leben gerufene Ausbildung zum Wellness Coach 2001 unter der Ägide von Prof. Hans Holdhaus vom Institut für medizinische und sportwissenschaftliche Beratung (IMSB) – Olympiazentrum Südstadt, dessen Ausführungen in die Kapitel Trainingslehre und Regeneration maßgeblich eingeflossen sind.

Für die Apothekenpraxis besonders gut umsetzen lassen sich Sporternährung und Nahrungsergänzungsmittel, wobei sich der Themenkreis rasch auf die unerlaubten Substanzen und Methoden zur Leistungssteigerung und zum Doping erweitert. Es folgen zahlreiche Veröffentlichungen in der Österreichischen Apothekerzeitung zum Generalthema „Sportpharmazie". Den Höhepunkt bildet die Herausgabe des Buches „Sportler in der Apotheke" (2004, 2. Auflage 2006) sowie zwei Vorträge im Rahmen von Fortbildungsveranstaltungen der Österreichischen Apothekerkammer (2001 und 2007) zu sportspezifischen Themen.

Im Juli 2005 übernimmt Thomas Riedl den Apothekenbetrieb von den Eltern.

2005/2006 folgt dann die Ausbildung zum Mineralstoffberater nach Dr. Schüßler, die von der Gesellschaft für Biochemie nach Dr. Schüßler und Antlitzanalyse (GBA) mit Sitz in Zell am See angeboten wird. Der Lehrgangsleiter ist kein Geringerer als deren Vorsitzender, Thomas Feichtinger, womit sich die Kreise für die nunmehrige Zusammenarbeit ihren Ausgang nehmen.

Auch privat kann Thomas Riedl über Beschäftigungsmangel nicht klagen, denn fünf Kinder, mittlerweile alle im jugendlichen bis erwachsenen Alter, werden immer eine zentrale Aufgabe sein. Was seine Hobbies betrifft, so fühlt er sich in Ausdauersportarten wie Laufen, Radfahren und Bergsteigen zu Hause, sein musikalisches Interesse gilt der klassischen Musik und der Barockmusik, darüber hinaus singt er in einem Kirchenchor. Zu guter Letzt ist die Fotographie zu nennen, die ihn über all die Jahre immer begleitet hat.

Mag. pharm. Dr. rer. nat. Thomas Riedl

c/o
Steiner Landstraße 80
A-3504 Krems-Stein
info@engelapo.at
www.engelapo.at

Tabellenverzeichnis:

Abbildungsnachweis:

- Thomas Riedl: Umschlagseite 2 oben, S. 8, S. 18, S. 19, S. 68, S. 69, S. 75, S. 85, S. 91, S. 113, S. 132, S. 135, S. 138, S. 141, S. 149, S. 154, S. 162, S. 166, S. 176 unten, S. 181;
- Fotolia.com: © PCmi Seite 12/13, © Walter Luger Seite 27, © Christopher Nuzzaco Seite 28/29, © fotofac Seite 45, © Impala Seite 49, © Prashant ZI Seite 58, © Lucky Dragon Seite 59, © Vasina Nazarenko Seite 62, © Bernhard BAILLY Seite 64/65, © bilderbox Seite 92, © Gabi Moisa Seite 103, © Andres Rodriguez Seite 110/111, © Kzenon Seite 137, © Christophe Schmid Seite167, © Flô Seite 174/175, © fotodesign-jegg.de Seite 208, © Willi Hofer Seite 210, © EastWest Imaging Seite 212/213;
- FST-Verlag: Umschlagseite 2 unten, Seite 20, S. 32, S. 37, S. 219;
- Rainer Popp: Seite 238, S. 239;
- Franz Kerschbaum: Seite 176 oben;
- Karin und Werner Janesch: Seite 81, S. 91.

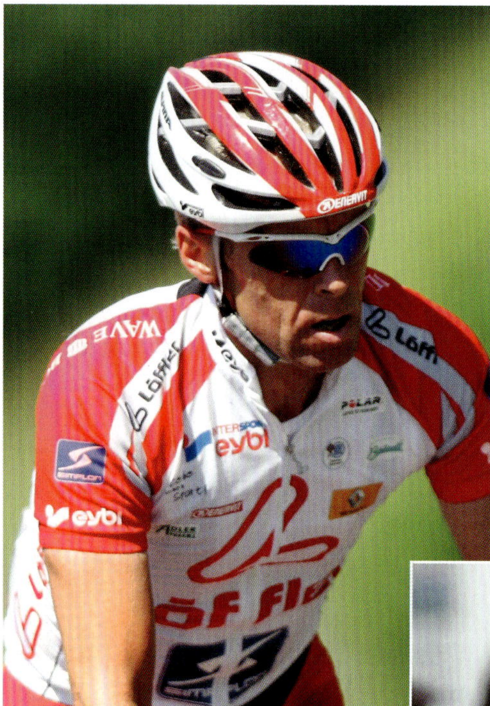

Vorname: Rainer, **Nachname:** Popp
geb. 31.05.1960
Wohnort: Schönau am Königssee

Beruf: kfm. Angestellter
Verheiratet: Heidi
Kinder: Kathrin(18), Florian(15)

Radsport: seit 1981, **Wettkampf:** seit 1985
Extremsport: seit 2001

Essen: alle Nudelgerichte meiner Frau
Trinken: Berchtesgadener Bier (Hell)

Größe: 181 cm
Gewicht: Sommer 68 kg,
Winter 70 kg (mit Hüftgold)
Ruhepuls: 36, **Max Puls:** 202
Jahres Kilometer: 23.000 Tendenz steigend

Homepage: http://www.popp-ultracycling.de

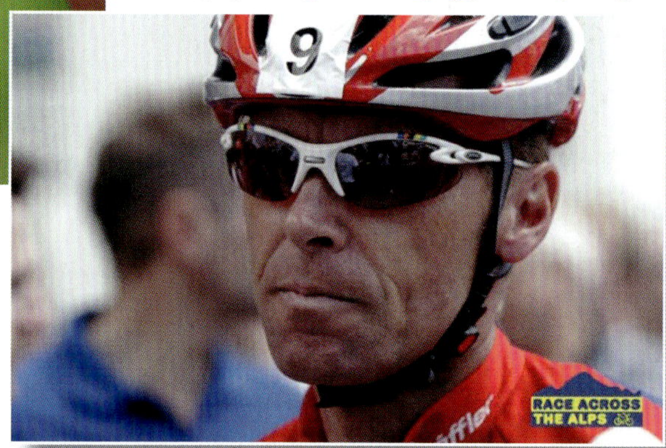

Aus seiner Homepage:

Race across the Alps 2007

Schüssler Salze und Enervit Cheer waren meine Retter

Jetzt weiß ich was es wirklich heißt zu leiden. Ein Magen Darmvirus hat mich nach 350 km beim RATA mit voller Breitseite erwischt. Es war sehr lehrreich so eine Situation ohne Aufgabe durch zu stehen. Für die Moral war es ein „Big Point". Dass ich meinen angestrebten Top Ten Platz dadurch nicht erreichen konnte, damit kann ich leben.

Trotzdem ist mir klar, es gab zwei Faktoren die mich diese 10 Horror Stunden überstehen haben lassen. Enervit Cheer, ein Gel welches sofort ins Blut übergeht. Das war das einzige was ich nur mit Augen zu und durch in meinen Körper noch rein gebracht habe.

Zum zweiten die monatelange Einnahme von Schüssler Salzen. Ich hatte keine Krämpfe, bin Stunden lang fast ohne Flüssigkeit gefahren. Überhaupt seit ich SS einnehme hatte ich keine Bronchitis, keine Grippe einfach gar nichts. Unter www.adler-pharma.at könnt` ihr euch informieren.

Erfolge: Sieger Tour de France NONSTOP (2er Team) 2007 über 4.183 km mit 50.000 hm, World Champion of Ultracycling 2007, Marathon Weltmeister 2001-2002-2003, Alpencupsieger 1999, Vize-Weltmeister Ultra Marathon (1000km) 2005, 43-facher Marathon Sieger

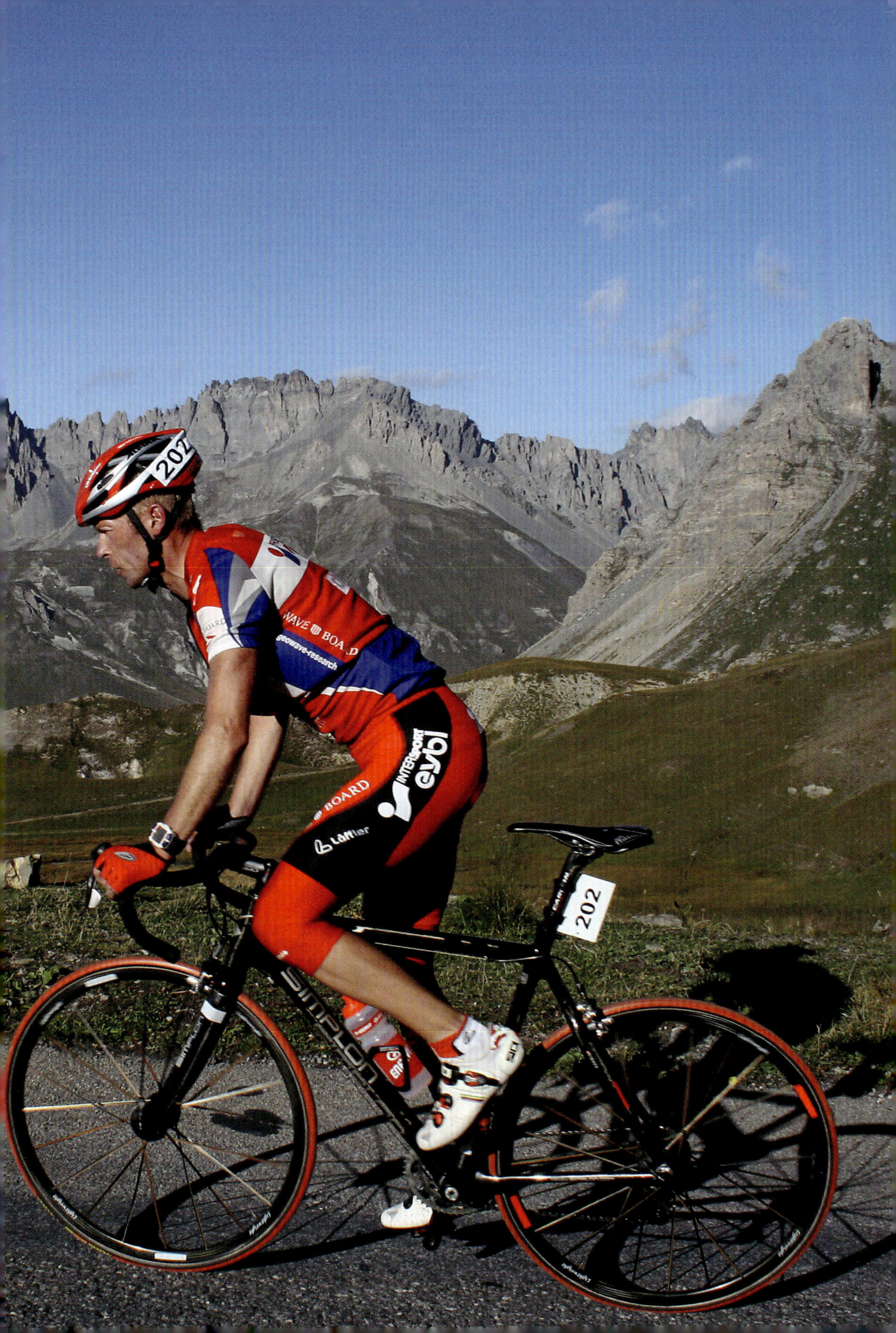
202
geowave-research
INTERSPORT
eybl
BOARD
Löffler
202
SIMPLON

Mag. pharm. Dr. rer. nat. Thomas Riedl

Steiner Landstraße 80
A-3504 Krems-Stein
info@engelapo.at
www.engelapo.at

Thomas Feichtinger

Caspar-Vogl-Straße 8
A-5700 Zell am See
Tel. +43/6542/53810-0
E-Mail: thomas.feichtinger@fst-gmbh.at

FST-Verlag

Feichtinger Schüßler-Training GmbH
Caspar-Vogl-Straße 8
A-5700 Zell am See
Tel +43/(0)6542/53810-0
Fax +43/(0)6542/53810-500
E-Mail: office@fst-verlag.at
Homepage: www.fst-verlag.at

Vorträge, Seminare, Ausbildungen, Tagungen, Auskünfte, Liste der Berater

GBA - Gesellschaft für Biochemie nach
Dr. Schüßler und Antlitzanalyse
Caspar-Vogl-Straße 8
A-5700 Zell am See
Tel 0043/(0)6542/53810-0
Fax 0043/(0)6542/53810-500
E-Mail: gba@gba.at
Homepage: www.gba.at

Anfragen über Produkte aus der Biochemie nach Dr. Schüßler:

Adler Apotheke
Brucker Bundesstraße 29-31
A-5700 Zell am See
Tel. +43/(0)6542/57382
Fax +43/(0)6542/57382-27
E-mail: adler-apotheke@schuessler-mineralstoffe.at
Homepage: www.adlerapotheke-zellamsee.at

Adler Pharma Produktion und Vertrieb GmbH
Brucker Bundesstraße 25 A
5700 Zell am See
Österreich
Tel. +43/(0)6542/55044
E-mail: adler-pharma@schuessler-mineralstoffe.at
Homepage: www.adler-pharma.at
Die Adler Pharma beliefert ausschließlich Arzneimittelgroßhändler und Apotheken.

Homepage:
Besuchen Sie die umfangreiche und informative Homepage zu den Schüßler-Salzen und beteiligen Sie sich an dem interessanten Forum dieser Homepage.
www.schuessler-mineralstoffe.at